脊柱病中医特色疗法

高祥福　吕立江／主编

全国百佳图书出版单位

中国中医药出版社

·北 京·

图书在版编目（CIP）数据

脊柱病中医特色疗法 / 高祥福，吕立江主编 . —北京：中国中医药出版社，2023.8

ISBN 978-7-5132-4498-5

Ⅰ . ①脊… Ⅱ . ①高… ②吕… Ⅲ . ①脊柱病—中医治疗法 Ⅳ . ① R274.915

中国版本图书馆 CIP 数据核字（2022）第 212877 号

中国中医药出版社出版

北京经济技术开发区科创十三街 31 号院二区 8 号楼

邮政编码 100176

传真 010-64405721

天津图文方嘉印刷有限公司印刷

各地新华书店经销

开本 787×1092 1/16 印张 23 字数 467 千字

2023 年 8 月第 1 版 2023 年 8 月第 1 次印刷

书号 ISBN 978 - 7 - 5132 - 4498 - 5

定价 198.00 元

网址 www.cptcm.com

服 务 热 线 010-64405510

购 书 热 线 010-89535836

维 权 打 假 010-64405753

微信服务号 zgzyycbs

微商城网址 https://kdt.im/LIdUGr

官 方 微 博 http://e.weibo.com/cptcm

天猫旗舰店网址 https://zgzyycbs.tmall.com

如有印装质量问题请与本社出版部联系（010-64405510）

主编高祥福简介

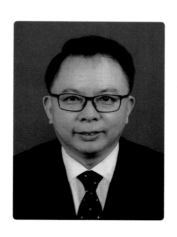

　　高祥福，医学博士，浙江省名中医，浙江中医药大学教授，主任中医师，硕士研究生导师，浙江中医药大学附属第一医院院长；第二批全国优秀中医临床人才；国家中医药管理局"十二五"临床重点专科项目负责人，浙江省中医药重点专科（风湿免疫科）带头人，中华中医药学会内科分会委员，中华中医药学会风湿病分会委员，浙江省中医药学会理事，浙江省中医药学会内科分会副主任委员，浙江省中医药学会风湿病分会副主任委员，浙江省医院协会中医医院管理分会副主任委员，浙江省中医药学会肾病分会常务委员，浙江省中西医结合学会风湿病专业委员会委员，浙江省医学会肾脏病学分会专业委员会委员。

　　他从事临床与科研工作30余年。主要研究方向为中医药治疗糖尿病肾病的临床和实验研究，自创护肾合剂治疗糖尿病肾病，在临床上取得较为满意的疗效；主要从中医药对系统性红斑狼疮发病机理中淋巴细胞活化双信号转导调节，进行中西医结合治疗系统性红斑狼疮、狼疮肾的研究。主持并参与国家级与省部级课题4项，主持厅局级课题3项，发表医学论文70余篇。长期从事中西医结合临床工作，曾于上海中医药大学附属曙光医院和上海交通大学医学院附属仁济医院进修肾脏病和风湿病，具有较扎实的中西医理论及较丰富的临床经验。主张中西并重，注重疗效，对各种肾脏病有独到的中医、中西医结合辨证论治方案，在运用中西医结合方法治疗肾脏疾病，特别是慢性肾衰竭、糖尿病肾病及风湿病（如系统性红斑狼疮、狼疮肾、类风湿关节炎、强直性脊柱炎、痛风、干燥综合征）等方面有较丰富的经验。为配合国家"一带一路"中医药合作项目建设要求，赴白俄罗斯明斯克地区开展中医、中药的交流合作活动。

▌主编吕立江简介

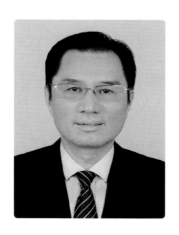

    吕立江，浙江省名中医，浙江中医药大学教授，主任中医师，博士研究生导师/博士后合作导师，现任浙江中医药大学推拿脊柱病研究所所长，九三学社浙江省委员会委员兼浙江省直属领导小组成员，浙江中医药大学委员会主任委员。现任国家临床重点专科带头人，国家中医药管理局高水平中医药重点学科带头人，国家临床重点专科"胸椎错缝"协作组组长、国家中医药标准化指南"胸椎错缝"项目制定负责人，浙江省推拿质量控制中心主任。国家自然科学基金项目评审专家，国家科技部/浙江省科技项目成果评审专家，世界中医药学会联合会脊柱健康专业委员会副会长，世界中医药学会联合会中医手法专业委员会副会长，世界中医药学会联合会中医适宜技术评价与推广委员会常务委员，世界中医药学会联合会养生专业委员会常务委员，中华中医药学会养生与康复专业委员会副主任委员，中华中医药学会推拿专业委员会副主任委员，中国民族医药学会推拿分会副会长，中国康复医学会推拿与康复专业委员会副主任委员。浙江省中医药学会理事，浙江中医药学会推拿分会主任委员，浙江省中医药学会养生康复分会副主任委员，中华中医药学会科普专家，浙江省卫生健康委员会健康讲师团专家。

    从事教学、临床与科研工作30余年。国家级精品在线课程负责人，获各类各级教学成果奖多项，为浙江中医药大学首位教师"卓越奖"获得者，全国住院医师心中好老师，浙江省师德先进个人。主持国家自然科学基金面上项目3项，主持浙江省"尖兵、领雁"重大攻关项目、浙江省自然科学基金、浙江省中医药科学研究项目等课题20余项，研究成果获浙江省科学技术奖及浙江省中医药技术奖等10余项，发明专利10余项。主编与参编全国中医药行业高等教育"十五""十一五""十二五""十三五""十四五"规划教材、创新教材与医著50余部。主要代表著作有《腰椎间盘突出症》《腰椎整脊学》《中医养生保健学》《针灸推拿临床诊疗基础》《推拿功法学》《推拿治疗学》等，发表医学论文100余篇。独创五步复位法与杠杆定位手法治疗腰椎间盘突出症收到较好效果；立足"肝亏筋弱，肾虚骨软，督脉空虚"的中医观点，提出"肾督气脉论"的学术思想，调治脊柱及其相关疾病，屡见奇效；擅长用中医膏方调治肾虚腰痛、腰膝酸痛、四肢无力、颈项背酸痛、四肢欠温等病证。曾赴日本、美国、英国、德国、澳大利亚、新西兰、印度尼西亚、泰国等国家进行访问与讲学。

葛　序

　　脊柱病是临床的常见病，中医药治疗脊柱病在临床取得了较好的疗效。该书对脊柱病的概念、脊柱解剖、生物力学、脊柱影像学，尤其是中医特色手法与脊柱病的临床应用等均有详细介绍。编者长期从事临床、教学和科研工作，积累了宝贵的经验，同时参考国内外最新文献，吸取了有关内容精华，把自己的成果融合至本书中。他们分工合作，编写成《脊柱病中医特色疗法》专著，必将对脊柱病的临床研究与发展起到很好的推动作用。

　　工欲善其事，必先利其器，器利而后工乃精，医者舍方书何以为疗病之本。高祥福教授一直秉承着"熟读经典、守正创新"的理念，主张中西并重，注重疗效，对强直性脊柱炎及肾脏病等有独到的临床方案。在运用中西医结合方法治疗肾脏疾病，特别是慢性肾衰竭、糖尿病肾病及风湿病等方面有较为丰富的经验。

　　吕立江教授，潜心医道，传承手法，精研医理，自有创新。术日以精，怀日以虚，名日以高，行日以谨。临床治疗强调辨证施法、以人为本、调和致中、大医精诚，在脊柱病临床积累了丰富的治疗经验。创新杠杆定位手法技术为广大患者解除痛苦，这一新时代创新的中医手法，已经作为国际适宜技术走向世界。吕立江教授具有丰富的医学理论知识与独特的临床技术，给诸多患者带去了福音！

　　由高祥福教授、吕立江教授共同主编的《脊柱病中医特色疗法》，内容丰富，具有创新性，并对各类脊柱相关疾病完成了规范化诊疗与治疗体系。

　　随着科学技术的日益发展，生活节奏的不断加快，人类将面临更多的脊柱问题，这对中医药来说也是一种新的挑战。沉舟侧畔千帆过，病树千头万木春。该专著创新技术，传承经典，不断吸收现代科学的最新成就，必将促使脊柱病临床进一步发展。

　　人命至重，有贵千金，一法济之，德逾于此！

　　此为序。

浙江中医药大学原校长、国医大师

2022 年 5 月 8 日

护佑脊柱有神功（代肖序）

脊柱被称为"人之栋梁"，一身之砥柱，病则全身动摇。

俗话说"病人腰痛，医生头痛"，说的是腰痛病得之易，去却难，多缠绵。由腰痛延伸至颈肩痛、胸背痛、腰骶痛、骶尾痛、髂腰痛，其施治之难，更上一筹。

高祥福、吕立江二位著名教授，连同21位长期在临床第一线摸爬滚打的志同道合者，知难而上，合力编著了《脊柱病中医特色疗法》一书。

将日常生活中极其普遍的颈肩腰腿痛归为"脊柱病"，并由此从脊柱的解剖学、生理学、生物力学、物理学及生物学检查阐述脊柱病的发病基础，是本书的一大特色。

追根溯源，由《黄帝内经》而下，经《医宗金鉴》到当下，将脊柱病中医药诊治的理法方药术娓娓道来，让著者与读者共同沉浸在先哲圣贤的智慧光环中，体验中医药的伟大与精彩，是本书的一大亮点。

病证相参，道术合一，发皇古义，融会新知；手法针刀，刺灸导引，薪火传承，赓续绝学；十二手功，正骨理筋，各显神通，疗效确凿则是本书精华所在。

习近平总书记说："中医药学凝聚着深邃的哲学智慧和中华民族几千年的健康养生理念及其实践经验，是中国古代科学的瑰宝，也是打开中华文明宝库的钥匙，深入研究和科学总结中医药学对丰富世界医学事业、推进生命科学研究具有积极意义。"

读《脊柱病中医特色疗法》，使我们能更加深刻地理解习总书记重要论述的时代价值，明确当代中医药人的历史使命和担当。

《脊柱病中医特色疗法》值得一读。

浙江中医药大学原校长、浙江省名中医研究院院长 肖鲁伟

2022 年 5 月 18 日于杭州

前　言

　　互联网信息化时代改变了人们的生活方式与工作模式，促使脊柱自身的退变加快，使得脊柱病及其相关疾病高发，发病有年轻化趋势，成为当今疾病谱中发病较多的病种。世界卫生组织（WHO）已经把脊柱病列为影响人类健康的主要杀手之一。据统计，约有90%的人存在不同程度的脊柱问题或患有脊柱疾病，而且脊柱疾病谱在不断扩大和增加，由脊柱引发的相关疾病已涉及神经、消化、循环、泌尿、内分泌等全身各个系统。但本书所论述的"脊柱病"，仅局限于日常生活中极其普遍的颈肩腰腿痛等病症。这类疾病被称为"脊柱劳损与退变性疾病""脊柱软组织损伤性疾病""椎间盘退变性疾病"等，是脊柱疾病类别中最为典型的代表，特指我们通常所提及的"脊柱病"。脊柱疾病还包括发育性畸形、创伤骨折、肿瘤、感染、风湿病等其他分类，在本书中不一一详述。

　　中医药对脊柱病的治疗历史可谓源远流长，理论独特，经验丰富，疗法特色明显，效果显著。近年来，中医各科在继承前人的理论与方法基础上，结合现代临床和最新科学技术，对脊柱病进行了深入研究，不断有新的研究成果形成。为能更好地使中医药特色疗法的研究成果指导应用于临床，我们组织编写了《脊柱病中医特色疗法》这本医著，具有很好的临床指导意义。本书的编写主要是以浙江中医药大学及附属第三医院的专家团队为依托，该团队长期立足于脊柱病的临床研究与防治，对脊柱病的基本理论与临床特色疗法有较深的研究，对脊柱大健康与脊柱疾病临床新的诊疗理论与方法进行了总结。

　　本书的编写重在突出中医药特色。以中医对脊柱病的基本认识为指导，立足脊柱的解剖结构，结合现代检查技术，突出编写专家的特色治疗方法与临床经验的介绍；结合脊柱病的临床实际，重点介绍脊柱病及相关疾病临床治疗的宝贵经验。全书共分上篇、中篇、下篇及附篇。上篇为基础篇，介绍脊柱病的基本概念、脊柱解剖及生物力学的特点、脊柱影像学、肌骨超声、肌电图及诱发电位检查及脊柱退变与失稳的原因等。中篇为方法篇，介绍特色手法、针刀法、刺灸疗法、中医药疗法及脊柱导引法。下篇为应用篇，介绍了脊柱病及其相关疾病的临床应用。附篇介绍脊柱经络图及展示专家团队所研究的成果。本书图文并茂，结合临床经验，对脊柱病的中医认识、特色治疗方法与临床应用等进行了详细介绍，内容彰显科学性、实用性与中医特色。

　　本书由浙江中医药大学从事脊柱病研究的教授专家与附属第三医院的临床医师共同撰写完成，采取主编负责制。主编高祥福、吕立江负责全书的统稿，编修和增补。各章节参编人员：第一章由吕立江、韩磊编写，第二、三章由楼航芳编写，第四章由王晓东、吕立江编写，第五章由钱琦、林敏编写，第六章蔡劲编写，第七章周蓉编写，第八章应晓明、吕智桢编写，第九章由吕立江、许丽、应晓明、杨苏骏、吕智桢、陈莹编写，第十章由陈华编写，第十一章由韩德雄、马睿杰、陈家正编写，第十二章由吕立江、陈家正编写，第十三章由高祥福、瞿中洁编写，第十四章由应晓明、杨苏骏、周杰、吕智桢、李景虎编写，第十五章由许丽、牛红社、杨超编写，附篇由周杰整理。特别感谢浙江中医药大学与中国中医药出版社领导在本书编写过程中给予的大力支持。书中的手法图片由摄影师王霆与浙江中医药大学吕立江、胡会杰拍摄，钱琦提供了第五章的影像学图片，蔡劲提供了第六章肌骨超声图片，陈华与张雷提供了第十章的小针刀与超声图片，在此一并表示感谢！

　　非常感谢著名中医药专家、国医大师葛琳仪，浙江省国医名师肖鲁伟教授在百忙之中为本书作序。尽管我们做出了许多努力，但由于时间仓促且限于编者水平，书中存在不足之处，欢迎广大读者在使用过程中提出宝贵意见，以便再版时修订完善。

《脊柱病中医特色疗法》编委会

2022年2月28日

目 录

上篇 基础篇

中篇　方法篇

下篇　应用篇

上篇

基础篇

第一章　概　论

第一节　脊柱病概述

一、脊柱病概念

脊柱，作为生命的脊梁，健康的立柱，人体力学活动的中枢，一旦出现了问题，不仅阻碍机体生命信息和气血能量的通达，更会影响人体的身心健康。脊柱是最容易发生退变和劳损的中轴结构，追根溯源是为了实现人类站立行走的诉求，承受了异乎寻常的重力载荷，此外还抵抗着不同运动状态伴随发生的无数次瞬间增加的轴向或他向负荷。由于这些自身和外界的力学原因，导致了脊柱骨关节及其附属结构的损伤，进而影响脊柱生物力学的稳定状态，导致脊柱生物功能的紊乱，最后引起相应的临床症状。这类疾病被称为"脊柱劳损与退变性疾病""脊柱软组织损伤性疾病""椎间盘退变性疾病"等，是脊柱疾病类别中最为典型的代表，特指我们通常所提及的"脊柱病"，也是本书主要论述的内容。此外，脊柱疾病还包括发育性畸形、创伤骨折、肿瘤、感染、风湿病、骨质疏松等其他分类疾病。近年来，由于以坐位、低头为主的当代工作生活方式对脊柱形态特性和受力状况的影响越来越大，"脊柱病"呈现新发病率逐年增多，首次发病年龄越来越年轻化趋向。如何进行脊柱疾病治疗和防范，不仅是摆在我们临床医生面前的重要课题，也是摆在全人类面前的重大问题。

"脊柱病"是由于脊柱的骨质、椎间盘、韧带、肌肉等组织发生病变，进而压迫、刺激脊髓、神经、血管，从而出现复杂多样的临床症状。主要表现为颈肩腰背酸痛、板滞僵直，或肩胛、双上肢酸胀麻木，或头痛、眩晕、视力模糊、记忆力下降，或腰腿疼痛、下肢麻木无力、不能直立，严重者会导致瘫痪。若脊柱病变刺激相关植物神经，则出现胸闷气急、呼吸不畅、食欲不振、恶心呕吐等症状。常见病有颈椎病、胸椎病、腰椎间盘突出症、腰椎管狭窄症、椎间盘源性腰痛、椎体不稳症及脊柱相关的脏腑疾病等，它具有患病率高、易于复发、难以痊愈的特点。"脊柱病"已构成了对人群健康的严重困扰，其平均患病率为3%～6%，在40岁以上人群中的患病率更高。据不完全统计，有45%的人脊柱不健康。

　　"脊柱病"的实体结构涉及椎间盘－关节突等三连接的生物力学、生物化学、形态学等方面复杂的病理改变，但每一个体就是一个完善的"稳态"响应系统，对脊柱结构的退变和劳损会通过一系列的修复、代偿机制来适应，况且最常见的力学损伤和破坏（如不经意或不协调的动作等）都是轻微的。也就是说，即使存在椎间盘突出、椎管狭窄、椎间盘内破裂、椎体间不稳等病理变化，但通常也是可以适应的，例如大多数的"无症状型椎间盘突出"。一般来说，只有那些由于扭伤、受凉、疲劳等多种因素造成脊柱代偿不及，或者过度反应时，才可能导致具有临床意义的"脊柱病"，例如常见的"椎间盘突出症"，此时才需要进行临床治疗。发生力学紊乱的椎间关节，其实已经被弹性固定在一个不能维持功能平衡的位置，静态力学功能表现为载荷在不同结构之内或之间的分配错误，负载运动功能表现为椎体之间的力量传递出现异常应力集中的区域。实质上，需要医生处理的仅仅是找到力学紊乱的椎节，恢复合理的受力状态，获得发病前的或重新建立新的力学适应与平衡。中医筋伤理论认为，"脊柱病"的关键病机是"筋出槽，骨错缝"，而手法、导引、针灸、针刀、中药等特色方法对筋骨病损均有良好的治疗作用，而且操作简单方便，临床应用相当普遍，深受广大患者的喜爱。

二、脊柱病特点

（一）发病特点

　　脊柱是支持人体直立的主干结构，是"一身之要也，屈伸俯仰，无不由之"，所处位置尤为特殊。它是由多组椎体基本单元叠加组成的，每单元之间的连接即椎间关节，包括椎间盘和关节突关节或小关节。椎间关节在椎旁韧带、关节囊等组织黏弹性能的支持下，保持内源性稳定；椎旁肌肉组织则缓解各种内外机械负荷所产生的冲量，控制外源性稳定。因此，从生物力学角度来看，椎间关节的三点负重功能应该非常稳定的。当各种致病因素作用到脊柱上，不同程度地破坏了椎间关节的稳定，导致脊柱内外平衡失调，并进一步反映到相应的肢体、脏腑、经络、气血而产生疾病。

（二）致病因素

　　本病的致病因素主要分为力学损伤、外邪侵袭、气滞血瘀三大类。

1.力学损伤

（1）外力性损伤

①急性损伤：常见有撞击、挤压、跌仆等损伤脊柱各结构的直接暴力；应力较易集中、结构较为薄弱的节段遭受过度的或不协调的扭转暴力，如C4～C5、L4～L5关节扭伤；活动与不活动相交界的节段为支点经受骤然的、强力的杠杆暴力，如T12～L1压缩骨折、L5～S1关节错位等；突然强力不协调的肌肉收缩所产生的牵拉力。《医宗金鉴·正骨心法要旨》提及直接暴力时说"或因跌仆闪失，以至骨缝开错，气血瘀滞，为肿为痛"，临床问诊中发现日常动作中多见的损伤是扭转、杠杆、牵拉等暴力。

②慢性劳损：生理范围内不断重复的活动或持续的不良姿势，会使应力集中作用于脊柱的某一节段或某个区域，超过了椎间盘、小关节及肌肉、韧带、筋膜等组织所能承受的疲劳强度，就会产生慢性、过劳性损伤。《素问·宣明五气》指出："五劳所伤，久视伤血，久卧伤气，久坐伤肉，久立伤骨，久行伤筋，是谓五劳所伤。"过度劳伤，累及气血筋骨肉，导致自身结构维系能力、运动能力下降，对外力的应对能力下降，更易受风寒湿邪侵犯等。

（2）内力性退化：是指椎间关节结构退变。椎间盘主要承受66%及以上的压缩载荷，来自于人体重力、脊柱轴线共线的外力；两侧椎体后小关节承受剩余0～33%的压缩载荷以及大部分轴向旋转负荷；椎旁韧带组织协同关节囊防止脊柱屈伸、侧屈、旋转的过度活动，承担脊柱大部分张力载荷；椎旁肌肉组织产生"肌张力"与韧带组织一起保持脊柱中位的稳定。椎间盘对张力、扭力、剪切力的耐受较差，长期应力异常可引发椎间盘发生不对称的退变，椎后小关节软骨面继而也出现退变。椎间关节退变时，髓核组织含水量下降，弹性模量降低，小关节软骨面代谢紊乱、变性缺损，椎后小关节间隙逐渐增大，结构的退化同时伴随有功能活动的异常。同时造成椎间关节三支点间的动静力不平衡，单个或多个椎体发生倾仰、旋转、侧倾等位置变化，这是机体自我调节的一种适应性反应，能够重新获得脊柱再稳定的力学平衡，同时椎旁肌肉和韧带等处于功能协调状态。如果超出了自我调节的能力，代偿不及或代偿不完全，椎间关节稳定性逐渐降低，就有可能对周围神经、血管、滑膜或本体感受器等产生压迫、刺激，诱发临床相关不适，就会引起脊柱结构的一系列退行性改变。

中医学认为，机体"肝肾不足""脏腑虚损""经脉失调"是上述脊柱结构退化发生、发展的内在理论依据。《素问·痿论》载有"肺主皮毛，心主身之血脉，肝主身之筋膜，脾主身之肌肉，肾主身之骨髓"，提出了"肝主筋""肾主骨"的理论。《证治准绳》云："颈痛头晕非是风邪……皆由肾气不能生肝，肝虚无以养筋，故机关不利"。因此，肝肾脏腑精气虚衰，可引起筋骨失养。《素问·骨空论》描述督脉走行"夹脊抵腰中，入循膂属肾"，记录督脉失调："督脉生病治督脉，治在骨上。"由此可见，督脉运行不畅可引起脊椎骨结构或功能的损害。《灵枢·经脉》中描述督脉之别"入贯膂"，揭示了该脉与腰密切关系，故其病"实则脊强，虚则头重"。《杂病源流犀烛》云："筋急之原，由血脉不荣于筋之故也。"可见，"气血不足"能导致不荣则痛和肢体麻木。

（3）椎间关节失调：椎后小关节的关节突形态独特，软骨面较为隐蔽，运动功能主要为特殊的"限位微动"，即三维空间内六个自由度的运动——冠状位的左屈、右屈，矢状位的前屈、后伸及轴位的左旋、右旋。单一椎间关节的活动是耦合运动，如腰椎做轴向旋转运动时，伴随的前屈后伸、侧屈运动即是耦合旋转运动，旋转和侧屈运动不能单独发生，这种运动的耦合性其实是椎后小关节面方向的引导活动。一般三个椎间关节以上的联合运动产生了脊柱的动作，当脊柱某部分活动受到限制时，可导致其他部分活动增加。此时在不协调突然的或过度的外力作用下，就会引起"耦合运动失调"，即出现违背耦合规律的异常运动。比如正常下腰椎椎体的侧倾伴有该椎体的对侧旋转，而耦合运动反常的椎体侧倾伴同侧旋转，这时可以观察到当下腰椎侧屈时，某个棘突并不发生"正常转向凹侧"的运动。"耦合运动失调"可进一步造成关节"位置关系错动"，由于周围软组织的紧张，甚至痉挛，关节被弹性固定在错动后的异常位置上，失去三维空间内六个自由度动态平衡的稳定，反过来又会进一步影响关节"耦合运动失调"，两者相互促进，不断加重，引起疼痛、活动受限等症状。同时脊柱整体序列在矢状面和冠状面上的力学承载也可能会失衡，造成前后凸和侧凸等曲度改变，甚至胸廓骨盆的旋转倾斜畸形，表现出旋盆翘臀、旋腰挺胸等体征。因此，椎间关节耦合运动失调可能是椎骨微细解剖位置错动的始发力学因素；或者说，这种特殊运动单元的运动不稳是"前因"，椎骨错动是"后果"。

2.外邪侵袭

外感风寒湿邪侵袭督脉、膀胱经等，造成经络闭阻，气血运行不畅，使椎间盘、韧带、小关节及肌肉、肌腱等脊柱组织的内外平衡失调，是导致脊柱功能退化疾病的诱发因素。《素问·痹论》曰："风寒湿三气杂至，合而为痹也。其风气胜者为行痹，寒气胜者为痛痹，湿气胜者为着痹。"风为百病之长，夹寒湿阴邪乘虚侵入而为病。寒性凝滞、收引，腠理、筋脉挛急收缩，引起疼痛，症见"颈臂腰腿冷痛，遇寒痛增，得温痛减，或出现四肢末端欠温"。《素问·痹论》载："痛者，寒气多也，有寒则痛也。"《素问·举痛论》载："寒气入经而稽迟，涩而不行，客于脉外则血少，客于脉中则气不通，故卒然而痛。"湿性重着、黏滞，造成病变局部沉重感且胶着难解，症见"躯体重着僵硬、屈伸不利、麻木不仁、病情缠绵、或伴体倦乏力"。《医学心悟》言："腰痛如坐水中，身体沉重，腰间如带重物。"此外，《丹溪心法·腰痛七十三》载："腰痛主湿热、肾虚、瘀血、挫闪、有痰积。"还指出一种或因外感湿热时邪而致的湿热腰痛，症见"患部困热、关节红肿"《症因脉治》曰："湿热腰痛之证，内热烦热，自汗口渴，二便赤涩，酸痛沉重。"此类疾病多见于类风湿性脊柱炎、风湿性关节炎等。

脊柱感受外邪后的传变，遵循着由表入里的规律，即先有皮肉筋脉受邪，之后传至骨与关节，最后可达脏腑。《素问·痹论》曰："骨痹不已，复感于邪，内舍于肾；筋痹不已，复感于邪，内舍于肝。"病情反复发作或逐渐加重，必定引起肝肾精气虚损，症见"腰酸膝软，劳累更甚，卧则减轻；偏阳虚者，畏寒肢冷，面色㿠白或黧黑，或有男子阳痿、早泄，或有女子宫寒带下；偏阴虚者头晕目眩，潮热盗汗，五心烦热，或有男子遗精，或有女子经少、经闭"。

3.气滞血瘀

气滞和瘀血本身都是病理产物，同时又能直接或间接地作用于脊柱，引起经脉痹阻、脉络不通，故又可成为致病因素。气滞血瘀是气机郁滞而致血行瘀阻所出现的证候，多由情志不舒或外邪侵袭引起肝气久郁不解所致。可出现走窜疼痛、胸胁胀闷、舌质紫黯或见瘀斑及脉涩等症。如椎动脉型颈椎病，由于卫气防御失能，营血亏虚，被外邪侵袭，在肌肉、关节及经络等滞留，导致患者气血瘀滞、经脉闭阻，因此椎动脉型颈椎病主要由气血运行失常、气血阻络导致，临床治疗以行气活血化瘀为治疗准则。另外，气机失调，血液运行不畅，可以产生"瘀血"，症见项背或腰腿刺痛、痛有定处、痛处拒按。《仙授理伤续断秘方》云："有瘀血，灌注四肢……手足顽麻，瘀血留滞，外肿内痛，肢节疲倦"。"气滞"和"瘀血"可单独出现，亦可相兼致病。《医林改错》言"痹有瘀血"，败血瘀阻脉络，为痹证的病因。《寿世保元》云："盖气者，血之帅也。气行则血行，气止则血止，气温则血滑，气寒则血凝，气有一息之不运，则血有一息之不行"，气能行血，气能生血，气行则血行，则痹除。《太平圣惠方》曰："夫劳倦之人，表里多虚，血气衰弱，腠理疏泄，风邪易侵……随其所感，而众痹生焉。"邪客久居于膝，气血瘀滞，血行瘀阻，气机无法正常运行，脉络不利，瘀血阻滞，新血不生，经脉痹阻而致骨痹。

（三）临床表现特点

当力学损伤、外邪侵袭、气滞血瘀等致病因素作用于脊柱，均可最终导致筋出其槽、骨离其位，即"筋出槽、骨错缝"，致使筋与骨空间位置关系、运动功能活动等失去平衡稳定，压迫或刺激周围神经、血管、滑膜或本体感受器等，进而产生脊柱疾病的症状。

1."筋出槽、骨错缝"的局部表现特征

（1）"筋出槽"的脊柱病症：指脊柱所属"筋"的空间位置微细改变，继发形态结构、功能状态的异常。解剖学认为，椎旁肌肉、肌腱等与邻近组织之间的排列位置关系相对有顺序。当肌肉收缩时，如果其中一部分肌纤维的肌丝滑行出现障碍，产生翻旋扭曲，这部分肌纤维离开了正常位置，出现三维空间上的轻微移位或排列不齐。对此，机体会自动通过肌梭、腱梭等本体感受器的感知，引发感觉神经反射，以调节局部肌肉的张力，已有障碍的肌丝滑行或许恢复顺畅，或许继续障碍。"筋出槽"是先有空间位置的微细改变，如果肌丝滑行障碍不能自动恢复，时间久了可能会持续加重，以至局部出现了条索或结节等。"出槽的脊筋"在空间位置偏离的诊查较为困难，但当手法触诊椎旁肌肉时，多可触及米粒样、麻线样、枣核样、结块样等不同粗细的形态变化，同时伴有触压痛、放射痛或牵涉痛等。该肌肉随之发生功能障碍，伸缩不利，表现为某节段或某区域不同程度的屈伸、侧弯、旋转活动受限。

（2）"骨错缝"的脊柱病症：指椎间关节相对位置关系发生了细微的异常改变，并引起关节活动范围受限。解剖学认为，椎间关节相邻之间、不同区域之间的排列位置关系相对有顺序。或因突发外力或因肌腱牵拉或因滑膜嵌顿，导致椎间关节耦合运动失调，出现椎骨在三维空间上的微小错离或排列不齐。对此，机体会自动通过高尔基器末梢、环层小体等本体感受器的感知，引发感觉神经反射，以调节局部关节囊的张力，已有错离的椎骨或许恢复位置，或许继续错离。"骨错缝"先有空间位置的微细改变，如果椎骨微小错离不能自动回归，时间久了可能会持续加重，以至关节囊出现了增厚、挛缩等。"错缝的椎骨"在空间位置上的错离可通过手法诊查，多可触及椎骨棘突偏歪、上下棘突间隙不等宽、棘突隆凸或凹陷等三维位置关系的变化，同时伴有椎旁深压痛、放射痛等。该关节随之发生活动范围异常，尤其是关节僵硬、活动范围减少，表现为某节段或某区域不同程度的屈伸、侧弯、旋转活动受限。

2."筋出槽、骨错缝"的整体表现特征

"筋出槽、骨错缝"往往是单一椎间关节首先发生了力学紊乱，包括"细微位置错动"的结构变化和"耦合运动失调"的功能障碍。这一局部新的力学环境改变，触发了脊柱邻近节段或远处关联节段的"级联反应"，甚至进一步调动胸廓、骨盆、四肢代偿性的变化，最终实现整个躯体相对的力学平衡状态。例如人体在放松站立时，除了要求脊柱本身各部位在承载轴向压力时保持重心的平衡，包括矢状面平衡（前后平衡）和冠状面平衡（左右平衡）外，还需要通过调整头颅、胸廓、骨盆、下肢等，使躯体以最小的能量消耗维持着站立姿势的"稳态"。当局部椎间关节发生力学紊乱时，为维系机体平衡，将调整其他节段的功能位置，以重新建立一个新的躯体平衡状态。其基本的代偿原理是通过使相邻活动单元的过伸或过屈来抵消整体的前倾或后倾，调节脊柱矢状面平衡；通过使相关活动节段的侧凸或侧弯来抵消整体的左倾或右倾，调节脊柱冠状面平衡。

典型的腰椎退变会导致生理前凸曲度部分消失，躯干略朝前倾。在此基础上如果发生腰4~5椎间关节紊乱，随之可能发生一系列的代偿适应机制。脊柱会联动邻近的腰3~4和腰5~骶1椎小关节共同使下腰区域由前凸变为后凸来进行局部代偿，同时使远端中胸椎区域后凸曲度相应减小，变为平直以抵消躯干前倾；骨盆由于腰5椎体与骶骨的解剖连接关系，使骨盆发生后倾；下肢就进一步发生髋伸、膝屈及踝背伸的代偿，以上所述都是功能性的力学变化。当腰4~5椎间关节力学问题解决以后，机体将会恢复到发病前三维空间内的平衡状态，下腰区域的过度后凸、中胸椎区域的异常平直、骨盆后倾和下肢髋伸、膝屈、踝背伸等都会逐步改善并消失。当腰4~5椎间关节力学问题持续存在，甚至逐渐加重，中胸椎、腰骶关节、髋膝踝等可能代偿过度或不及，出现错位或炎症病变，造成脊柱矢状面和冠状面的不平衡。这解释了腰椎力学问题引发胸椎相关病变和表现的基本原理。

因此，脊柱各部位之间，脊柱与头颅、胸廓、骨盆、四肢之间都紧密相关。临床发病时，它们相互协调和影响，其中某一部分的病变可能源于其他部位的病变或对其他部位产生影响。临床中应注意检查脊柱整个曲度的变化，甄别原发与继发的力学问题。

3.“筋出槽、骨错缝”的神经学功能影响

（1）伴随发生的脊髓内或神经根损伤

①髓内病症：椎管内脊髓自身的力学变形能力较强，同时受到骨性椎管、周围软组织的保护。当脊柱屈伸活动时，椎管长度会发生较大改变。屈曲时，椎管伸长，脊髓后缘长度增加；伸直时，椎管缩短，脊髓后缘缩短最多。脊髓自身的褶叠－展开机理可满足所需延长量的0~75%，25%~30%的剩余部分依靠脊髓自身的弹性形变来完成。同时硬膜外脂肪、脑脊液可以减少摩擦，吸收能量。此外，齿状韧带就像安全帽内放射状头带似的，相互制约平衡以保持脊髓位于椎管中央。退变性脊髓压迫是一种具有占位性特征的椎管内现象，机体可以长期处于退变形成的致压物与脊髓相对稳定的“和谐”状态，而不会导致临床发病。

如果脊柱出现“筋出槽、骨错缝”，局部生物力学环境发生恶化，可能会暂时加重脊髓压迫，超过脊髓自身的力学变形能力，导致髓内血管挤压后缺血，诱发白质内锥体束的受损症状。发生在颈椎时，致压物多是颈椎间盘突出、颈椎后纵韧带钙化等；发生于胸椎时，致压物多是胸椎黄韧带钙化等；发生于腰椎时，致压物多是腰椎间盘突出等。临床发病时，除了病变部位压痛或叩击痛等局部体征外，还会出现一些共同的、典型的神经功能障碍表现。如脊髓源性间歇性跛行，即步行一段时间或距离后，出现下肢麻木、无力、沉紧或束带感或会阴部麻木感、或原有锥体束征加重，导致不能行走，休息后逐渐缓解；上运动神经元损伤体征，即下肢腱反射亢进、肌张力增高、动态锥体束征阳性；下运动神经元受损体征，即下肢腱反射减弱、肌张力减弱；神经源性排尿、排便功能障碍。原则上，在处理这类型的患者时，应尽早纠正"筋出槽、骨错缝"，采取密切追踪的方式随访观察，如果病情进展较快，可以考虑手术治疗。

②神经根病症：神经根管道内神经根耐受自身张力变化能力较低，因为缺乏束膜屏障（无神经束膜和神经外膜包绕）的保护，易受周围环境变化影响，如化学性物质、机械性压迫等。同时由于缺乏与周围组织结构的血管沟通，损伤后对缺血耐受能力差，易发生淤血、炎症和水肿。当脊柱由屈曲变为伸直时，神经管道截面积出现由大变小的变化，对其内走行的神经根不可避免地产生了加压刺激。此外，在神经根内侧有Hofmann韧带（霍夫曼韧带）附着于椎体后骨膜和后纵韧带，在神经根外侧有纤维束带附着在椎间孔的外口，其实神经根被固定在一个比较窄小的孔道内，它有效活动的空间并不宽裕。

退变性神经根管空间狭窄多是由于椎间盘突出、椎管狭窄、椎体滑脱、椎体不稳、脊柱侧弯、骨质疏松等导致的。当椎间关节微细解剖位置发生移位时，相比脊髓来说，神经根的活动空间更容易出现进一步的狭窄，加重神经组织的受压，导致局部微循环障碍、缺血缺氧而产生神经根无菌性炎症损害，是脊柱"筋出槽、骨错缝"最常伴随出现的神经症状和体征。主要表现为神经根分布区域的疼痛，神经支配区域肌肉萎缩、肌力减弱、感觉异常和反射改变，神经根张力试验为阳性。原则上，处理这类型的患者时，也应尽早纠正"筋出槽、骨错缝"，以期达到快速减轻神经根异常张力、消除神经根炎症的目的。

（2）神经反射诱导的其他系统表现：脊柱相关疾病是指由于脊柱内外力学平衡失调，导致骨关节微细位移、肌肉张力异常，压迫、刺激了周围的血管神经，引起不同器官与神经中枢之间的信息传导障碍，出现身体其他系统相应症状、体征的一类疾病。

①颈椎相关疾病：如循环系统症状，出现血压异常（高血压、或低血压）、周围血管功能失调（雷诺症）、类冠心病症状（胸闷气短、心律失常）；脑血管症状，出现头晕、手足麻木、走路不稳，甚至诱发短暂性脑缺血发作、脑梗死等；五官科症状，出现眼部不适（眼胀、视物模糊、视力下降、眼睑下垂等）、耳部不适（耳鸣、耳聋、耳胀、听力减退等）、鼻部不适（鼻塞、鼻痒、嗅觉异常等）、咽喉不适（声音嘶哑、

异物感、吞咽不畅等）；颅神经症状，出现呛咳、伸舌障碍、言语不利等。

②胸椎相关疾病：如循环系统症状，出现心脏不适（心绞痛、胸闷心悸等）、周围血管功能失调（潮红或苍白、多汗或无汗）；呼吸系统症状，出现胸部堵塞感、呼吸不畅、哮喘等；消化系统症状，出现食欲不振、胃痛胃胀、腹痛腹泻、便秘等。

③腰椎相关疾病：如泌尿系统症状，出现尿频、尿急、排尿不畅；生殖系统症状，出现男性阳痿、遗尿，女性月经失调、痛经；消化系统症状，出现腹痛、腹泻、便秘等。

④其他相关疾病表现：如风湿类疾病中的强直性脊柱炎是以脊柱慢性炎症为主的全身性疾病，多见于青年男性，起病隐匿，病程长久，主要表现是缠绵难愈的疼痛和运动障碍，最后常引起脊柱强直、关节畸形，严重影响活动范围，致残率很高，与《素问·痹论》所载"肾痹者，善胀，脊以代头，尻以代踵"的描述类似。中医学认为，本病属于"痹证""大偻"范畴，感受寒湿是致病的外在因素，肾虚或肾督亏虚是致病的内在因素，痰、瘀在整个病程中既是重要的致病因素，也是重要的病理产物。治疗上多主张辨证论治、施以中药配方为主的内治法。原则上，这类型的患者出现"筋出槽、骨错缝"时，可能会进一步加重原有症状，此时仍可以予以"筋入槽、骨归位"的治疗方法，以期迅速改善脊柱生物力学协调的功能状态，帮助减轻症状。此外，先天畸形、肿瘤、结核、感染、骨折等各自具有特异性的临床表现，但不在本书讨论范围内。

（四）临床治疗特点

1."筋归槽、骨合缝"的局部效应

中医手法是治疗"筋出槽、骨错缝"常见的特色外治方法之一。《医宗金鉴·正骨心法要旨》云："手法者，诚正骨之首务哉……当先揉筋，令其和软，再按其骨，徐徐合缝，背膂始直。"《伤科补要》云："轻者仅伤筋肉易治，重则骨缝参差难治，先以手轻轻搓摩，令其骨合筋舒"。因此，对于单纯"筋出槽"病症，治疗较易，以按揉、搓摩等理筋手法令其顺应性改善，变得柔和松软，即可归槽；对于"骨错缝"兼有"筋出槽"病症，治疗较难，当先通过"筋出槽"手法将筋按捺归回原处，再施以正骨手法，直接调整骨关节的错位偏离，骨缝即可对合。

中医针灸是另一种常见的特色外治方法。《灵枢·经筋》云："其病小趾支，跟肿痛，腘挛，脊反折，项筋急，肩不举，腋支，缺盆中纽痛，不可左右摇。治在燔针劫刺，以知为数，以痛为输。"对于经筋病候的治疗，用针灸疗法，长于疏通经络。"筋出槽"所形成的肌肉结节或条索等，"骨错缝"所形成的关节囊增厚、挛缩等，都是局部软组织张力增高的病变，甚至存在粘连和瘢痕化。用针刺方法可以达到局部减张、减压的作用，软组织的扭曲、骨节的错落得到理顺，最后筋即可归槽、骨即可回位。

中医中药治疗分为外敷与内服，是中医传统的治疗方法。《素问·痹论》载："风寒湿三气杂至，合而为痹。""筋出槽、骨错缝"在中医往往归为"痹证"。一些中药具有温经散寒，行气止痛的功能。功效以健脾益胃、补血活血通脉为主的中药，一般用于治疗多种骨伤疾病的初期；对于损伤后局部软组织肿胀严重，一时手法难以复位者，可配合药沙袋热熨及中药内服治疗。中药能促进水肿和血肿的吸收，加速血液循环，改善组织营养，减少粘连的形成，具有活血化瘀、行气消肿、祛风除湿、通络止痛为主，补益气血、舒筋活络，补肝肾、强筋骨为辅的功效。

通过中医手法、针灸与中医药的治疗，使脊椎的骨关节与软组织的微细位置重新恢复到发病前或正常的位置，由此局部肿痛或触痛则立即减轻，椎间关节运动障碍则立即解除，某节段或某区域的屈伸、侧弯、旋转活动范围逐渐恢复正常或代偿状态。

2."筋归槽、骨合缝"的整体效应

（1）脊柱不稳定的生物力学得到调整

①脊柱生物力学的不稳定得到了调整，脊柱整体的平衡就趋于稳定。在治疗中，只有找到原发性的生物力学问题并给予合适的治疗，继发性的生物力学问题才能获得根本性的解决。比如上胸椎的生物力学不稳引起下颈椎力学问题、以及相应的颈肩疼痛症状，如果纠正了上胸椎的生物力学紊乱，下颈椎相应症状可能随之改善，而并不需要对下颈椎做针对性治疗，这就是中医讲的上病下治。

②脊柱头、尾两端生物力学的调整：头端"枕骨–寰椎–枢椎复合关节"、尾端"腰椎–骨盆–髋关节复合系统"的任一椎节出现"筋出槽、骨错缝"，都可能引起整个脊柱发生适应性力学变化。反过来，脊柱任一椎节出现"筋出槽、骨错缝"，也有可能出现头端或尾端的力学问题。比如腰骶关节的生物力学不稳引起寰枢椎的力学问题以及相应的头面部症状，如果纠正了腰骶关节的力学紊乱，寰枢椎相应症状可能随之改善，并不需要对寰枢椎做针对性治疗，这就是中医所讲的整体观治疗。

（2）脊柱失稳对神经学影响的消除

①脊髓症状或神经根症状的消除：随着"筋归槽、骨合缝"，局部生物力学环境正常化、均衡化，退变性脊髓压迫缺血情况以及退变性神经根管活动空间狭窄必然能够很快改善，也有利于神经炎症的消除。因此，脊髓源性间歇性跛行、上或下运动神经元损伤体征、神经源性排尿与排便功能障碍等髓内损伤表现随之减轻并消失，神经根性疼痛、神经支配区运动感觉功能障碍等神经根损伤表现也随之减轻并消失。

②自主神经系统症状的消除：随着"筋归槽、骨合缝"，脊柱内外结构重新获得

力学平衡，椎间关节的顺应性得以恢复，良好的脊柱解剖位置关系得以保持，周围的血管神经不再受到激惹，不同器官与神经中枢之间的信息传导变得通畅，身体其他系统相应症状、体征也随之减轻并消失。比如胸椎 8～9 节段出现"筋出槽、骨错缝"，就可能造成胸 8 交感神经支配的 Oddi 括约肌（奥迪括约肌）痉挛，引起胆囊炎或胆绞痛，如果纠正了胸椎 8～9 节段的生物力学问题，就可以消除因解剖位置失常而引起胆囊激惹症状。

（3）其他系统疾病的治疗与调养：如风湿类疾病中强直性脊柱炎患者具有缠绵难愈的疼痛、严重运动功能障碍的临床特点，根据该病的基本病机特点和典型证候表现，针对"虚、湿、寒、瘀、热、痰、风、毒"等多种病理因素，常以解痉止痛、柔肝舒筋为治疗原则，并考虑不同的分期和兼夹证，应用温补肾阳、祛风除湿、散寒通络、活血化瘀等中药配伍组方。当这类型的患者出现"筋出槽、骨错缝"时，予以"筋入槽、骨归位"治疗之后，脊柱生物力学状态更加协调、平衡，有助于临床症状的改善。此外，先天畸形、肿瘤、结核、感染、骨折等多采用手术等方法治疗，故不在本书范围内讨论。

第二节　中医对脊柱病的论述

一、脊柱病的中医理论基础

脊柱病归属于中医的"筋出槽""骨错缝""项强""眩晕""腰痛""痹证""痿证"等范畴，病名描述有的以"主要病机"命名，有的以"主要症状"命名。

1."筋出槽，骨错缝"与"脊柱病"

（1）"筋出槽"在唐朝以前的医著中没有相关名称的记载，主要提及了"筋"的解剖与功能。《灵枢·经脉》有曰"筋为刚"，筋性刚劲有力，主一身的运动。《素问·五脏生成》云"诸筋者皆属于节"，说明人体之筋都附着于骨，连属关节，络缀形体。从唐代开始，出现了"筋出槽"的内涵。蔺道人所著《仙授理伤续断秘方》云"手足久损，筋骨差爻，举动不得""筋骨缝纵，挛缩不舒""筋骨乖纵，挛缩不舒""筋骨乖张，挛缩不伸""筋骨偏纵，挛缩不伸"等表述，其中"差爻""缝纵""乖纵""乖张""偏纵"的大意都是筋的位置发生扭曲偏离或倾斜不正或上耸起皱，导致肌腱挛缩，不能正常舒展，肢体活动受限，这应该是对"筋出槽"内涵最初的解释。"筋出槽"的涵义到清代才有更为明确、详细的记载。吴谦所著《医宗金鉴·正骨心法要旨》云："用手细细摸其所伤之处，或有……筋歪、筋走、筋翻……"其中"筋歪、筋走、筋翻"，可归于"筋出槽"的范畴。赵濂所著《伤科大成》有"筋有弛纵、卷挛、翻转、离合各门"，提示了筋的正常位置发生改变并伴随有形态变化；"或因筋急难于转摇，或筋纵难运动"，提示了筋的损伤引起运动功能受限。强调"筋出槽"的主要表现是形态变化和功能障碍。

（2）"骨错缝"在唐朝以前的医著中也没有相关名称的记载，主要提及了"骨"的解剖与功能。《灵枢·经脉》有曰"骨为干"，即骨骼是人体的支架，骨对筋有支撑作用。《素问·五脏生成》云"宗筋主束骨而利机关"，说明人体之筋裹束着骨，连缀着关节，当宗筋收缩和伸展时，关节活动自如。从唐代开始，出现了"骨缝"的概念。蔺道人所著《仙授理伤续断秘方》云："凡左右损处，只须相度骨缝，仔细捻捺、忖度，便见大概。"这是说局部损伤出现后，医者必须重视对"骨缝"的手法触诊，仔细检查，察明病变概况。这里的"骨缝"其实是指骨关节之间的间隙。"骨错缝"到清代才有含义、病因、病症、治疗等明确的、详细的记载。吴谦所著《医宗金鉴·正骨心法要旨》云："又或有骨节间微有错落不合缝者，是伤虽平，而气血之流行未畅。"这是"骨错缝"最基础的含义——骨缝错落。"微有错落"，说明错位偏离程度很轻微，主要由于周围气血不通导致。该书同时提及："或有跌仆闪失，以致骨缝开错，气血郁滞，为肿为痛。"跌仆闪失是发生"骨缝开错"的外力损伤原因，表现为局部肿胀疼痛，责之于气血郁滞，"骨缝开错"比"微有错落"的错位程度要更重一些。钱秀昌所著《伤科补要》谓："若骨缝叠出，俯仰不能，疼痛难忍，腰筋僵硬。"可以看出"骨缝叠出"的错位程度相对严重，表现为腰背肌肉板滞、疼痛难忍、不能屈伸活动。胡廷光所著《伤科汇纂》载："脊背腰梁节节生，原无脱臼亦无倾，腰因挫闪身难动，背或伛偻骨不平。大抵脊筋离出位，至于骨缝裂开弸，将筋按捺归原处，筋若宽舒病体轻。"提出"骨缝裂开弸"，手法触诊可得"骨不平"，腰椎排列不齐，治疗仍然是首先使用按捺手法将筋复位，观察骨缝是否随之对合。

（3）"筋出槽，骨错缝"是"脊柱病"发生的重要原因，而"筋归槽、骨合缝"是脊柱平衡稳定的治疗目的。其实脊柱的"筋骨平衡"理论来源已久，在理论上明确阐述了筋骨相互为用对维持人体脊柱关节的正常生理功能发挥着重要作用。当今临床更注重脊柱平衡理论的研究，并以筋骨平衡观为基点探索脊柱相关疾病的诊治。中医的脊柱平衡理论认为，脊柱的经筋系统和脊柱骨骼系统共同构成了复杂的人体脊柱运动系统，人体以脊柱为支撑，脊柱关节为枢纽，经筋收缩为动力，从而使脊柱与肢体产生运动或保持一定的姿势。在生理上筋为脊柱提供动力，脊柱为筋提供支撑；病理上，筋与脊柱骨相互影响，可出现筋骨失衡，即"筋出槽，骨错缝"。所以"筋骨平衡"理论是指导脊柱病临床治疗实践的重要基础，如临床医生在治疗脊柱的腰部疾病中，十分重视筋与骨的关系。腰部的筋系统包含多裂肌、竖脊肌、腰方肌等肌肉，以及肌腱、腰椎间盘及腰部血管、神经等除骨以外的软组织，而腰椎的骨系统主要由椎体、关节突等骨性组织构成，在生理上，筋通过对腰椎的骨骼约束和联缀以发挥"宗筋主束骨而利机关"的作用，而腰椎的骨骼又能够为筋提供支撑。因此，筋与骨处于动态平衡状态。若"筋骨平衡"被打破，则形成"筋出槽"和"骨错缝"的失衡状态，出现腰部周围软组织退化、腰椎椎体滑脱、椎间盘突出等退行性病变。

鉴于以上论述，"筋出槽""骨错缝"表示了脊柱的筋与骨相对空间位置微小的、异常的移位状态，是导致脊柱病发生的关键病理基础。以手法、针灸、针刀、膏方、导引等特色外治方法，通过调节脊筋异常位置使"筋归槽"、纠正关节异常移位使"骨合缝"等途径而最终发挥治疗作用，将"治筋"与"治骨"有效地融合在一起，从而达到脊柱的"骨正筋柔""筋骨和合"的力学平衡状态。

2."项强""眩晕"与"脊柱病"

（1）项强：是临床中常见的症状，医学家刘渡舟对本病推崇汤本求真之言："知项背强几几者，乃自腰部沿脊柱两侧向后头结节处上走之肌肉群有强直性痉挛之意。故病者若自云肩凝或腰背挛痛以指头沿其横经强力按压，而触知有凝结挛急，同时病者诉疼痛，则断为项背强几几，百不一失矣。"《伤寒论》第14条云："太阳病，项背强几几，反汗出恶风者，桂枝加葛根汤主之。"病机是风寒袭脊柱之表，营卫不和，脊柱经气不畅，颈项部经脉失养而项强。治疗时需解肌祛风，调和营卫，生津舒经，方选桂枝加葛根汤。张仲景不仅对《黄帝内经》"诸痉项强，皆属于湿"的临床理论进行了传承，而且其对风寒之邪、太阳少阳并病、阳明里实，以及热伤津液、风淫于外而津伤于内、阳虚寒凝等所致项强的论述和论治，打破了关于项强"诸痉项强，皆属于湿"的单一认识，进而丰富了项强的临床辨证思路。随着社会实践和中医临床的发展，大多数医家认为，外邪侵袭、久劳、外伤是项强发病的外因，而正气亏虚是项强发生的内因，故项强的病机是本虚标实，以肝肾不足、气血亏虚、颈椎骨体失养为本，以风寒湿邪、痹阻经络、气血瘀滞为标。从西医学的发病性质，项强大致分为特异性和非特异性。特异性项强主要由颈椎的退行性病变引起；非特异性项强是一种肌肉骨骼疾病，排除外伤、炎症、肿瘤等，主要由于颈部长时间保持姿势不变、过度拉伸、颈肌负荷过重，表现为颈部、枕部、肩胛区域的疼痛、僵硬，伴有颈椎1个或多个方向活动受限，与现代的颈性颈椎病相类似。临床从单一治疗到联合治疗，从药物治疗再到物理理疗，医者一直在临床不断尝试、创新，以期为颈性颈椎病的治疗提供临床借鉴。但要肯定的是，中医手法、针灸及其他非药物疗法是目前临床应用的热点，且患者接受度较高，临床效果好。

（2）眩晕：是临床中常见的症状之一，且能够引起眩晕的疾病种类繁多，这里的"眩晕"主要从颈性眩晕的角度进行论述与分析。颈性眩晕目前多数学者认为与颈椎退行性病变相关，是由于颈椎及周围软组织器质性或功能性病变对椎动脉或交感神经刺激引起的以眩晕为主要症状的症候群，但又与常见的椎动脉型颈椎病及交感神经型颈椎病并不完全重合，属于一项独立性疾病。而中医针对眩晕的表现，将其归属于"眩晕症"，眩晕的病位主要在头部，与脑的活动关系密切。《素问·至真大论》曰："诸风掉眩，皆属于肝。"肝者，主藏血，其华在爪，其充在筋。肝之为病，气血阴阳之不足及过盛皆可致眩晕的发生。从脊柱筋骨失衡与颈性眩晕的发生，颈椎的筋骨解剖结构及生理功能的异常是颈性眩晕的病机变化。在颈性眩晕的发生中，可由不同的疾病引起眩晕的发生，大部分疾病都与颈部的筋与骨失衡相关。在颈性眩晕的诊疗中，无论是诊断还是治疗，都应把握"以筋为先、以衡为用"的治疗原则。

3."腰痛""痹证"与"脊柱病"

中医医典中有关于"腰痛""腰腿痛""腿股风""痹证"等疾病的大量记载，诊疗经验丰富，效果突出。中医药对"腰痛""痹证"等疾病的防治已有数千年的历史，有其独特的优势。中医认为，人体有先天之精与后天之精之分。肾既为先天之精所化生，同时也是先天之精的加工厂和储藏之所。肾藏精，主骨生髓，精充髓，髓上滋养于脑，脑为髓海、元神之府、清明之府，脑主宰人体的一切生命活动、精神意识、感觉运动，是人体最为重要的奇恒之府。而脊柱的髓是"肾、骨、脑"器官与腰腿共同发挥生理功能的重要介质。《灵枢·经脉》云："人始生，先成精，精成而脑髓生，骨为干，脉为营，筋为刚，肉为墙……"说明人自先天之精而生，精化成髓，髓分化构筑人体五脏、六腑、奇恒之府等。《素问·六节藏象论》云："肾者……精之处也，其充在骨。"说明肾为先天之精的化生与储藏之处，其精充养于骨髓腔中，骨的生理功能的正常发挥离不开肾脏的生髓功能，肾是调节全身骨骼生长发育的主要脏器。

（1）腰痛：现代中医家把"肾－骨－脑"的相关性与腰腿的生理功能紧密联系在一起。"肾－骨－脑"是人体一完整的调控腰腿部运动的系统轴，其之间相互联系、相互作用，某一方出现失衡，将影响整个系统功能的发挥，"肾－骨－脑"的阴阳平衡被打破，将引发腰背痛疾病。

（2）痹证：《内经》首次提出"痹"的概念，"风寒湿三气杂至，合而为痹也"。《素问·痹论》进一步又分为行痹、痛痹、着痹、五体痹、五脏痹。而这里重点讨论的是骨痹。骨痹是由风寒湿等外邪痹着，肾虚骨弱所致。李中梓《医宗必读》即在《内经》基础上将痹证进一步分类，以风寒湿三痹即行痹、痛痹、着痹为纲，五体（皮肌筋骨脉）痹与五脏（肺脾心肝肾）痹为目，纲目分明，骨痹、筋痹、脉痹同属于五体痹。骨痹在骨，以骨关节沉重、疼痛为主要临床特征。西医学中的骨关节炎、类风湿性关节炎、增生性骨关节病、强直性脊柱炎及其他有骨节酸重疼痛的骨病变均是中医骨痹的范畴。骨痹病名首见于《内经》，"肾孤藏也，一水不能胜二火，故不能冻栗者，病名曰骨痹"。《素问·痹论》对骨痹论之较详，之后历代文献均有记载。《圣济总录》首次对骨痹理法方药进行系统论述。

至此，骨痹的辨治从理论到实践都有了较大的发展，医家在继承和发展《内经》学说的基础上，不仅积累了大量的治疗经验，而且还有独具匠心的创造和发挥，使得骨痹的论治更加丰富有效。

二、脊柱病的医家论述

1.古代医家的认识

东汉末年，张仲景首先将创伤作为单独病因提出，《伤寒杂病论》中提示他在临床中已经专门对待脊柱筋骨损伤性疾病，并给予伤药针对性治疗。晋代葛洪在《肘后方》《抱朴子》等著作中，描写了骨折的整复手法、小夹板固定法。隋代巢元方认为，腰痛按病因可以分为五种：寒伤肾阳、风寒犯经络、劳损伤肾精、腰部外伤、感受水湿。其著作《诸病源候论》载："凡腰痛有五，一曰少阴，少阴肾也，十月万物阳气伤，是以痛；二曰风痹，风寒着腰，是以痛；三曰肾虚，役用伤肾，是以痛；四曰暨腰，坠堕伤腰，是以痛；五曰寝卧湿地，是以痛。"此外，他提出了"肾主腰脚"的观点，认为五种病因所引起的腰背痛、腰腿痛均归结于肾气先有虚损，之后感寒湿之邪，导致腰、背、髋、膝、足之经络气血运行受困而发病。

隋唐时代的孙思邈非常重视使用导引法治疗筋骨损伤，以《千金要方》记载的急性腰扭伤导引法为例，"正东坐，收手抱心，一人于前据摄其两膝，一人后捧其头，徐牵令偃卧，头到地，三卧三起，止便差"，通过牵引屈曲使关节间隙增宽，起卧屈曲使关节囊、韧带、肌肉牵伸，从而改善局部症状。唐代王焘把损伤分为"内伤"和"外损"两大类，其著作《外台秘要》说道："又此病有二种，一者外损，一者内伤。外损因跌打压损，或手足肢节肱头项伤折骨折，痛不可忍。觉内伤者，须依前内损法服汤药。""内损"用内治法，"外损"用外治法，而脊柱损伤也包含在其中。唐代蔺道人著有《仙授理伤续断秘方》，是中国现存较早的骨伤科专书。他提出"手法整复、夹板固定、练功活动和内外用药"为治疗骨折的基本方法，并详细描述了骨折复位手法："凡伤损重者，大概要拔伸捺正，或取开捺正，然后敷贴、填涂、夹缚。"复位之前，强调要"凡左右损处，只相度骨缝，仔细捻捺。忖度便见大概"，即仔细触摸、手摸心会的意思，对脊柱手法诊断有很大的启示。

金元时代李杲提出"跌损从肝求治"的观点，他认为"夫从高坠下，恶血留于内，血者皆肝之所主，恶血必归于肝。不问何经之伤，必留于胁下，盖肝主血故也"，描述了"跌仆损伤、恶血留内、从肝主之"的思想，比如施用"破血散瘀汤"治疗脊骨恶血留内所致的疼痛不能转身等。元代危亦林继承了蔺道人的复位手法，还创造了"悬吊"牵引复位法，其中《世医得效方》中脊柱骨折悬吊过伸复位方法的描述，是脊柱骨折治疗最早的记载。"凡挫脊骨不可用手整顿，须用软绳从脚吊起，坠下身直，其骨使自归窠，未直则未归窠，须要坠下，待其骨直归窠"，指出"未直则未归窠"的复位原理，已注意运用杠杆力学知识，这对以后脊柱复位手法技巧的认知有着重要影响。

明代王肯堂总结出了颈椎、胸椎、腰椎骨折或脱位比较有效的整复方法，均记录在《证治准绳》中，比元代危亦林的方法更加系统，并有所发展，有些内容仍被后世医家延用。明代薛己在著作《正体类要》中归纳了以前的治伤经验，并根据内伤的症状，提出了以"肿"为主症和以"痛"为主症的辨证论证方法，促进了伤科内治的发展，为脊柱内伤内治方药也提供了重要参考。明代张景岳的腰痛辨证在隋代巢元方认识的基础上有了进一步的发展，《景岳全书》中说："腰痛证，旧有五辨：一曰阳虚不足，少阴肾衰；二曰风痹、风寒、湿着腰痛；三曰劳役伤肾；四曰坠堕损伤；五曰寝卧湿地。虽其大约如此，然而犹未悉也。盖此证有表里虚实寒热之异，知斯六者庶乎尽矣，而治之亦无难也。"书中具体的辨证论治方案更为详实，对临床的指导意义更强。

清代吴谦《医宗金鉴·正骨心法要旨》十分重视骨骼系统的解剖位置，"盖一身之骨体既非一致，而十二经筋之罗列序属又各不同，故必素知其体相，识其部位，一旦临证，机触于外，巧生于内，手随心转，法从手出""盖正骨者，须心明手巧，既知其病情，复善用夫手法，然后治自多效"，强调了熟悉解剖关系对手法准确检查和治疗的重要性。"夫手法者，谓以两手安置所伤之筋骨，使仍复于旧也"，手法最终使筋与骨的位置恢复到发病前的状态。他把正骨手法归纳为摸、接、端、提、推、拿、按、摩八法，体现出"筋骨并重"的治疗理念，这些内容都被尊为正骨医生必须遵守的金科玉律。清代钱秀昌《伤科补要·手法论》曰："夫接骨入骱者，所赖其手法也。两手安置其筋骨，仍复于旧位也。其伤有轻重，而手法有所宜、失宜。其痊可之迟速及遗留之生理残障，皆关乎手法之所施也。"这与吴谦关于手法复位目标的论述基本一致。《伤科补要·背脊骨伤》记载了脊柱"筋出槽"和"骨缝叠出"的复位手法："脊筋陇起，当先柔筋，令其和软……若骨缝叠出，俯仰不能，疼痛难忍，腰筋僵硬，使患者两手攀索，两足踏砖上，每足下叠砖三块踏定，将后腰拿住，各抽去砖一块，令病患直身，又各去一块，如是者三，其足着地，使气舒瘀散，陷者能起，曲者可直。"

清代胡廷光《伤科汇纂》中命名了"伤科"，其中说"疡者，即跌仆骨折之伤也。后有专其事者，或称"正骨科"，或称"正体科"。今即分列科门，总由损伤而成，故名之伤科"，并提出了"手法、药物并重"的学术观点。清代赵濂《伤科大成》更偏重于伤损中药内治，尤其善于在各部位损伤后应用引经药。如手臂损伤用桂枝；脊背伤用白芷、藁本；腰臀伤用杜仲；膝下伤用黄柏；两足伤用木瓜等对脊柱病按部位选药治疗有一定的借鉴意义。

2.近代医家的认识

王子平精通各门拳术，创造了"祛病延年二十势"的练功方法，非常注重"手法、药物"与"练功"相结合。他主要将手法分为治骨和理筋两大类，指出"稳、准、快"的手法三字诀是获得最大治病效果的重点。

石筱山注重整体调治，善于视病情特点综合应用手法、药物、针刺等。他首推手法，提出"拔、伸、捺、正、拽、搦、端、提、按、揉、摇、抖"十二法，主张"稳而有劲、柔而灵活、细而正确"，使用巧劲，使发力达到最大的效能。

刘寿山主导"七分手法三分药"，认为"筋以柔韧为常"，遵循"准备、治疗、结束"三阶段进行临证施治。他将手法归纳为"推、拿、续、整、接、掐、把、托"接骨八法；"提、端、挪、正、屈、挺、叩、掐"上髎八法；"戳、拔、捻、搏、归、合、顺、散"治筋八法；"提、点、推、揉、打、劈、叩、抖"舒筋八法。

杜自明擅长使用"理筋、分筋、弹筋、拨络、滚法、摇法"处理不同程度的筋伤问题，还创造了"升降导引法"促使肌肉、肌腱、韧带的弛张，增进关节的活动度和灵活性。

何竹林重视筋骨的解剖，认为这是成为专科医生的基本功。还特别强调了"手法力学原理"，说道"骨伤科手法要眼到、心到、手到，懂得借助自身的体重，腰力、腿力、手力并用"，手法必须轻巧省力。

林如高擅用"手法"与"药物"相结合的方法，分期治疗伤筋疾病。急性伤筋时，以中药内服及外敷为主，辅以手法按摩；慢性伤筋则以手法按摩为主，辅以药物治疗。

郭平乐核心体系即是正骨八法，"辨证法、定搓法、压棉法、缚理法、牵置法、砌砖法、托拿法、推按法"自成一个完整的体系，疗效可靠。

魏指薪对手法与导引有着独到之处，两者相辅相成，达到"骨入穴""筋归复"。他将手法分类为16种单式手法、18种复式手法和其他特殊手法，临证时要求根据病情变化适时地加减手法组合，以提高疗效。

3.现代医家的认识

叶衍庆报道较轻的关节错位在X线摄片上有1~2mm的移位，但常常不易觉察；X线摄片发现的"棘突偏歪"或"棘突不共线"对评估"骨错缝"有一定意义。

孙树椿针对伤科疾病，提出了"辨病辨证，相互结合；筋伤手法，轻巧柔和；内治外治，相辅相成；功能锻炼、动静结合"的学术观点。他的治疗手法尤为独到，正是体现了"法之所施，使患者不知其苦，方称为手法也"。

冯天有结合功能解剖、生物力学等知识，提出了"单或多个椎体位移是损伤退变性脊柱疾病临床发病主要病理改变"的观点，通过椎体棘突顶线偏歪、椎旁压痛或放射痛、棘上韧带肿胀、上下棘间隙不等宽共有4个体征来判别"病理性位移椎体"。

房敏指出颈部经筋对颈椎病发病的影响需要引起重视：过分强调骨性病变的临床意义，忽视软组织损伤的客观存在；或过分强调软组织损伤，而否定骨性病变的作用，均为偏颇。骨性退变必然影响软组织，引起脊柱活动节段的内源和外源稳定性下降和软组织的继发性损伤，颈部软组织病变不但贯穿颈椎发病始终，而且是临床多种症状的主导性病因；在颈椎病患者的治疗过程中，不仅要重视患者"骨"的治疗，还要重视"筋"的治疗，树立"筋骨整体观"的治疗指导思想，治疗当以"筋病为发病之先，理筋为治疗之首，整复以理筋为先"为原则。

赵平认为，只要处理好最关键的一个关节错位，就会启动整个脊柱力学系统乃至躯体平衡的恢复，并不必对每一个可以察觉的关节错位做过分"认真、细致"的纠正和调整。治疗的力度和难度与关节错位的严重程度、关节囊的僵硬或肿胀情况均有关系，错位关节是否归位则以关节运动功能是否改善或恢复为主要指标。此外，一些不明显的脊柱冠状面侧弯畸形，也并非一定要刻意纠正，只要不影响脊柱的基本功能，治疗就应该点到为止。

吕立江主张在不同发病阶段采用不同治疗手法的原则，遵循"筋骨并重"的治疗理念，重视疗后的锻炼康复，追求更长久、更稳定的临床效果；擅长探析脊柱功能解剖和生物力学杠杆原理，创立了"杠杆定位手法"，具有定位准确、用力安全的特点。他从医学生物力学视角提出"三维脊柱平衡论"的学术思想，认为脊柱三维平衡失调是脊柱及相关疾病发生的根本原因，创新杠杆定位手法治疗脊柱及其相关疾病；立足"肝亏筋弱，肾虚骨软，督脉空虚"的中医观点，提出"肾督气脉论"，调治脊柱及其相关疾病，屡见奇效。

第三节　中医特色疗法特点

　　"脊柱病"的中医药特色疗法不外乎外治法和内治法两种。外治法包括手法、导引、针灸、针刀、中药外敷等，简化为"一双手、一身功、一根针、一刀刃、一膏贴"，具有简单、方便、快速、有效的特点；内治法主要是中药内服，在"肾主骨"理论的指导下，更多地注重"调肾"和"壮骨"。

一、外治简便有效

1.懂解剖、熟触诊是简便的基础

　　"筋出槽、骨错缝"是脊柱病的主要病理基础，而筋形态上的粗细改变、骨位置上的错离变化均可以通过双手的触摸感知，这将会使"诊断"变得简单、方便，同时将治病思维、诊断要点融入到手的触诊过程，诊断水平才会不断提高。那么如何快速、准确地找到病变位置，需要做到以下两点。

　　（1）熟识解剖：使用双手或拇指由浅入深，依此触摸人体表面的皮肤与黏膜、皮肤下面的浅筋膜和深筋膜、深筋膜下面的深层肌肉、肌肉包裹的骨骼或关节，熟悉人体的解剖结构和层次，并能够通过手的触摸加以区分和辨别。《医宗金鉴·正骨心法要旨》提及："盖一身之骨体既非一致，而十二经筋之罗列序属各属不同，故必素知其体相，识其部位。"这表明前辈们非常重视对人体结构的认识。

　　（2）触摸灵敏：只有在人体上反复的训练，强化对正常解剖关系、异常病理改变及治疗前后不同结构的反应，才能培养出敏锐的触诊手感。一名优秀的脊柱专科医生应该做到：运用拇指触诊很快、很轻地寻找到出槽的肌筋膜等，多可触及局部软性的硬结或条索，多见于肌肉附着点、皮神经出口处等，提示"筋出槽"的病变位置；运用单手滑动触诊，快速、轻柔地寻找到错位的骨骼，多可触及局部骨性的高凸或隆起，同时伴有僵硬感、肿胀感、压痛感等，提示"骨错缝"的病变位置。

2.通督脉、析机理是有效的关键

　　督脉与脊髓并行于脊柱内，上属于脑，下属于肾。脊髓之髓来源于肾精，并依赖后天气血的濡养。督脉与脊髓在脊柱功能活动中联系密切，治疗脊柱相关疾病所选用的督脉分布走向是十分重要的，脊柱的中轴结构线与督脉走向几乎平行，而脊柱又为督脉从肾贯脊之所，所以脊柱和督脉存在着必然的联系，对于脊柱相关疾病的治疗也是应该遵循经络的循行。《难经》记载："督脉者，起于下极之俞，并于脊里，上至风府，入属于脑。"又有《医碥·杂症》曰："督脉主脊。"它们分别对督脉的循行和脊柱的解剖位置做了大概的描述，论证了脊柱的解剖位置与督脉的循行存在一致性，而且从督脉主病来看，督脉本身或者其别脉的病变也可能影响到脊柱的功能。督脉若不通畅，脊柱失稳，必然出现脊柱关节变异，脊柱形体歪斜不正，脊柱偏离正常解剖位置，故在治疗上强调"通督"之法。《素问·骨空论》曰："督脉生病治督脉，治在骨上。"治疗脊柱相关疾病应重点调整脊柱关节的紊乱，这种关节的紊乱引起相应的脏腑器官病变，病理反应会表现在督脉与脊背腧穴上，治疗采用理筋正骨、通督行气，从而达到"脊正、督通"的治疗效果。

　　脊柱病的主要因素是在于"骨错缝""筋出槽"，其实质是脊柱力学平衡遭到破坏，脊柱的稳定性受到影响。治疗要选择调筋骨，理错缝，松解粘连，纠正关节紊乱，促进炎症消退，恢复脊柱力学平衡等功能的方法。以关节复位手法治疗为例说明。其运动原理是手法力量直接作用于特定的"骨错缝"关节，使错离的椎骨发生一定方向的、一定幅度的位置变动，从而逆向纠正原来的异常移位，恢复局部正常或代偿的位置关系。那么，如何保障骨错缝的"治疗"快速、有效呢？需要我们做到以下两点：①剖析关节复位手法治疗机理。脊柱手法复位的过程即"骨入位"的运动过程，其实是一个单侧椎小关节从弹性限制位到解剖限制位的一个完整张合过程。②顺势调节关节。在复位的过程中，如何借助脊柱自愈能力，完成顺势调节呢？复位成功的关键应该是手法力的加载方式，即力的大小、方向和支点等，其实需要运用好"杠杆原理"，才能真正做到顺势、适度、精准、轻巧。手法作用力从力点传递到错位关节的连接可视作是一个杠杆，根据施加手法力矩的长短，可将脊柱手法分为长杠杆手法和短杠杆手法。长杠杆手法常见有颈椎旋转手法、胸椎牵提手法、腰椎斜扳手法等，通过一个较长的力矩来产生复位动力，如颈椎手法操作时带动头颅的发力、胸腰椎手法操作时带动肩部和骨盆的发力。短杠杆手法常见有脊柱微调手法等，通过一个较短的力矩来产生复位动力，操作时直接在棘突、横突、小关节、椎弓板等部位发力。此外，还有一些长杠杆和短杠杆相结合的复合手法，常见有脊柱定点旋转手法、腰椎杠杆定位手法等。也就是说，同时有从远处和近处向错位关节传递的复位动力，两者协调配合、相辅相成。

3.稳、准、巧、快是疗效的保障

　　中医手法矫正"筋出槽、骨错缝"的脊柱病，手法讲究稳、准、巧、快至关重要。

　　（1）稳：要求操作时平稳自然、因势利导，要在规定与允许的脊柱生理范围内操作手法，避免生硬粗暴，要求体现手法的安全性原则，不做无把握的运动关节类手法，不滥用手法，不盲目施术。

　　（2）准：是讲究手法术式的准确和作用部位的精准，即选择手法要有针对性，定位要准。脊柱关节都有多个面，要使关节运动，必须固定关节的一个面，让另一个面运动。尤其是脊柱的某一节段涉及多个关节，每一关节的解剖结构和运动程度是不相同的，这就要求我们在设计与运用手法的时候能够精确地作用到我们希望作用的目标关节。

（3）巧：就是轻巧、灵巧的意思。在控制关节被动运动操作的力量宜轻不宜重，适可而止，以巧制胜，不可使用蛮力。运用巧力才能"四两拨千斤"，才能省力并自护。用好"巧"是中医手法的基本功，只有经过刻苦学习和艰苦训练，才能真正达到前人要求的"机触于外，巧生于内"的境界。

（4）快：是指作用力时要突发、有控制的加力。突发疾收，即用所谓的"寸劲"，手法动作完成后，立即将该关节放松，恢复到原来的位置。以关节复位手法为代表举例说明：①"脊柱不定点旋转手法"是长杠杆类手法的代表之一。以颈椎手法为例，在头颅向上牵引的同时，引导颈椎缓慢旋转到弹性固定的一刹那，瞬间轻巧发力旋转，将各节段颈椎自上而下振动，刚柔并济，随发随收，顺势而为。该手法旋转作用力的瞬时加速度非常快，关节间隙从弹性限制位分离张开到解剖限制位，随后出现错位的关节将自动恢复到发病前的、平衡的排列位置。②"脊柱微调手法"是短杠杆类手法的代表之一，作用的点集中于需调整椎体某一部分，如棘突、横突、小关节、椎弓板等，最大限度地减少对相邻椎间关节的影响，所要使用的调整力也大大减小，避免了用力过度可能造成的肌肉损伤，使调整的力度、错位关节的调整幅度都更容易控制。③"脊柱定点旋转手法"是长、短杠杆复合类手法的代表之一。以腰椎手法为例，医患取坐位，患者主动前屈、侧弯、向内后方旋转。复位时，医者一手牵拉患者肩部发力，作为长杠杆力的起始点；同时医者另一手拇指顶推偏歪棘突发力，作为短杠杆力的起始点，两个旋转力协调一致，传递到错位关节时，两者形成复位的合力。不仅定位准确，而且动作轻巧。

临床大量实践证实，实施关节复位手法后，关节位置错离状态即刻纠正，局部关节运动障碍立即随之改善或解除，患者的病情因此即刻获得减轻或消失。因此，稳、准、巧、快的复位手法是治疗脊柱病成功的保证。

二、内治补肾壮骨

1."肾生髓"，注重"补肾"

"肾生髓"有肾精化生骨髓、充养骨骼的含义，骨髓充实，骨骼强壮，运动捷健。肾精气的盛衰，直接影响着骨骼的生长、营养、功能等。《素问·六节藏象论》曰："脊者……其充在骨。"骨骼为人身之支架，脊骨为支架的主干，由多节构造精细的椎骨相连而成，它上承头颅、下连髋骨，外接肋骨，内含脊髓，具有传导载荷、空间活动、保护脊髓的力学功能。"肾"与"脊"在生理、病理方面有着密不可分的联属关系。脊柱自身的平衡稳定取决于椎间关节的"内平衡"和椎旁肌肉的"外平衡"，其中"内平衡"是维持脊柱稳定的决定因素。椎间关节"内平衡"的破坏或失调，其实质就是单或多个"椎骨错缝"，提示了"肾气"不足以至不能稳固椎骨的功能位置。因此，纠正"骨错缝"以恢复"内平衡"，必须要补充肾的精气，支持和保护椎骨的稳定。

《素问·金匮真言论》曰："精藏于肾……是以知病之在骨也。"《素问·逆调论》曰："肾者，水也，而生于骨。肾不生，则髓不能满，故寒甚至骨也。"《灵枢·本神论》曰："精伤则骨酸痿厥。"以上提示失去了肾脏精气的滋养和推动，就会出现骨骼病变。《素问·生气通天论》曰："因而强力，肾气乃伤，高骨乃坏。"《素问·痿论》曰："肾气热，则腰脊不举，骨枯而髓减，发为骨痿。"《灵枢·本神》曰："肾盛怒而不止则伤志，志伤则喜忘其前言，腰脊不可以俯仰屈伸。"以上提示了骨骼病变可以伤及骨髓，累及肾脏。明代张景岳提出："腰为肾之府，肾与膀胱为表里，故在经属太阳，在脏属肾气，而又为冲任督带之要会。所以凡病腰痛者，多由真阴之不足，最宜以培补肾气为主……"(《景岳全书》)明代王肯堂认为："大抵诸腰痛，皆起肾虚，既夹邪气，则须除其邪。如无外邪积滞而自痛，则惟补肾而已。"(《证治准绳》)此外，唐代的孙思邈、蔺道人也广泛应用多种补肾方药治疗脊柱伤科疾病，后世医家临证遣方用药时也多遵循此法。

腰椎间盘突出症是一种发病率较高的脊柱疾病。此病的发生大多与腰椎退行性病变、劳损或受到外伤等有关。腰椎间盘突出症属于中医学中"腰痛""腰腿痛"等范畴。其病机主要是肾气亏虚、肾精不足，致使气血运行不畅，造成腰部筋骨失养，引发临床症状。《诸病源候论》中说："肾气不足，受风邪之所为也，劳伤则肾虚，虚则受于风冷，风冷与正气交争，故腰脚痛。"中医药疗法治疗腰椎间盘突出症是调骨补肾相结合：一方面应用杠杆定位手法调整椎间盘突出与神经根之间的位置关系，松解患者病变腰椎周围的软组织，缓解其病变处不正常的静态应力，减轻其病变组织粘连的程度；另一方在其四肢、腹部和腰背部的强壮穴位进行点按，可起到补肾培元、填精益气的功效。

2."肾主骨"，注重"壮骨"

《素问·宣明五气》曰："五脏所主……肾主骨。""肾主骨"提示当人体肾精充足时，骨髓生化有源，骨得充养而致骨骼坚固有力，故能作强。正如杨清叟在《外科集验方·服药通变方》所云："肾实则骨有生气。"而当人体肾精不足时，骨髓生化乏源，骨失充养而致骨骼脆弱无力，不能作强，则发为"骨痿、骨痛、骨痹"。《素问·痿论》云："肾主身之骨髓，肾气热……骨枯而髓减，发为骨痿。"《素问·长刺节论》曰："病在骨，骨重不可举，骨髓酸痛。"《素问·四时刺逆论》所云："太阳有余，病骨痹，身重……"骨质疏松症如果发生在脊柱，则提示椎骨的微观结构发生退化，骨的力量和质量削弱，椎间关节自身的稳定性随之下降。因此，肾虚最终会引起成骨功能的减弱，固定单位中骨组织含量出现缺损，治疗当以增添骨含量、增加骨强度为原则。

唐代蔺道人提出："小红丸，治……劳伤筋骨，肩背疼痛，四肢疲乏，动用无力。常服壮筋骨，治经络，生气血。"（《仙授理伤续断秘方》）宋代太医院记录"肾脂不长，则髓涸而不行，骨乃痹而其症内寒也"，方用鹿角胶丸、鹿茸天麻丸等（《圣济总录·诸痹门》）。明代薛己认为"筋骨作痛，肝肾之气伤也"，重用补肾之药以促进骨骼的强壮（《正体类要·主治大法》）。以上诸多医家提倡"益肾填精以壮骨"，强调方药具有"强骨、坚骨"的功效。

脊柱病的发生，中医学认为主要为"肝肾亏虚"所致。肝主筋，肾主骨，肝肾亏虚，筋骨失养，故可导致本病的发生。临床在脊柱病的治疗中，以"补益肝肾"为主要治疗原则。因此，在治疗过程中将手法及补肾壮骨应用于其中是重要的治疗策略。如颈椎病的发生，中医学认为病理变化在颈项督脉和太阳经循行部位，风、寒以及湿邪为外因，造成气血失和，血运不畅。中医辨证：肾主骨，肝肾虚弱，气血受损，筋骨异常，出现临床症状。颈椎病采取补肾壮骨方案治疗，对颈椎功能恢复起到良好的促进作用。

第二章 脊柱的解剖

第一节 脊柱结构

一、脊柱的组成

脊柱为位于人体后背正中的具有支持、传导负荷、运动、维持稳定等功能的一个结构，由24块分离的椎骨、1块骶骨和1块尾骨借椎间盘、韧带和关节紧密连结而成（图2-1）。脊柱上承颅骨，下连髋骨，中附肋骨，参与构成胸腔、腹腔和骨盆腔的后壁。

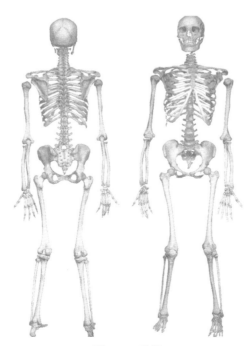

图 2-1　骨骼

1. 椎骨

幼年时，椎骨为33或34块，分为颈椎7块、胸椎12块、腰椎5块、骶椎5块、尾椎4～5块。成年后，5块骶椎融合成1块骶骨，4～5块尾椎融合成1块尾骨，椎骨为26块。

椎骨由前方短圆柱形的椎体和后方板状的椎弓构成（图2-2）。椎体是承受体重的主要部分，表面为一层薄的骨密质，内部为骨松质，承受头部、上肢和躯干的重量，故愈向下，椎体体积愈大。从骶骨开始，由于重量转移到下肢，椎体逐渐缩小。垂直暴力作用下，椎体易发生压缩性骨折。

椎弓是椎体后方的弓形骨板，包括与椎体相连的缩窄部分椎弓根和后方较宽的椎弓板两部分。椎弓根的上、下缘各有一切迹，分别称为"椎上切迹"和"椎下切迹"。椎弓根向后内扩展变宽，称为"椎弓板"，两侧椎弓板在中线会合。由椎弓发出7个突起，分别为：棘突1个，伸向后方或后下方，尖端可在体表扪及；横突1对，伸向两侧；上关节突和下关节突各1对，在椎弓根和椎弓板的结合处分别向上、下方突起。

椎体和椎弓围成椎孔。椎骨相连时，各椎骨的椎孔上下贯通，构成椎管，容纳脊髓和脊神经根；相邻椎骨间，上位椎骨的椎下切迹和下位椎骨的椎上切迹围成椎间孔，有脊神经和血管通过。

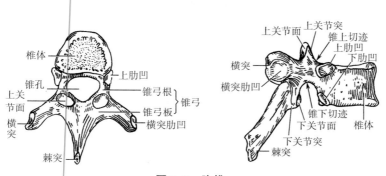

图 2-2 胸椎

2. 椎间盘

椎间盘是连结相邻两个椎体的纤维软骨盘，由内、外两部分构成，外部为纤维环，内部为髓核（图2-3）。纤维环由多层呈环形排列的纤维软骨环构成，前宽后窄，围绕在髓核的周围，牢固连结各椎体上、下面，保护髓核并防止髓核向外突出；髓核是一种富有弹性的胶状物质，位于椎间盘的中部稍偏后方，有缓冲冲击的作用。在椎间盘和椎体之间尚有终板，主要由软骨及软骨下骨构成，具有防止髓核组织嵌入椎体、平衡分散应力等作用。

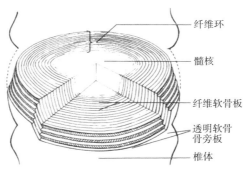

图 2-3　椎间盘

　　成人共有 23 个椎间盘,第 1 个椎间盘位于第 2 及第 3 颈椎之间,最后一个椎间盘位于第 5 腰椎和骶骨之间。椎间盘既坚韧,又富有弹性,承受压力时被压缩,除去压力后则复原,具有"弹性垫"样作用,既可缓冲外力对脊柱的震动,也可增加脊柱的运动幅度。23 个椎间盘厚薄不一,以中胸部较薄,颈部较厚,腰部最厚,所以颈、腰椎的活动度较大。颈、腰部的椎间盘前厚后薄,胸部的则与此相反。

　　当纤维环破裂时,髓核容易向后外侧脱出,突入椎管或椎间孔,压迫相邻的脊髓或脊神经根,引起牵涉性痛,临床称为"椎间盘突出症"。

　　3. 韧带

　　椎骨之间及其脊柱周围,分布着诸多韧带,连结椎骨并加强脊柱的稳定性。

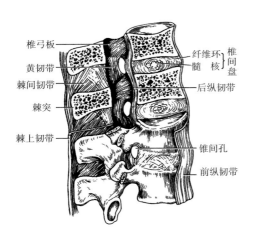

图 2-4　前纵韧带

　　(1)前纵韧带(图 2-4):宽而坚韧,位于椎体的前方,上起自枕骨大孔前缘,下达第 1 或第 2 骶椎。与椎体边缘及椎间盘结合紧密,有防止脊柱过度后伸和椎间盘向前突出的作用。

　　(2)后纵韧带(图 2-5):窄而坚韧,位于椎管内椎体的后面,起自枢椎并与覆盖枢椎椎体的覆膜相续,下达骶骨。与椎间盘及椎体上、下缘紧密连结,与椎体结合较为疏松,有限制脊柱过度前屈的作用。

　　(3)黄韧带(图 2-6):连结相邻两椎弓板之间的韧带,又称"弓间韧带"。其由弹力纤维构成,参与围成椎管,有限制脊柱过度前屈的作用。

　　(4)棘间韧带(图 2-7):连结相邻棘突间的薄层纤维,附着于棘突根部到棘突尖,向前与黄韧带、向后与棘上韧带或项韧带相移行,有限制脊柱过度前屈的

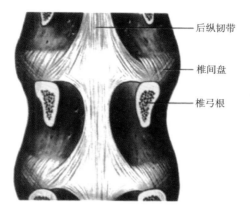

图 2-5 后纵韧带

后纵韧带
椎间盘
椎弓根

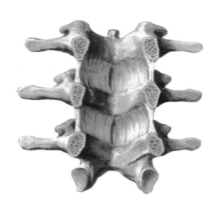

图 2-6 弓间韧带

作用。

（5）棘上韧带和项韧带（图2-7）：连结于各椎骨棘突尖的纵形韧带，有限制脊柱过度前屈的作用。在颈部，附着于枕外隆凸和颈椎棘突尖端部分三角形板状的弹性膜层，称为"项韧带"。

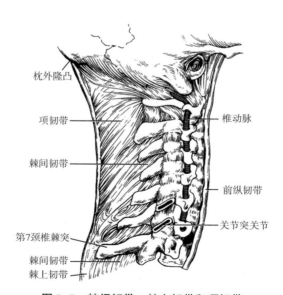

枕外隆凸
项韧带
棘间韧带
第7颈椎棘突
棘间韧带
棘上韧带
椎动脉
前纵韧带
关节突关节

图 2-7 棘间韧带、棘上韧带和项韧带

4.关节

相邻椎骨之间，上位椎骨的下关节突和下位椎骨的上关节突的关节面互相连结，构成关节突关节，可做微小运动。其中由枕髁与寰椎上关节凹构成的，称为"寰枕关节"；由寰椎和枢椎构成的，称为"寰枢关节"；第5腰椎和骶骨构成的，称为"腰骶关节"。

二、脊柱的形态

成年男性的脊柱长约70cm，女性略短约60cm。其长度可因姿势不同而略有差异，静卧比站立时可长出2～3cm；同一个人，一般早晨比傍晚略长，这是由于站立时椎间盘被压缩所致。老年脊柱的长度一般会减小，主要是由于椎间盘胶原成分改变，骨质疏松导致椎体加宽而高度减小，以及脊柱肌肉动力学下降引起胸曲和颈曲的凸度增加所致。

从侧面观察脊柱，可见成人脊柱有颈、胸、腰、骶4个生理性弯曲（图2-8）。其中，颈曲和腰曲凸向前，胸曲和骶曲凸向后。脊柱的这些弯曲增大了脊柱的弹性，对维持人体的重心稳定和减轻震荡有重要意义。颈曲支持头的抬起；腰曲使身体重心垂线后移，保持稳固的直立姿势；胸曲和骶曲在一定意义上扩大了胸腔和盆腔的容积。

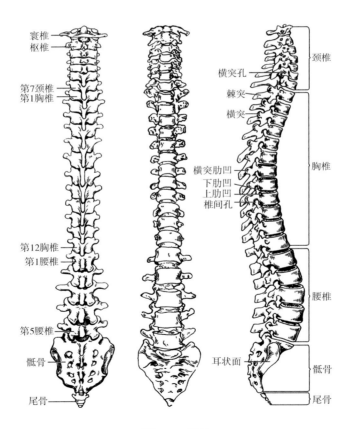

图 2-8 脊柱

三、脊柱的功能

脊柱除了具有支持体重、保护脊髓、维持人体重心稳定和减轻震荡等作用外，还有运动的功能。相邻两个椎骨之间的运动是很小的，但整个脊柱的运动范围较大，可做屈、伸、侧屈、旋转和环转以及弹拨运动。冠状轴上，可做前屈和后伸运动，颈段前屈后伸一般各为35°~45°；腰段前屈可达90°，后伸20°~30°（邵福元，邵华磊，薛爱荣．颈肩腰腿痛应用解剖．郑州：河南科学技术出版社，2000）。矢状轴上，可做侧屈运动，颈段侧屈可达45°，腰段侧屈一般为30°~45°。垂直轴上，可做旋转运动，颈段左右旋转每侧为60°~80°，腰段旋转约30°。在矢状轴和冠状轴运动的基础上，可做环转运动；跳跃时，由于脊柱曲度的增减变化，可产生弹拨运动。

脊柱的运动范围，因个体差异，视性别、年龄和职业等不同，运动范围也有差异，从幼年到老年，其运动范围可减少50%以上。

第二节　颈椎结构

一、颈椎的形态

颈椎共7个，在椎骨中活动最为灵活。其椎体较小，横径大于矢状径。一般男性略大于女性，下位椎骨的椎体大于上位椎体。从正面观，椎体上面中部微凹，两侧偏后呈隆起状，形似元宝，称为"钩突"。椎孔较大，呈三角形。横突上有一孔，称"横突孔"，有椎动脉（穿1~6横突孔）、椎静脉通过。第6颈椎横突末端前方的结节特别隆起、粗大，正好位于颈总动脉的后方，故又称"颈动脉结节"，当头部出血时可用于压迫止血。颈椎的椎弓根较短，故椎间孔相对较为狭窄，易因各种因素而遭受挤压。颈椎上、下关节突的关节面几乎呈水平位。第2~6颈椎的棘突较短，末端分叉。第3~6颈椎常称为"普通颈椎"，第1、2、7颈椎因其结构特殊，又称为"特殊颈椎"。

1. 第1颈椎

第1颈椎又称"寰椎"，没有椎体、棘突和关节突，形似环形，由前弓、后弓和两个侧块构成（图2-9）。前弓较短，后面正中有齿突凹。侧块连接前后两弓，上面各有一椭圆形关节面，下面有圆形关节面。后弓较长，上面有横行的椎动脉沟，有椎动脉通过。

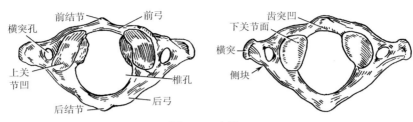

图 2-9　寰椎

2. 第 2 颈椎

第 2 颈椎又称"枢椎"，椎体向上伸出齿突，与寰椎的齿突凹相关节（图 2-10 ）。

3. 第 7 颈椎

第 7 颈椎又称"隆椎"，其棘突特别长，末端不分叉，皮下易于触及，是临床计数椎骨数目和手法取穴的标志（图 2-11 ）。

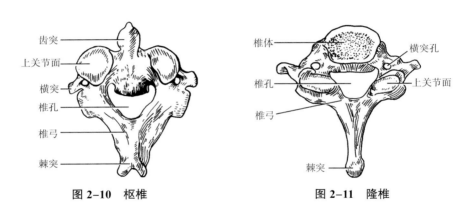

图 2-10　枢椎　　　　　　　　图 2-11　隆椎

二、颈椎的连结

相邻颈椎之间除椎间盘、韧带和关节突关节等一般连结外，还有钩椎关节、寰枕关节、寰枢关节等特殊结构。

1. 关节突关节

颈椎上、下关节突的关节面呈卵圆形，表面光滑，与椎体纵轴呈 45°，易受外力作用而引起脱位。颈椎的关节突关节周围的关节囊松弛，其前方直接与脊神经根相贴，当该处增生、肿胀或松动时，易压迫脊神经根。

2. 钩椎关节

第 3~7 颈椎椎体上面侧缘向上的钩突与上位椎体下面的斜坡相接，形成钩椎关节，又称"Luschka 关节"（图 2-12 ）。钩椎关节为滑膜关节，表层有软骨覆盖，该关节参与颈椎的活动，并限制椎体向侧方移动而增强椎体间的稳定性。当钩突过度增生肥大时，可使椎间孔狭窄，压迫椎动脉，产生颈椎病的症状和体征。

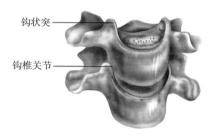

图 2-12　钩椎关节

3.寰枕关节

两侧枕髁与寰椎侧块的上关节凹构成的联合关节，为双轴性椭圆关节。其关节囊以后部和外侧较肥厚，内侧薄弱，有时缺如；关节囊整体较为松弛，周围有前寰椎膜、后寰枕膜和寰枕外侧韧带加强。两侧关节同时活动，可使头做前俯、后仰和侧屈运动。

4.寰枢关节

寰枢关节包括寰枢外侧关节、寰齿前关节和寰齿后关节三个小关节（图2-13）。寰椎的下关节突与枢椎上关节突构成寰枢外侧关节，关节囊薄而松弛。寰椎的齿突凹与枢椎齿突的前关节面构成寰齿前关节，关节囊亦薄而松弛。在寰椎左右两侧块内侧面，附有肥厚而坚韧的纤维韧带，称为"寰椎横韧带"。寰椎横韧带与枢椎齿突后方的关节面构成寰齿后关节，关节囊薄而松弛，且与寰枕关节相交通。寰椎横韧带中部向上下各发出一束纵行纤维，上缘抵于枕骨大孔前缘，下缘止于枢椎椎体后面，形成十字状，称"十字韧带"。此韧带十分坚强，在强烈暴力下可使其断裂，引起寰枢关节脱位而压迫脊髓。

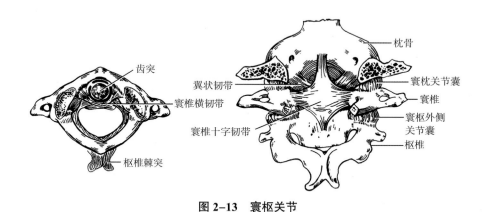

图 2-13　寰枢关节

三、颈椎的功能

脊柱颈部运动范围较大，能进行前屈、后伸、侧屈、环转等运动。此外，寰枕关节的活动以伸屈为主，寰枢关节的活动以旋转为主。在脊柱中，由于颈椎的关节面呈水平位，故其活动度比胸椎、腰椎灵活。

第三节　胸椎结构

一、胸椎的形态

胸椎（图2-2）的体积大小介于颈椎与腰椎之间，自上而下椎体逐渐增大，横断面呈心形。其矢径比横径略长，上部胸椎体近似颈椎，下部胸椎体近似腰椎。胸椎的椎弓根及椎板均较短，形成的椎孔呈圆形，较狭小。在椎体两侧后部各有一肋凹，与肋头相关节。两侧横突末端的前面，各有一横突肋凹，与肋结节相关节。关节突的关节面几乎呈冠状位，上关节突朝向后外，下关节突朝向前内。棘突较长，向后下方倾斜，各相邻棘突呈叠瓦状排列。

二、胸椎的连结

胸椎之间通过椎间盘、韧带和关节突关节等互相连结，构成脊柱的胸段。此外，胸椎还通过肋头关节、肋横突关节和肋骨相连，构成胸廓（图2-14）。

1.肋头关节

肋骨的肋头关节面与相邻的胸椎椎体肋凹构成肋头关节，关节囊薄，周围有肋头辐状韧带和关节内韧带加强，属于微动关节。

2.肋横突关节

肋结节关节面和相应胸椎的横突肋凹构成肋横突关节，有肋横突韧带、囊韧带、肋横突上韧带和肋横突外侧韧带等加强，亦属于微动关节。

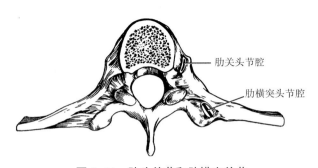

肋关头节腔

肋横突头节腔

图2-14　肋头关节和肋横突关节

三、胸椎的功能

脊柱胸段运动以侧屈和旋转为主。上胸椎的活动范围很小，仅略有伸屈和旋转；胸椎11～12的活动范围较大。此外，胸椎通过肋头关节和肋横突关节的联合运动，肋骨沿肋头到肋结节的轴线旋转，使肋上升或下降，以增加或缩小胸廓的前后径和横径，从而改变胸腔的容积，有助于呼吸。全胸椎排列成向后凸的背弓，且与肋骨和胸骨组成桶状的胸廓，具有坚强的稳定性，一般轻度的暴力，常有胸廓对暴力的吸收而缓解，故临床上胸椎损伤相对少见。

第四节　腰椎结构

一、腰椎的形态

腰椎（图2-15）椎体粗壮，为脊柱中最大的椎体，横断面呈肾形。其横径大于矢径，且椎体前缘高度自上而下递增，后缘则递减，如此形成腰椎的生理前凸。腰椎的椎弓根和椎板均较胸椎明显粗、厚，椎弓根上、下方切迹为腰脊神经根通过之处，自腰1开始，由上下切迹围成的椎间孔逐渐减小，而神经根却越来越粗，因此，腰部神经根易受嵌压。腰椎的椎孔多呈卵圆形或三角形。横突厚薄不一，一般以腰3横突为大。上、下关节面呈矢状位，上关节突的关节面朝向后内，下关节突的关节面朝向前外。棘突板状，呈水平方向后伸。

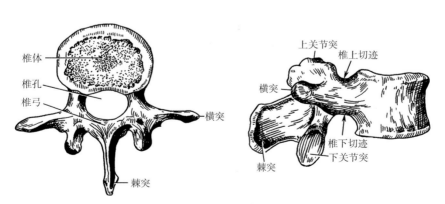

椎体
椎孔
椎弓
横突
棘突

上关节突
椎上切迹
横突
椎下切迹
下关节突
棘突

图2-15　腰椎

二、腰椎的连结

腰椎之间通过椎间盘、韧带和关节突关节等互相连结，构成脊柱的腰段。此外，第5腰椎椎体和骶骨底之间通过椎间盘相连，第5腰椎的下关节突和骶骨上关节突构成腰骶关节。

三、腰椎的功能

腰椎承受和传递身体上半部的全部负荷，其中腰椎椎体承受其负荷的80%以上，在承重方面具有重要意义，腰椎后部结构承重不足20%。

第五节 骶骨和尾骨结构

一、骶骨和尾骨的形态

骶骨由5块骶椎融合而成，呈三角形，底向上与第5腰椎相接，尖向下与尾骨相连（图2-16）。底的前缘中份向前隆突，称"岬"。骶骨中央有纵贯全长的骶管，骶管上通椎管，下端的裂孔称骶管裂孔，裂孔两侧有向下突出的骶角。骶骨前面凹陷而光滑，中部有四条横线，是椎体融合的痕迹，横线两端有4对骶前孔。骶骨后面粗糙隆突，正中线上有骶正中嵴，嵴外侧有4对骶后孔。骶前、后孔均与骶管相通，有骶神经前、后支通过。骶骨两侧各有耳状面，与左右髋骨的耳状面相关节。

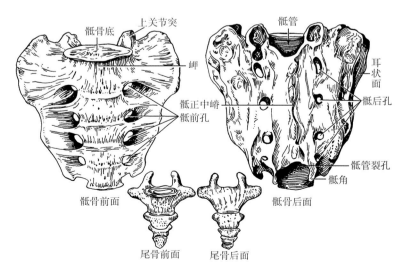

图 2-16 骶骨和尾骨

尾骨由4～5块退化的尾椎融合而成，上接骶骨，下端游离为尾骨尖（图2-16）。

二、骶骨和尾骨的连结

骶骨和尾骨之间通过骨性结合相连，参与构成骨盆的后部。此外，骶骨侧面的耳状面和髂骨的耳状面互相连结，形成骶髂关节。

三、骶骨和尾骨的功能

骶骨和尾骨主要参与骨盆的构成，对盆腔内脏器具有保护作用。尾骨主要给提肛肌提供附着点并维持臀部外形，此外别无其他重要功能。

附：骨盆的结构和功能

一、骨盆的组成

骨盆由骶骨、尾骨及左右髋骨借关节、韧带等连结而成，其中髋骨的髂骨和骶骨形成骶髂关节，左、右髋骨之间通过耻骨联合相连，髋骨与脊柱间经韧带加固（图2-17）。

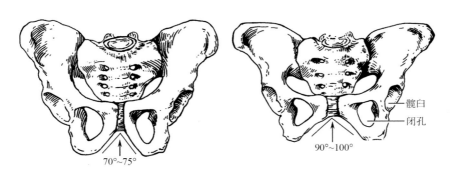

图 2-17 骨盆

1.骶髂关节

由骶骨和髂骨的耳状面构成，关节囊紧张，有骶髂前韧带和骶髂后韧带加强其稳固性，关节后上方有骶髂骨间韧带连结，故关节运动范围极小，稳固性强，以支持体重，并缓冲从下肢或骨盆传来的冲击和震动。

2.耻骨联合

左、右两侧耻骨的耻骨联合面借纤维软骨构成的耻骨间盘连结而成。两侧耻骨相连形成的骨性弓，称"耻骨弓"。耻骨间盘有一矢状位的裂隙，女性的耻骨间盘往往较男性厚，裂隙也较大，孕妇和经产妇尤为显著。耻骨联合的上、下方分别有连结两侧耻骨的耻骨上韧带和耻骨弓状韧带加强。耻骨联合的活动度甚微，孕妇在分娩过程中，耻骨间盘的裂隙增宽，以利胎儿娩出。

3. 韧带

髋骨与脊柱之间，常借髂腰韧带、骶结节韧带和骶棘韧带加固。

（1）髂腰韧带：由第5腰椎横突横行放散至髂嵴的后上部，强韧肥厚。

（2）骶结节韧带：位于骨盆后方，起自骶、尾骨的侧缘，呈扇形，附着于坐骨结节内侧缘。

（3）骶棘韧带：位于骶结节韧带的前方，起自骶、尾骨侧缘，呈三角形，止于坐骨棘。

二、骨盆的形态

骨盆由骶骨岬向两侧，经弓状线、耻骨梳、耻骨结节至耻骨联合上缘构成的环线为界，分为上方的大骨盆和下方的小骨盆。大骨盆由界线上方的髂骨翼和骶骨构成，由于骨盆向前倾斜，大骨盆几乎没有前壁。小骨盆有上、下两口。骨盆上口由上述界限围成，呈圆形或卵圆形；骨盆下口由尾骨尖、骶结节韧带、坐骨结节和耻骨弓等围成。骨盆上、下两口之间的空腔称"骨盆腔"。小骨盆腔也称"固有盆腔"，内有直肠、膀胱和部分生殖器官。

人体直立时，骨盆向前倾斜，骨盆上口的平面与水平面构成50°～55°的角（女性可为60°），称为"骨盆倾斜度"。骨盆倾斜度的增减，影响脊柱的弯曲。当倾斜度增大时，重心前移，易致腰曲前凸增大；反之则腰曲减小。骨盆还有明显的性别差异。男性骨盆外形窄而长，上口较小，近似桃形，骨盆腔形似漏斗，耻骨弓的角度为70°～75°；女性骨盆宽而短，上口较大，近似椭圆形，骨盆腔形似圆桶状，耻骨弓的角度为90°～100°。

三、骨盆的功能

骨盆是躯干与自由下肢骨之间的骨性结构，主要功能是支持体重、保护盆腔内脏器。对于女性，骨盆还是胎儿娩出的产道。

第三章　脊柱的生理学基础

第一节　脊柱周围肌肉

脊柱周围分布着诸多骨骼肌，这些骨骼肌互相作用，控制脊柱的运动，增强脊柱的稳定性和承受作用于躯干的外力。脊柱周围的肌肉可分为两大类：第一类直接起止于脊柱骨骼并作用于脊柱，根据其分布位置不同，分为椎旁肌和椎骨侧方肌肉；第二大类起止于脊柱以外的骨骼，间接作用于脊柱，主要分布于躯干的前外侧，包括胸、腹肌等。

一、椎旁肌群

椎旁肌群主要位于项、背部，分为浅层和深层。

1.浅层肌群

浅层肌群（图3-1）共分为三层：第一层为斜方肌和背阔肌，第二层有肩胛提肌和菱形肌，第三层有上、下后锯肌。

（1）斜方肌：为三角形阔肌，起自上项线、枕外隆突、项韧带、第7颈椎和第1～12胸椎的棘突。上部纤维斜向外下，止于锁骨外侧端；中部纤维平行向外，止于肩峰和肩胛冈上缘；下部纤维斜向外上，止于肩胛冈下缘的内侧部。斜方肌收缩，可使肩胛骨向脊柱方向靠拢，上部肌纤维可上提肩胛骨，下部肌纤维可下沉肩胛骨。当肩胛骨固定时，一侧收缩可使颈向同侧屈，脸转向对侧；两侧同时收缩时，可使头后仰。

（2）背阔肌：呈扁平三角形，位于背的下半部及胸的后外侧，以腱膜起自下6个胸椎棘突、全部腰椎棘突、骶正中嵴和髂嵴后部，部分肌纤维以肌齿起自下3～4个肋骨外面，肌纤维向外上方集中，止于肱骨小结节嵴。收缩时，可使肩关节后伸、内收及旋内。当上肢上举固定时，可引体向上；当单侧上肢固定时，可提升同侧骨盆并侧弯脊柱。

（3）肩胛提肌：位于项部两侧、斜方肌的深面，起自上4个颈椎横突，止于肩胛骨上角和内侧缘的上部。收缩时上提肩胛骨；如肩胛骨固定，可使颈向同侧屈及后仰。

（4）菱形肌：呈菱形，位于斜方肌的深面，起自下位2个颈椎和上位4个胸椎的棘突，止于肩胛骨内侧缘。收缩时，牵引肩胛骨向内上并向脊柱靠拢。

（5）上后锯肌：上后锯肌呈菱形，位于菱形肌深面，形薄，起自第7颈椎和第1～3胸椎的棘突，止于第2～5肋的上缘。收缩时，可上提肋骨助吸气。

（6）下后锯肌：形同上后锯肌，但较上后锯肌宽阔，位于背阔肌中段深面，起自第11～12胸椎的棘突和第1～2或第1～3腰椎的棘突，止于第9～12肋的下缘。收缩时，可下降肋骨助呼气。

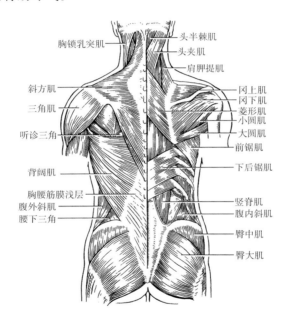

图 3–1　背部浅层肌

2.深层肌群

深层肌群为纵列于脊柱两侧的肌肉，分为长肌和短肌。长肌位置较浅，主要有竖脊肌和夹肌等；短肌位于深部。

（1）竖脊肌：又名骶棘肌（图3–2），位于脊柱棘突两侧，斜方肌和背阔肌深面。起自骶骨背面、髂嵴后部和腰椎棘突，肌束向外上分为三组，沿途分别止于肋骨、椎骨及颞骨乳突等。该肌一侧收缩时，使脊柱向同侧屈；两侧同时收缩时，使脊柱后伸和仰头。

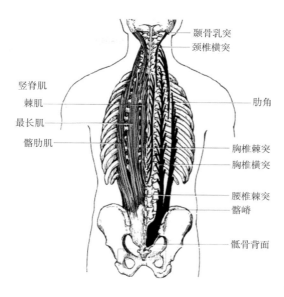

图3-2 竖脊肌

（2）夹肌：位于上后锯肌深面，起自项韧带、上位胸椎棘突和棘上韧带，向外上止于上位2~3颈椎横突、颞骨乳突和上项线。该肌一侧收缩时，使头向同侧旋转；两侧同时收缩时，使头后仰。

（3）短肌：有位于骶棘肌深层的横突棘肌，起自横突，向内上止于棘突，自浅入深有半棘肌、多裂肌和回旋肌。一侧收缩时，脊柱向对侧旋转；两侧收缩时，脊柱挺伸。有位于横突间的横突间肌和位于棘突间的棘间肌，它们参与脊柱的侧屈和脊柱的伸展运动。

二、椎骨侧方肌群

1.腰大肌

腰大肌位于脊柱腰部两侧，起自第12胸椎和第1~4腰椎椎体侧面和横突，肌纤维向下外与髂肌共同组成坚强的髂腰肌腱，经腹股沟韧带的肌腔隙入股骨，止于股骨小转子（图3-3）。髂肌和腰大肌合成髂腰肌。该肌收缩时，使髋关节前屈和旋外；当下肢固定时，可使脊柱前屈。一侧腰大肌瘫痪，则可使腰段脊柱发生后凸。

2.腰方肌

腰方肌（图3-3）呈长方形，位于腰大肌的外侧，起自髂腰韧带及毗连的髂嵴，向上内止于第12肋和第1~4腰椎横突尖。该肌收缩时，可下降第12肋并使脊柱侧屈。

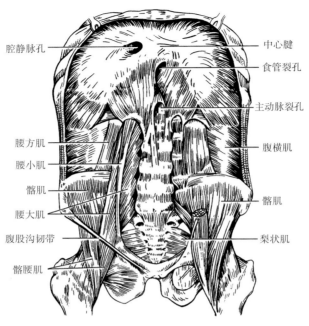

图 3-3 腰大肌、腰方肌

三、脊柱前外侧肌群

1.胸锁乳突肌

胸锁乳突肌（图 3-4）位于颈部两侧，起自胸骨柄前面和锁骨的胸骨端，止于颞骨的乳突。该肌一侧收缩，使头向同侧倾斜，脸转向对侧；两侧同时收缩，使头

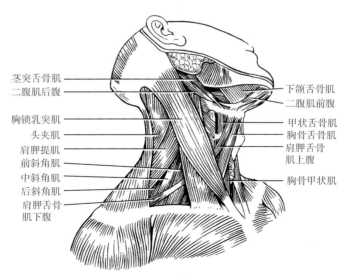

图 3-4 胸锁乳突肌

后仰。

2.腹前外侧肌群

腹前外侧肌群（图3-5）包括腹直肌、腹外斜肌、腹内斜肌和腹横肌等，能使脊柱前屈、侧屈和旋转。

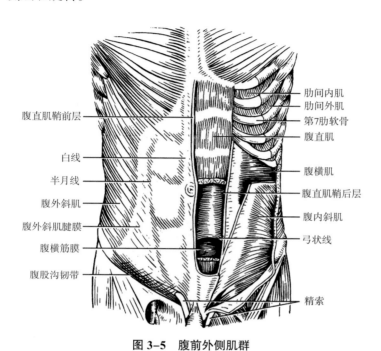

肋间内肌
肋间外肌
第7肋软骨
腹直肌
腹横肌
腹直肌鞘后层
腹内斜肌
弓状线
精索

腹直肌鞘前层
白线
半月线
腹外斜肌
腹外斜肌腱膜
腹横筋膜
腹股沟韧带

图 3-5　腹前外侧肌群

第二节　脊　髓

一、脊髓的位置和形态

脊髓位于椎管内，全长42～45cm，上端在枕骨大孔处与延髓相连，下端在成人约平对第1腰椎下缘，新生儿可达第3腰椎下缘。与每对脊神经前根、后根相连的一段脊髓为一个脊髓节段，脊髓共分31个节段，分别为8个颈段（C）、12个胸段（T）、5个腰段（L）、5个骶段（S）和一个尾段（Co）。

脊髓外形（图3-6）呈前、后略扁的圆柱形，全长粗细不等，有两个梭形膨大。上方的为颈膨大，从第4颈髓节段至第1胸髓节段；下方的为腰骶膨大，从第1腰髓节段至第3骶髓节段。两个膨大均为神经细胞和纤维数目增多所致。膨大的发展与四肢的发展相适应，人类的上肢功能特别发达，因而颈膨大比腰骶膨大明显。脊髓的末端变细呈圆锥状，称"脊髓圆锥"，自其尖端延续为终丝，止于尾骨的背面，固定脊髓。

胚胎早期，脊髓几乎与椎管等长，脊神经基本呈直角与脊髓相连。从胚胎第4个月开始，脊柱的生长速度快于脊髓，致使脊髓的长度短于椎管，因此，脊髓的各个节段与相应的椎骨不在同一高度。成人颈髓上段（C1~C4）大致平对同序数椎骨；颈髓下段（C5~C8）和胸髓上段（T1~T4）约平对同序数椎骨的上1节椎骨；胸髓中段（T5~T8）约平对同序数椎骨的上2节椎骨；胸髓下段（T9~T12）约平对同序数椎骨的上3节椎骨；腰髓平对第10~12胸椎；骶髓和尾髓约平对第1腰椎。了解脊髓节段与椎骨的对应关系（图3-7），对判断脊髓损伤的平面及手术定位具有重要的临床意义。

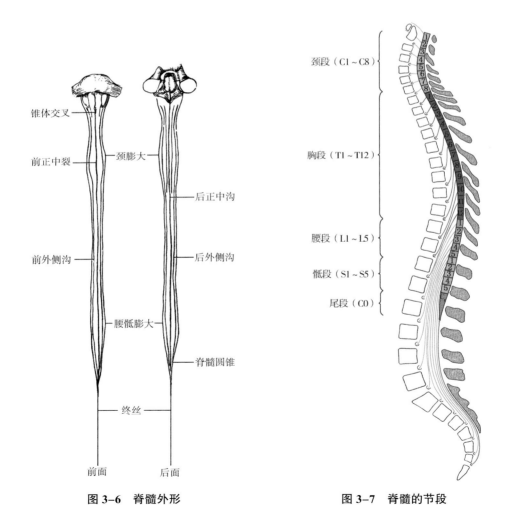

图3-6 脊髓外形   图3-7 脊髓的节段

二、脊髓的被膜

脊髓表面覆盖着三层结缔组织所构成的被膜（图3-8），由外向内依次为硬脊膜、脊髓蛛网膜和软脊膜，具有保护和支持脊髓的作用。

1.硬脊膜

硬脊膜由致密结缔组织构成，厚而坚韧。上端附于枕骨大孔边缘，与硬脑膜相延续，下端形成一盲端，成人在第2骶椎水平，包裹终丝，附于尾骨。硬脊膜全长包裹脊髓和脊神经根，根据部位分为脊髓硬脊膜和根硬膜两部分。硬脊膜与椎管内面骨膜之间的间隙，称"硬膜外隙"，内含疏松结缔组织、脂肪组织、淋巴管和静脉丛等。临床上进行硬膜外麻醉，就是将药物注入此间隙，以阻滞脊神经根内的神经传导。

2.脊髓蛛网膜

脊髓蛛网膜为半透明而无血管的薄膜，向上与脑蛛网膜相延续。脊髓蛛网膜与软脊膜之间有较宽阔的间隙，

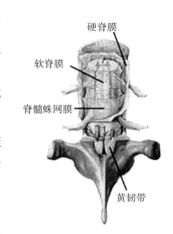

图 3-8　脊髓的被膜

称"蛛网膜下隙"，两层膜之间有许多结缔组织小梁相连，间隙内充满脑脊液。脊髓蛛网膜下隙的下部，脊髓末端与第2骶椎水平之间的腔隙扩大，称为"终池"，其内有马尾而无脊髓。临床上常在第3～4或第4～5腰椎间进行腰椎穿刺，以抽取脑脊液或注入药物（腰麻）。

3.软脊膜

软脊膜薄而富含血管，紧贴脊髓表面，并随脊髓沟裂而深入其内。软脊膜在脊髓两侧，脊神经前、后根之间形成齿状韧带，固定于蛛网膜和硬脊膜内面，具有固定脊髓、防止震荡和突然移位的作用。

三、脊髓的结构

脊髓由围绕中央管的灰质和位于外围的白质组成，从横切面观察，中间"H"形的呈灰色的区域为灰质，灰质外围颜色苍白的区域为白质。

1.灰质

灰质中间横行部分为灰质连合，中央有中央管，纵贯脊髓全长（图3-9）。每侧灰质前部扩大为前角，后部狭细为后角，前、后角之间为中间带，从第1胸节段到第3腰节段，中间带向外侧突出为侧角。前、后、侧角在脊髓内上下连续纵贯成柱，分别称为"前柱""后柱"和"侧柱"。

（1）前角：主要由运动神经元组成，可接受由后根传入的传入纤维、脊髓灰质内的中间神经元的纤维以及脑的下行纤维。其轴突穿出脊髓，构成脊神经前根，支配躯干和四肢的骨骼肌。

（2）中间带：在第1胸节段到第3腰节段，侧角内含中、小型多极神经元，是交感神经的低位中枢，其轴突经相应脊神经前根、白交通支进入交感干；在骶髓第2~4节段中间带外侧部有散在的神经元，是至盆腔脏器的副交感节前升降神经元胞体所在的部位。

（3）后角：内含多极神经元，称"后角细胞"，主要接受后根的各种感觉纤维。其轴突多进入对侧或同侧的白质内，形成上行纤维束，将后根传入的冲动传导到脑，或在脊髓内起节段内、节段间的联络作用。

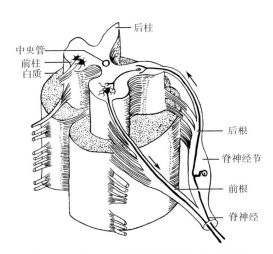

图3-9　脊髓内部结构及脊神经根示意图

2.白质

白质位于脊髓灰质周围，主要由纵行排列的长短不等的纤维束组成。每侧白质以前、后外侧沟为界，分为三个索。其中位于前正中裂和前外侧沟之间的为前索，前、后外侧沟之间的为外侧索，后外侧沟和后正中沟之间的为后索。脊髓白质主要由上行纤维、下行纤维和固有束等组成（图3-10）。

（1）上行纤维束：包括薄束和楔束、脊髓丘脑束、脊髓小脑束等。薄束和楔束位于后索内：薄束位于后正中沟两旁，纵贯脊髓全程；楔束位于薄束的外侧，仅见于第4胸节以上。两束均由脊神经节内假单极神经元中枢突经后根入同侧后索上行而成，传导来自肢体同侧的本体觉和精细触觉的神经冲动。薄束主要传导躯干下部和下肢的本体感觉和触、压觉的冲动，楔束主要传导来自上肢和躯干上部的肌、腱、关节、皮肤感觉器的冲动。脊髓丘脑束位于脊髓外侧索前部和前索内，主要由起自对侧后角细胞发出的轴突经白质前连合交叉到对侧外侧索及前索上行，传导躯干、四肢的痛觉、温度觉及粗触觉。其中位于外侧索的称"脊髓丘脑侧束"，传导痛觉和温度觉；位于前索的称"脊髓丘脑前束"，传导粗触觉。脊髓小脑束位于外侧索周边的后部和前部，分别称为"脊髓小脑后束"和"脊髓小脑前束"，主要传导非意识性本体觉，以调节肢体运动。

（2）下行纤维束：包括皮质脊髓束、红核脊髓束、前庭脊髓束和网状脊髓束等。皮质脊髓束位于脊髓的外侧索和前索，传导随意运动，大脑皮质躯体运动区的运动神经元轴突下行至延髓下端。大部分纤维交叉到对侧的脊髓外侧索，成皮质脊髓侧束；小部分纤维不交叉，沿脊髓前索下行，形成皮质脊髓前束。两者均止于脊髓前角细胞。红核脊髓束位于外侧索，在皮质脊髓侧束的前方，主要兴奋屈肌运动神经元、抑制伸肌运动神经元。前庭脊髓束位于前索，主要兴奋伸肌运动神经元，在调节身体平衡中起重要作用。网状脊髓束位于外侧索和前索，主要和调节肌张力有关。

（3）固有束：位于白质最内侧紧靠灰质的边缘，由灰质各层中间神经元的轴突组成，其纤维行于脊髓节段内、节段间甚至脊髓全长，完成脊髓节段内和节段间的整合和调节功能。

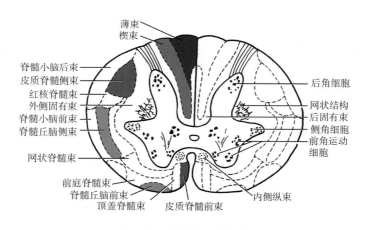

图 3-10　脊髓的内部结构

四、脊髓的功能

脊髓是神经系统的低级中枢，主要具有传导和反射功能。

1.传导功能

脊髓白质是传导功能的主要结构，其内长短不等的上行和下行传导束，联系脊髓和脑的不同部位，完成神经信息的传导。躯干和四肢密布各种感受器，接受来自内、外环境的刺激，并转化为神经冲动，由脊神经的感觉纤维传入脊髓。在脊髓内交换神经元或不交换神经元形成上行纤维束，把感觉信息传导到脑。来自大脑皮层运动区的运动信号，或其他脑部发出的与骨骼肌肌张力调节有关的神经纤维经下行纤维束，将运动信号传递至脊髓前角细胞，再经脊神经的运动纤维传递至骨骼肌，完成随意运动。当脊髓受损时，将影响其传导功能而出现感觉和运动功能的障碍。

2.反射功能

正常情况下，人体的反射活动是在脑的控制下进行，其反射弧为感受器、感觉神经、神经中枢、运动神经和效应器。脊髓的反射功能，包括躯体反射和内脏反射。

（1）躯体反射：指引起骨骼肌运动的反射，根据感受器的部位不同，分为浅反射和深反射两类。刺激皮肤、黏膜的感受器，引起骨骼肌收缩的反射，称为"浅反射"，如腹壁反射、提睾反射、足底反射等。刺激肌、腱感受器引起骨骼肌收缩的反射，称为"深反射"（又称"牵张反射"），如膝跳反射、跟腱反射等。人体处于安静状态时，骨骼肌不是完全松弛，始终有肌纤维轻度收缩，使肌保持一定的紧张度，称为"肌张力反射"（又称"肌张力"）。该反射可通过脊髓反射活动来维持，也属牵张反射。

（2）内脏反射：脊髓灰质中间带有交感神经和副交感神经的低级中枢，它们参与构成相应内脏反射的反射弧，执行相应的内脏反射活动，如血管张力反射、发汗反射、排尿反射、排便反射、瞳孔反射等。

第三节　脊神经

一、脊神经的构成

脊神经是指与脊髓连接的神经，共31对。每对脊神经由一个脊髓节段的前根和后根在椎间孔处汇合而成，故脊神经包括8对颈神经、12对胸神经、5对腰神经、5对骶神经和1对尾神经。脊神经为混合性神经，由感觉神经纤维和运动神经纤维合成，且躯体神经和内脏神经都含有运动纤维和感觉纤维（图3–11）。

1.躯体感觉纤维

躯体感觉纤维来自脊神经节的假单极神经元，其中枢突构成脊神经后根进入脊髓，周围突组成脊神经分布于皮肤、骨骼肌、肌腱和关节等部位，将皮肤浅感觉（痛、温觉和触觉）以及肌、腱和关节的深感觉（运动觉和位置觉）信号传入中枢。

2. 内脏感觉纤维

内脏感觉纤维来自脊神经的假单极神经元，其中枢突组成后根进入脊髓，周围突则分布内脏、心血管和腺体的感受器，将感觉冲动传入中枢。

3. 躯体运动纤维

躯体运动纤维由位于脊髓灰质前角的运动神经元的轴突构成，分布于骨骼肌，支配其随意运动。

4. 内脏运动纤维

内脏运动纤维由12个胸髓的节段和第1~3腰髓节段的中间外侧核（交感神经中枢）以及第2~4骶髓节段的副交感核的轴突构成，分布于内脏、心血管和腺体的效应器，支配心肌和平滑肌的运行，控制腺体的分泌活动。

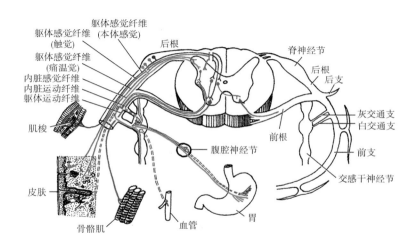

图 3-11　脊神经的纤维成分

二、脊神经的走行

所有脊神经都经同序数椎体上方或下方的椎间孔穿出椎管或骶管，形成特定的位置关系。第1颈神经从寰椎与枕骨之间穿出，第2~7颈神经从同序数颈椎上方的椎间孔穿出，第8颈神经从第7颈椎与第1胸椎之间的椎间孔穿出，全部胸神经和腰神经从同序数椎骨下方的椎间孔穿出，第1~4骶神经从同序数骶前、后孔穿出，第5骶神经和尾神经从骶管裂孔穿出。腰、骶、尾神经的神经根在未出相应的椎间孔之前，在椎管内垂直下行，围绕终丝形成马尾。

脊神经出椎间孔后，立即分为前支和后支。前支粗大，分布于躯干前外侧和四肢的骨骼肌及皮肤，除胸神经前支节段性走行和分布外，其余的前支分别交织成颈丛、臂丛、腰丛和骶丛，再发出分支分布于一定区域。后支较为细小，呈节段性分布于项、背、腰、骶部的深层肌及皮肤。

三、脊神经的主要分支

1.颈丛

颈丛由第1~4颈神经前支相互交织而成（图3-12），位于胸锁乳突肌上部的深面，中斜角肌和肩胛提肌起始端的前方，其主要分支包括以下神经（图3-13）。

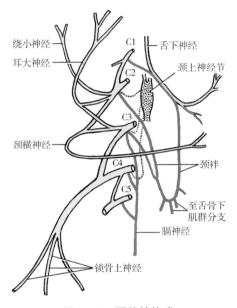

图3-12　颈丛的构成

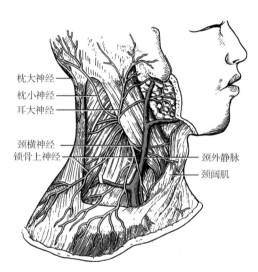

图3-13　颈丛的皮支

（1）枕小神经：沿胸锁乳突肌后缘上行，分布于枕部及耳郭背面上部的皮肤。

（2）耳大神经：沿胸锁乳突肌表面向耳垂方向上行，分布于耳郭、乳突及腮腺区的皮肤。

（3）颈横神经：横行跨过胸锁乳突肌表面向前行走，分布于颈前部皮肤。

（4）锁骨上神经：共有2~4条分支，呈辐射状向外下方，越过锁骨达胸前壁上份及肩部，主要分布于颈外侧部、胸壁上部和肩部的皮肤。

（5）膈神经：从颈丛发出后，沿前斜角肌表面下行，在锁骨动、静脉之间经胸廓上口入胸腔，与心包膈血管相伴行，经肺根前方，在纵隔胸膜和心包之间下行达膈（图3-14）。其运动纤维支配膈肌的运动，感觉纤维分布于纵隔胸膜、膈胸膜、心包以及膈下面中央部的腹膜，右侧膈神经的感觉纤维还可以分布到肝、胆囊、肝外输胆管道的浆膜。一侧膈神经损伤，引起膈的同侧半瘫痪，该侧半膈位置升高，腹式呼吸减弱；双侧膈神经损伤时，整个膈瘫痪，位置上移，患者腹式呼吸消失，严重者可有窒息感。此外，膈神经受到刺激时可发生呃逆。

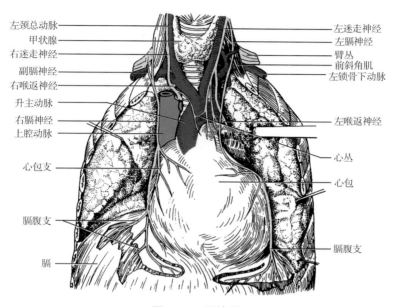

图 3–14　膈神经

2. 臂丛

臂丛由第 5 ～ 8 颈神经前支和第 1 胸神经前支的大部分纤维组成，经斜角肌间隙穿出，继而走在锁骨下动脉后上方，经锁骨后方行向外下进入腋窝。在锁骨中点后方，组成臂丛的 5 个脊神经前支先合成上、中、下 3 个干，每个干在锁骨上方分为前、后 2 股，上干和中干的前股合成外侧束，下干的前股延续为内侧束，3 个后股合成后束，3 个神经束分别走行于腋动脉的内侧、外侧和后方（图 3–15）。臂丛的主要分支包括以下神经。

（1）胸长神经：起自 C5 ～ C7 神经根进入腋窝后，继续沿胸侧壁前锯肌表面伴随胸外侧动脉下行，分布于前锯肌和乳房外侧份（图 3–16）。此神经损伤可致前锯肌瘫痪，出现肩胛骨内侧缘翘起（翼状肩）体征。

（2）肩胛背神经：起自 C4 ～ C5 脊神经根，穿中斜角肌向后越过肩胛提肌，在肩胛骨和脊柱之间伴肩胛背动脉下行，分布到菱形肌和肩胛提肌（图 3–15）。

（3）肩胛上神经：发自臂丛上干，向后走行经肩胛上切迹进入冈上窝，继而伴肩胛上动脉绕肩胛冈外侧缘转入冈下窝，分布于冈上肌、冈下肌和肩关节。该神经损伤多表现出冈上肌和冈下肌无力，肩关节疼痛等症状（图 3–15）。

（4）胸背神经：发自臂丛后束，沿肩胛骨外侧缘伴肩胛下血管下行，分支分布

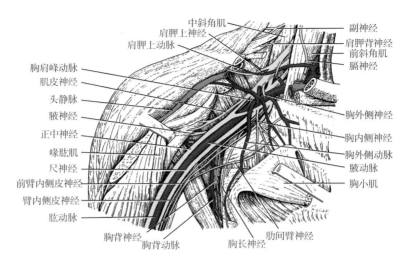

图 3–15 臂丛及其分支

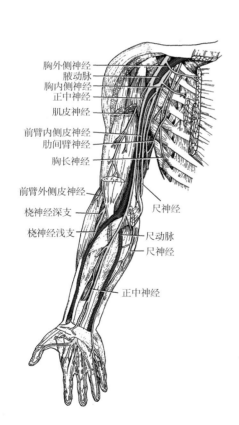

图 3–16 上肢前面的神经

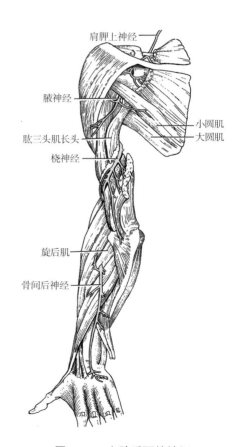

图 3–17 上肢后面的神经

于背阔肌（图3-15）。

（5）腋神经：发自臂丛后束，与旋肱后血管伴行向后外方向，穿腋窝后壁的四边孔后，绕肱骨外科颈至三角肌深面。肌支支配三角肌和小圆肌；皮支分布于肩部和臂外侧区上部的皮肤（图3-15，图3-17）。

（6）肌皮神经：发自臂丛外侧束，向外侧斜穿喙肱肌，在肱二头肌与肱肌之间下行。肌支支配臂前群肌；皮支在肘关节稍上方穿深筋膜，沿前臂外侧面下行，分布于前臂外侧面的皮肤（图3-15，图3-16）。

（7）正中神经：由发自臂丛内侧束和外侧束的分支汇合而成，在臂部伴随肱动脉下行，沿肱二头肌内侧沟至肘窝，向下穿旋前圆肌，行于指浅屈肌和指深屈肌之间，在桡侧腕屈肌和掌长肌之间下行，经腕管分布到手掌。肌支支配除肱桡肌、尺侧腕屈肌和指深屈肌尺侧半以外的所有前臂屈肌群，手掌部支配除拇收肌外的鱼际肌和第1、2蚓状肌；皮支分布于桡侧半手掌、桡侧三个半手指掌面皮肤及其中节和末节背面的皮肤（图3-15，图3-16，图3-18）。

（8）尺神经：发自臂丛内侧束，从腋动、静脉之间穿出腋窝，在肱二头肌内侧沟伴行于肱动脉内侧下行，后至臂后面下行至内上髁后方的尺神经沟，再向下穿尺侧腕屈肌起点，行于尺侧腕屈肌和指深屈肌之间，在尺动脉内侧下行，在桡腕关节上方发出手背支，主干经豌豆骨桡侧、屈肌支持带浅面下行，经掌腱膜深面入手掌。肌支支配尺侧腕屈肌和指深屈肌尺侧半，手掌部支配小鱼际、全部骨间肌、第3和第4蚓状肌、拇收肌；皮支分布于手背尺侧半、小指和无名指近节背面、中指近节

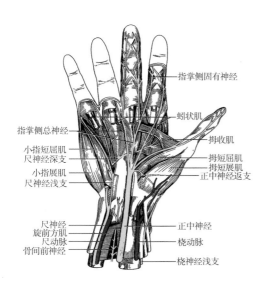

图 3-18　手掌面的神经

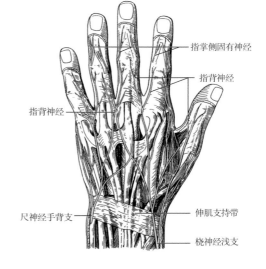

图 3-19　手背面的神经

背面尺侧半的皮肤，以及小鱼际、小指和无名指尺侧半掌面的皮肤及该一个半指中节、末节背面的皮肤（图3-15，图3-16，图3-18，图3-19）。

（9）桡神经：发自臂丛后束，在肱动脉的后方与肱深动脉伴行，经肱三头肌长头和内侧头之间进入桡神经沟行向下外，在肱骨外上髁上方穿外侧肌间隔至肱桡肌与肱肌之间，分为浅支和深支，深支穿过旋后肌至前臂背面，在前臂伸肌群浅、深层之间下行至腕部。肌支支配肱三头肌、肱桡肌、桡侧腕屈肌、前臂伸肌群；皮支分布于臂后区、臂下外侧部、前臂后面的皮肤，以及手背桡侧半和桡侧三个半手指近节背面的皮肤（图3-16，图3-17，图3-18，图3-19，图3-20）。

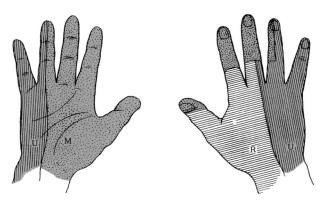

图3-20　手皮肤的神经分布

3.胸神经前支

胸神经前支共12对，第1～11对胸神经前支位于相应肋间隙，称"肋间神经"；第12对胸神经前支位于第12肋下方，称"肋下神经"。上6对肋间神经分布于肋间肌、胸壁皮肤和壁胸膜；第7～11肋间神经分布于相应的肋间肌和胸壁皮肤及壁胸膜，并斜向前下和肋下神经一起行于腹内斜肌和腹横肌之间，分布于腹前外侧肌群和腹壁皮肤及壁腹膜。

4.腰丛

腰丛由第12胸神经前支的一部分、第1～3腰神经前支及第4腰神经前支的一部分组成，位于腰大肌深面、腰椎横突的前方，主要分支包括以下神经（图3-21）。

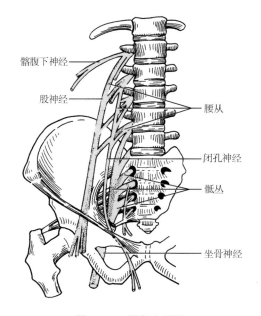

图3-21　腰丛和骶丛

（1）髂腹下神经：自腰大肌外侧缘穿出后，行于腹横肌与腹内斜肌之间至髂前上棘内侧2~3cm处穿过腹内斜肌，行于腹内斜肌和腹外斜肌腱膜之间至腹股沟浅环上方穿过腹外斜肌腱膜，肌支支配腹肌前外侧群，皮支分布于耻骨联合上方的皮肤。

（2）髂腹股沟神经：自髂腹下神经下方出腰大肌外缘，斜行跨过腰方肌和髂肌下部，在髂嵴前端附近穿过腹横肌，在该肌与腹内斜肌之间前行，穿经腹股沟管，伴精索（子宫圆韧带）下行，自腹股沟管浅环穿出，肌支支配腹肌前外侧群，皮支分布于腹股沟区、阴囊或大阴唇皮肤。

（3）股外侧皮神经：从腰大肌外侧缘穿出后，向前外侧走行，横过髂肌表面至髂前上棘内侧，继而经腹股沟韧带深面离开髂窝进入股部，在髂前上棘下方5~6cm处，穿出深筋膜分布于大腿前外侧部的皮肤。

（4）股神经：自腰大肌外侧缘穿出，在腰大肌与髂肌之间下行，在腹股沟韧带中点稍外侧穿经该韧带，于股动脉外侧进入大腿的股三角区，随后发出数条分支。肌支支配髂肌、耻骨肌、股四头肌和缝匠肌；皮支分布于大腿和膝关节前面的皮肤，另有一分支隐神经伴随股动脉进入收肌管下行，出管后在膝关节内侧继续下行，于缝匠肌下端的后方浅出至皮下，随后与大隐静脉伴行沿小腿内侧面下行至足内侧缘，分布于髌下、小腿内侧面及足内侧缘的皮肤（图3-22）。

（5）闭孔神经：自腰大肌内侧缘穿出，紧贴盆腔内侧壁前行，与闭孔血管伴行，穿闭膜管出小骨盆，分前、后两支，分别在短收肌的前、后方浅出至大腿内侧区。肌支支配闭孔外肌、长收肌、短收肌、大收肌、股薄肌等；皮支分布到大腿内侧面皮肤（图3-22）。

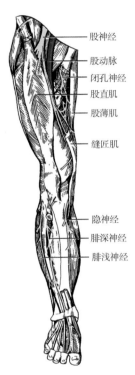

股神经
股动脉
闭孔神经
股直肌
股薄肌
缝匠肌
隐神经
腓深神经
腓浅神经

图3-22　股神经和闭孔神经

5.骶丛

由第4腰神经前支一部分和第5腰神经前支、全部的骶神经和尾神经的前支组成，位于盆腔内及髂骨和梨状肌的前面，主要分支包括以下神经。

（1）臀上神经：由梨状肌上孔出盆腔，与臀上动、静脉相伴行，支配臀中肌和臀小肌。

（2）臀下神经：由梨状肌下孔出盆腔，与臀下动、静脉相伴行，支配臀大肌。

（3）阴部神经：由梨状肌下孔穿出，伴阴部内血管经坐骨小孔至坐骨直肠窝。分支肛神经分布于肛门外括约肌和肛门部的皮肤；会阴神经分布于会阴部的肌肉和阴囊（大阴唇）的皮肤；阴茎（阴蒂）背神经分布于阴茎（阴蒂）的海绵体及皮肤。

（4）坐骨神经：经梨状肌下孔出盆腔，经坐骨结节与股骨大转子之间至股后部，在腘窝上角处分为胫神经和腓总神经。坐骨神经在股后部发出肌支，支配大腿后群肌（图3-23）。

①胫神经：为坐骨神经的直接延续，在腘窝与腘血管相伴下行，经腓肠肌内、外侧头之间进入小腿后部、比目鱼肌深面，继而伴胫后血管行至内踝后方至足底，分为足底内侧神经和足底外侧神经。肌支支配小腿后群肌和足底肌；皮支分布于小腿后面和足底的皮肤。胫神经损伤后，由于小腿后群肌收缩无力，主要表现为足不能跖屈，不能以足尖站立，内翻力减弱，足底皮肤感觉障碍明显。由于小腿后群肌收缩无力，小腿前、外侧群肌过度牵拉，使足呈背屈、外翻位，呈现"钩状足畸形"。

②腓总神经：自坐骨神经分出后，沿股二头肌肌腱内侧向外下走行，至腓骨颈向前穿过腓骨长肌，分为腓浅神经和腓深神经。腓浅神经从腓骨长肌深面下行，继续行于腓

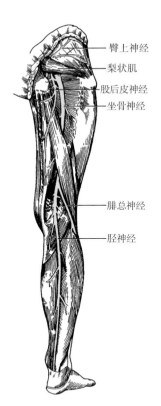

图3-23　坐骨神经

骨长、短肌与趾长伸肌之间，沿途分支支配腓骨长肌和腓骨短肌，终支在小腿中、下1/3交界处浅出为皮支，分布于小腿外侧、足背和第2~5趾背的皮肤。腓深神经分出后在腓骨与腓骨长肌之间斜向前行，伴随胫前血管下行于胫骨前肌与趾长伸肌之间，经踝关节前方至足背。肌支支配小腿前群肌、足背肌，皮支分布于第1、2趾相对缘的皮肤。腓总神经在腓骨颈处位置表浅，易受损伤，其受损后致小腿前群肌、外侧群肌和足背瘫痪，前群肌瘫痪则足不能背屈、趾不能伸、足下垂且内翻，呈"马蹄内翻足"畸形，患者行走时呈"跨阈步态"，同时小腿前、外侧面及足背感觉障碍。

第四节　脊柱及周围结构的体表定位

一、骨性标志

隆椎棘突：即第7颈椎棘突，位于皮下。当头前屈时，该突起特别隆起，在体表易于触及，是临床计数椎骨序数和针灸取穴的重要标志。该棘突下凹陷处为"大

椎穴"。

肩胛骨：位于皮下，体表可以触及肩胛冈、肩峰和上、下角。当上肢自然下垂时，肩胛冈内侧端平第3胸椎棘突，上角对第2肋，下角对第7肋或平第7肋间隙。

颈静脉切迹：胸骨柄上缘中部凹陷处，是针灸取"天突穴"的骨性标志。

胸骨角：位于皮下，胸骨柄与胸骨体交界处突向前方的横行隆起，体表易触及，平对第2肋，正对第4胸椎体下缘，是临床计数肋的重要标志。

髂嵴：位于皮下，两侧髂嵴的最高点平对第4腰椎棘突。

骶角：骶骨后面末端两侧向下的小突起，左右骶角之间为骶管裂孔的开口。临床上进行骶管麻醉时，常以骶角进行位置确定。

尾骨尖：位于脊柱的最下端，肛门后上方可触及。

二、肌性标志

斜角肌间隙：前斜角肌、中斜角肌与第1肋之间的间隙，有臂丛神经经过。

斜方肌：在项部和背上部，自项部正中线及胸椎棘突向肩峰伸展呈三角形轮廓。

背阔肌：为覆盖腰部及胸部下份的阔肌，运动时可辨认其轮廓。

竖脊肌：脊柱两旁的纵行肌性隆起。

腹直肌：腹前正中线两侧的纵行隆起。肌肉发达者，可见脐以上有三条横沟，即腹直肌的腱划。

臀大肌：臀部的圆隆外形，为临床上最为常见的臀部肌肉注射部位。

三、神经的体表定位

正中神经：上肢外展90°并稍旋后，从锁骨中点到肘窝中点做一连线，连线与肱二头肌内侧缘交点以下部分为正中神经在臂部的体表投影；在前臂部为肱骨内上髁与肱二头肌肌腱连线的中点，向下到腕部桡侧腕屈肌肌腱与掌长肌肌腱之间的连线。

尺神经：在臂部为从腋窝顶到肱骨内上髁与鹰嘴连线中点的连线；在前臂部为肱骨内上髁与鹰嘴连线的中点到豌豆骨桡侧缘的连线。

桡神经：在臂部为自腋后皱襞的下方经臂部后方至臂部外侧中、下1/3处，再从该处至肱骨外上髁的连线；在前臂部桡神经浅支的体表投影为自肱骨外上髁至桡骨茎突的连线，桡神经深支的体表投影为自肱骨外上髁至前臂背侧中线的中、下1/3交界处的连线。

坐骨神经：髂后上棘至坐骨结节连线的上、中1/3的交界点，股骨大转子与坐骨结节连线的中点，股骨内、外侧髁连线的中点，以上三点的连线为坐骨神经干的体表投影。

第四章　脊柱的生物力学

第一节　生物力学概述

生物力学是应用力学原理和方法对生物体中的力学问题定量研究的生物物理学分支。人们对生命运动的力学问题研究由来已久，可以追溯到古希腊亚里士多德时代。生命在于运动，对生命现象的认识包含了众多力学问题，此即生物力学的主题。生物力学研究中广泛应用了数学、物理学的概念和方法。在现代科学的发展史上，很多伟大的科学家都曾经在这个领域里留下了不朽的足迹。哈维（1578—1658）测定了心室的容量，并算出了每小时内心脏搏出血液的流量，应用质量守恒定律，大胆提出血液循环假说。牛顿测定了动静脉的血压，并论述了动脉弹性在生理功能方面的意义。Hill通过蛙缝匠肌挛缩实验，建立了骨骼肌的功能模型，揭示了肌肉收缩的生物力学规律。Hill因这项工作获得了诺贝尔奖。1862年，德国学者Woff提出"骨转化定律"，这一法则已得到临床和实验的支持。生物力学作为一门独立的学科兴起的标志，是生物学（解剖学、生理学、生物化学等）和力学的有机融合，形成独特的理论和实践体系。在这方面，冯元桢、钱煦、毛昭宪、R.Skalak、Lighthill等学者做出了卓越的贡献。

在我国第一届生物力学学术会上，冯元桢教授就生物力学这门学科的目标与内容作了精辟阐述，指出加强对医学与生理学的了解；探索科学的新奇；帮助医疗发展与提高防治疾病的水平；降低医疗费用；发展健康产业。

一、生物力学概念

力学是研究物体机械运动过程中，力和力的作用规律的科学。生物力学是解释生命及其活动的力学，是研究生物有机体的结构、功能、发生和发展规律的科学。生物力学的研究有助于更深刻地了解生物器官的功能，并进一步从功能的变化推知其生理或病理含义，从而为疾病防治提供科学依据，是力学与医学、生物学等多种学科相互结合、相互渗透而形成的一门新兴交叉学科。根据已经确立的力学原理和方法，广泛应用数学、物理学的概念和方法以研究生物体中的问题。

二、生物力学基本内容

生物力学的基本内容是确定生物组织和器官的力学性质，特别是应力与应变关系的规律，并尝试对这一规律进行数学表达，即本构方程。生物力学是应用力学原理和方法对生物体中的力学问题定量研究的生物物理学分支。研究范围从生物整体到系统、器官（包括血液、体液、脏器、骨骼等），从鸟飞、鱼游、鞭毛和纤毛运动到植物体液的输运等。生物力学从学科研究有医学生物力学、工程生物力学、运动生物力学、农业生物力学等。从研究对象的不同，可分为生物流体力学、生物固体力学和运动生物力学等。主要分支包括生物流体力学、生物摩擦学、比较生物力学、计算生物力学、连续生物力学、植物力学、运动生物力学等。

目前根据学科的应用情况可以分为：生物力学在中医学中的应用；推拿手法参数检测、针刺手法参数分析、脉象检测、推拿手法的生物力学有限元建模及手法生物力学治疗效应研究等。近年来，推拿学科中的生物力学研究与应用脊柱病相关研究尤为活跃，对特色手法技术在脊柱推拿手法生物力学方向取得了较多研究成果。

三、生物力学基本要素

生物力学最基本要素有以下几个方面：首先是应力与应变。物体由于受外力作用、温度变化等因素的影响，或者由于内在的缺陷而变形时，在其内部任一截面的两方即出现相互作用力，单位面积上的这种作用力称为"应力"。与截面垂直的应力称为"正应力"；使物体缩短的为"压应力"；与截面平行的为"剪应力"，如剪切和扭转时的应力。物体在力的作用下，其形状和大小所发生的相对改变，称为"应变"。物体上某处的微小线段，在变形后，其长度的改变量与线段原长的比值，称为"线应变"；物体上两相互垂直的微小线段，在变形后所夹角度的改变值，称为"剪应变"；变形后，物体内任一单位体积的改变量与原单位体积的比值，称为"体积应变"。其次为弹性和弹性模量。物体在外力作用下所发生的变形，在除去外力后随即消失，恢复到它的原有形状，这种性质称为"弹性"，如果恢复的变形就称为"弹性变形"。在弹性极限内，应力与应变的比值称为"弹性模量"，它是度量物体受力时变形大小的指标之一。再次，生物力学具有黏弹性的特点。许多生物材料是由黏弹性材料构成的，一般说来，黏弹性具有蠕变、松弛、滞后三个特点。对实验材料施加一个固定不变的载荷时，实验材料的变形随着时间的延长而逐渐增加。

也就是说，在一个固定不变的负荷作用下，持续一定时间之后，变形仍会继续，这种现象称为"蠕变"。将实验材料固定在一定的变形之下，实验材料内部的应力随着时间的延长而逐渐下降，这种现象称为"松弛"。如果对物体进行周期性的加载和卸载，则加载时的应力应变曲线与卸载时的应力应受曲线不重合，在同一应力水平下，卸载时的应变要大于加载时的应变，这种现象称为"滞后"。

第二节　脊柱的生物力学应用

一、脊柱的生物力学特点

1.椎骨的生物力学特性

椎体的硬度在增龄过程中会降低，特别是中年以后，发生明显的降低。就脊柱不同节段椎体的抗压强度而言，腰椎＞胸椎＞颈椎。骨矿物质含量与骨的强度密切，一个椎体的骨组织减少25%，将使椎体抗压强度下降50%以上。关于椎骨的松质骨和皮质骨承受压缩载荷比例还存在争议。一般认为，40岁以前时皮质骨为45%，松质骨为55%；40岁以后皮质骨为65%，松质骨为35%。这种椎骨强度在增龄过程中的消长规律还有待进一步研究证实。终板是脊柱生理活动中承受较大压力的结构，覆盖于椎体上、下面骺环中间的骨面，软骨板与纤维环一起将胶胨状的髓核密封，软骨板完整时，髓核不能突出椎体，如软骨板不完整，髓核突入椎体。在高载荷作用下，终板的会出现断裂，断裂形式分中心型、周围型、全板断裂型。

2.椎间盘的生物力学特点

椎间盘占脊柱总体高度的20%～33%，髓核位于椎间盘中央，由含有大量亲水性氨基葡萄糖聚糖的胶样凝胶组成，缓冲震荡、保护脊髓和脑等，在各种不同载荷下，它产生相应的变形，吸收冲击，稳定脊柱，对抗压缩力并对脊柱的生理活动具有决定性影响。椎间盘在受压时，纤维会向周围膨出。有学者通过脊柱压缩试验，发现较高压缩载荷作用下，首先破坏的是椎体而不是椎间盘。较高载荷即使能使椎间盘永久变形，也没有出现纤维环破裂。这提示，临床上的椎间盘突出主要原因不是由于受压导致。椎间盘在受拉时，一侧纤维环会承受张应力。在脊柱前屈、后伸或侧弯运动中，椎间盘将承受轴向张应力，在围绕脊柱纵轴的旋转活动也会产生与轴线45°角的张应力。另外，脊柱受压时，也有一部分椎间盘承受张应力。由此可见，脊柱在不同方向活动时，椎间盘都会承受张应力。椎间盘的强度测试结果显示，椎间盘前后强度比两侧高，中间髓核强度最低。纤维环沿着纤维走向的强度是水平方向强度的3倍。

脊柱弯曲时，椎间盘会向一侧膨隆。椎间盘前屈时向前膨出，后伸时向后膨出。脊柱屈伸活动时，髓核形状和位置不发生明显改变。脊柱侧弯时，椎间盘向凹侧膨出。椎间盘对扭转暴力的耐受性较差，扭转暴力是造成脊柱椎间盘损伤的常见原因，尤其是伴有屈曲应力和垂直压力情况下，更容易导致髓核后突出。已有研究表明，纤维环中的相邻纤维束相互交叉，扭转时只有一半纤维抵抗扭转，且其旋转中心位于椎间盘内，故其外层纤维的剪应力大于内层纤维。当应力足够大时，外层纤维首先断裂。一般来说，较大的椎间盘能够承受较大的扭矩，圆形椎间盘比椭圆形椎间盘承受扭转应力强度高。

椎间盘抵抗水平剪切应力强度高达 $260N/mm^2$。这一数值提示，只有水平剪切暴力足够大时，才能发生椎间盘水平移位，单纯的剪切暴力很少导致纤维环破裂。椎间盘具有蠕变和滞后生物力学特性。椎间盘蠕变特性表现为在承受一定载荷的情况下，压缩性变形持续加大，直至获得一个平稳状态，显示出黏弹性的性质。椎间盘的蠕变随时间变化呈现一定规律性，5~10分钟后的蠕变速度下降，30分钟以后不再发生形变。在一般性载荷作用下，当去除载荷一定时间后，椎间盘会恢复原态。而载荷过大时，椎间盘会永久变形。椎间盘的滞后特性是它反复承载和卸载时能量丧失的一种现象。当跳跃时，椎间盘凭借其滞后作用吸收震荡能量，从而具有防止损伤的作用。载荷越大，滞后越大，随着年龄增长，椎间盘出现退行性改变，其抗载能力、弹性等均降低，滞后作用逐渐变小。此外，当椎间盘承受反复冲击载荷时，其滞后作用也会逐渐变小。汽车驾驶员由于腰椎长期承受轴向震动，反复加载致使椎间盘滞后下降，可能诱发腰椎间盘突出症。

3.脊柱韧带的生物力学特点

脊柱的韧带承载脊柱的张力载荷，与椎间盘一起维持脊柱的内源性稳定。多数椎间韧带位于脊柱矢状面旋转中心后面，而旋转中心位于椎间盘内，因而可以限制脊柱过度前屈。棘间韧带和棘上韧带通常融合在一起，从生物力学角度可以被看作一个单位，它们有160N张力，在中立位时一般为松弛，前屈时重新排列定位。横突间韧带在对抗侧屈中发挥作用，侧屈时可以拉长20%。黄韧带包括了胶原纤维和弹力纤维的网状。它的生物力学作用是为椎管提供了一个平滑的后衬，其优点是脊柱伸展时不会松弛或弯曲。黄韧带在脊柱屈曲时提供了13%的抵抗力，张力大小为250~350N。关节突关节囊韧带位于中矢状面外侧，能抵抗侧屈和前屈，是脊柱在过度前外侧屈曲时的最先损伤结构。后纵韧带主要附着在椎间盘的后面，可以保护脊髓免受椎间盘突出物压迫。前纵韧带较后纵韧带厚而强韧，附着于椎体前缘，有助于对抗脊柱过度伸展，并能防止腔静脉和腹主动脉与椎体前外缘骨刺的摩擦。髂腰韧带可以对抗第五腰椎椎体相对骨盆的屈曲和轴向旋转，因而L5～S1较L4～L5运动幅度小。

二、脊柱的运动学参数

脊柱的功能单位包括相邻两个椎体及椎体之间的软组织，脊柱的运动通常是多个节段的联合运动。

活动幅度：椎体有6个自由度旋转，并能沿着冠状轴、矢状轴和纵轴旋转和平移。

脊柱具有代表性的屈－伸幅度值：上胸活动节段4°，中胸段6°，两节下胸段12°。腰椎活动节段屈－伸幅度值进行性增加，到腰骶段可达20°。

颈椎分为两部分：上颈椎，指枕颈部、第1颈椎和第2颈椎；下颈椎，指第3至第7颈椎。第6颈椎至第7颈椎屈－伸幅度值最大，为17°。

侧屈幅度：以下胸段最大，达8°～9°，上胸段为6°。除了腰骶段3°以外，其他腰段为6°。

脊柱上胸段的旋转度：最大为9°，向下活动幅度逐步减小，到下腰段仅剩2°，但在腰骶段又增加到5°。

脊柱屈曲：最初的50°～60°出现在腰段脊柱，整个胸段脊柱几乎不能屈曲。

侧屈和旋转：第1至第2颈椎的旋转运动明显大于枕颈关节，颈椎的旋转运动50%左右由第1～2颈椎完成，旋转幅度大47°，颈1关节的肾形凹面和枕骨髁的肾形凸面限制了枕颈关节的旋转运动。脊柱侧屈时，活动主要在胸段或腰段脊柱，旋转总伴有胸段脊柱的侧屈。

三、脊柱的临床生物力学

1.脊柱退行性变的生物力学因素

维持脊柱的基本单位是运动节段或功能单位，包括相邻的两椎体及其之间的椎间盘，小关节及韧带结构等。在接受各种外力，包括压缩牵拉扭转、剪切等形式，在生理载荷下，功能单位不会出现异常应变，因而保证了脊柱的稳定。脊柱的稳定是其前部及后部结构的完整性及其周围肌群的正常肌力所维持，其中任何环节遭到破坏，都可引起或诱发脊柱不稳。引起脊柱不稳的原因主要为创伤、退变、感染、肿瘤和手术等。

脊柱退行性病变过程中，通常既包含增龄过程中的生理变化，又包括致病因素所致的脊柱病理过程，两者往往同时存在，相互影响。增龄过程中的生理变化是机体衰老的表现，是不可逆的过程。衰老是自然界一切生物的共有特征，组织、器官在增龄过程中发生结构退化、功能障碍，这是一个生理过程；脊柱病理性退变是指疾病、生物、物理、化学因素作用所致的病理演变过程，其中生物力学因素在脊柱退行性病变中占有重要作用。生物力学因素贯穿于脊柱退变过程的始终，脊柱整体中某一结构的力学破坏，将导致整个脊柱的生物力学紊乱，应力分布失去平衡，在某些部位出现应力集中，从而使其产生继发退变。

Wirkaldy-Willis将脊柱退变分为三期或称"三相"，即功能紊乱期、失稳期、代偿稳定期。各期可有交错，在不同个体出现的时间和程度也不一样。脊柱的稳定性由脊柱的主动系统、被动系统、神经控制系统共同维持，三者相互联系、相互作用、相互补充。脊柱退变的最早阶段表现为功能紊乱，指脊柱稳定系统出现功能减退或紊乱，如椎间盘，但是脊柱稳定系统中任何一个子系统的功能减退或紊乱能通过其他两个子系统来弥补，此时脊柱的稳定系统仍然能使脊柱的中心区域稳定在生理范围内，所以在这个阶段没有脊柱节段性失稳的临床表现；当脊柱稳定系统中任何一个子系统的功能减退或紊乱不能通过其他两个子系统来弥补时，导致脊柱节段性失稳的临床表现，即脊柱运动节段的刚度下降，在生理载荷下，脊柱运动节段上产生的移位大于正常的生理范围，从而出现脊柱的畸形、神经症状和不能忍受疼痛的失稳期；Friberg认为随着骨赘的形成和椎间关节的纤维化，脊柱得到了再次稳定，即代偿稳定期。然而被动系统主要是在脊柱运动范围的最后阶段起到稳定脊柱的作用，而在中性区域内的稳定作用是很微弱的。骨赘的形成和椎间关节的纤维化只是将增大的脊柱活动范围减小到生理范围，但不能将增大的脊柱中性区域减少到生理范围，所以再稳定阶段指的是活动范围的再稳定，而不是中性区域的再稳定。这符合临床实际，许多患者的影像学表现有骨赘和纤维化，但仍然有疼痛、畸形和神经症状等失稳的表现。

脊柱由功能紊乱到失稳，由失稳到代偿稳定，这是一个动态的渐进过程，有一个由量的积累到质的变化过程。其间经历了比较复杂的代偿过程，功能、结构及代谢的代偿同时存在，互相影响。一般来讲，功能代偿发生得快，结构代偿出现比较晚。长期功能代偿会引起结构的变化，结构代偿能使功能持久增强，而代谢代偿则是功能与结构代偿的基础。

脊柱退变处于代偿稳定阶段时，脊椎骨赘的形成和椎间关节的纤维化，脊柱得到了再次稳定，但仍然存在失稳的临床表现。以上可以总结性认为，脊柱退变代偿稳定阶段必须具备四个特征性表现：①患者存在颈、背、腰部疼痛和加重，逐步缓解，然后进入一个疼痛表现相对稳定状态的过程。②患者颈、肩、腰、背、腿等部检查，有肌紧张表现。正常生理情况下，疼痛会引起肌紧张，肌紧张亦可导致疼痛。此外，在脊柱退变代偿稳定阶段中，脊柱中心区域仍然处于失稳状态，而肌肉作为脊柱稳定系统中主动系统，在维持脊柱中心区域的稳定性起重要作用，因而在代偿稳定期必然处于"激活"状态。③患者脊柱活动范围（range of motion，ROM）减小。失稳期的显著特征是患者脊柱活动范围增大，进入代偿稳定期，则因骨赘的形成、椎间关节的纤维化、周围软组织变性而使增大的脊柱活动范围减小。④患者脊柱X线可示骨质增生，骨赘的形成、椎间关节的纤维化、周围软组织变性是脊柱由失稳状态进入代偿稳定状态过程的先决条件，亦是机体对长期处于失稳状态下的适应性表现。基于上述分析，不难发现以上四个特征性表现，既可反映脊柱退变代偿稳定期共同特点，又能体现脊柱退变的演变规律。因而，这四个特征性表现可作为脊柱退行性病变代偿稳定期的诊断标准。

2. 脊柱病治疗的生物力学因素

脊柱病的临床治疗方法，包括中医手法、针灸、药物、运动、外科手术等。与生物力学最直接相关的是轴向牵引和中医手法。

（1）轴向牵引治疗作用的机理：包括椎间孔的拉伸扩张、椎间盘空间扩张、伸展紧压有病痛的囊、分开相连的神经根、减轻肌肉痉挛等。活体的脊柱能承受1/3人体重量的轴向载荷所产生的椎骨分离，分离量为1~2mm，这样大位移可以分离关节空间，张开神经孔。

通过建立完整的颈段脊柱三维空间模型，对牵引下的钩突关节应力分布及横突位移情况进行了分析，发现牵引可使正常情况下钩突关节所受压应力转变为拉应力，同时可拉大横突间距且随角度的加大而逐渐加大牵引角度。牵引角度小时，最大应力位置靠近颈椎上段；随着牵引角度增大，最大应力位置逐渐下移。治疗时，应根据病变颈椎节段以调整牵引角度。

在腰椎牵引过程中和牵引停止后10分钟内，可观察到椎间隙增大效应；但停止牵引后30分钟，则这种机械效应消失。关于产生腰椎间隙增大效应所需的牵引重量，有学者认为必须大于25%体重的牵引重量。通常认为，相当于1/2体重或稍多的牵引重量就可使腰椎的椎间隙增加约1.5mm，L3~L4椎间隙增大2mm，这样即可使狭窄的椎间隙回复到近似于正常椎间隙的宽度；但当解除了牵引力并处于站立位时，椎间隙又回到牵引前的水平。这种使椎间隙增大的作用，进而可使腰椎生理曲度变直、椎间盘高度增加、腰椎肌肉及韧带伸展和椎间孔增大。腰椎牵引可使腰部肌肉较好地放松，并且<5%体重的牵引重量也有这一作用。

（2）中医手法治疗：以力为作用特征。从生物力学角度分析，中医手法治疗脊柱病的过程分三步完成：第一步，手法力的发动；第二步，手法力的传递；第三步，组织接受力后所产生生物效应。这是手法治疗脊柱病的作用效应途径与作用环节。

中医手法生物力学的三要素是作用点、作用力、作用方向。手法力直接作用于机体感受器，感受器发放动作电位，随后向中枢传入感觉性冲动信号，从而发挥调整人体机能作用。这一作用包含了中医理论所述的"协调脏腑的功能"。手法力作用于骨和关节，导致骨关节结构空间位置的改变，消除或减轻异常位移的结构对关节囊、滑膜、神经、血管、脊髓等组织的压迫或牵拉刺激，逐步消除病理状态，从而缓解临床症状。通过实验观察，手法可不同程度地降低椎间盘、小关节与韧带、椎体的应变与位移，提高其刚度，调整改善静力性平衡。手法对椎间盘与周围结构的相对位置具有一定的调整作用，可改善椎间盘的相对位置、黏弹性与应力分布。手法应用于同一脊柱病治疗，不同医生实施时，可能存在着不同的效果，其主要原因之一就在于各个医生手法作用力的差异。手法力是治疗效果发挥的始动因素，手法动力形式的变化决定和影响着推拿临床治疗效果。

　　事实上，脊柱病治疗的生物力学因素中，无论是牵引还是手法操作，掌握适度的原则是十分必要的。如何根据患者的体质及病情，确定临床使用的牵引力和手法操作力度和方向，并对患者耐受的极限做出定量和可靠的评估，是脊柱生物力学研究的重要课题。

第五章　脊柱病影像学诊断

脊柱病的影像学检查方法，包括X摄片、计算机体层摄影（CT）、磁共振成像（MRI）和放射核素骨扫描等。不同的影像学检查技术各有优缺点，临床医师要充分了解各种成像方法的优势及限度，以便合理利用成像方法。

第一节　脊柱 X 线检查

一、脊柱正常X线表现

X线成像是脊柱检查应用中最常规的检查方法，因为对比度好、操作方便、费用低等优势；常采用正侧位检查，有时候需要辅以不同角度摄影，如寰枢关节张口位、斜位等。但对于重叠较多的部位显示欠清晰。脊柱在正位片上（图5-1）呈直线排列，从上到下依次增大，主要有松质骨组成；周围一层骨皮质，密度均匀，轮廓光滑。椎体两侧有横突孔，其内侧可见形似"眼睛"（椭圆形）的边缘致密影为两侧椎弓根的投影，尤其在胸腰椎正位片中显示明显（图5-2）；椎体中线位置可见尖向上类三角形致密影，形似"鼻子"为棘突投影；椎体上下边缘致密影为骨性终板，其间隙为椎间隙，是椎间盘的投影。侧位片可显示椎体的生理弧度、椎间隙、椎小关节等附属结构，颈椎3～7椎间隙呈逐渐增宽，胸椎椎间隙较窄，下胸椎和腰椎椎间隙依次增

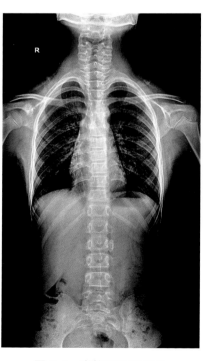

图 5-1　脊柱正位 X 线片

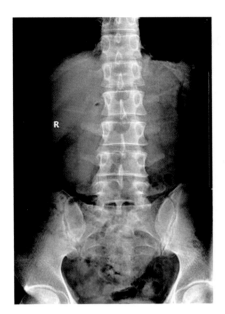

图 5-2　脊柱全长 X 线片

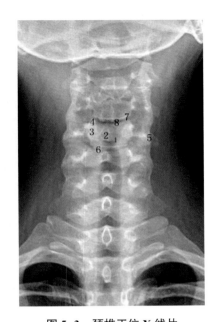

图 5-3　颈椎正位 X 线片

1. 颈 4 椎体；2. 颈 4 棘突；3. 颈 4 椎弓根；
4. 颈 4 钩突；5. 颈 4 横突；6. 颈 4 椎体下关节
突；7. 颈 3 椎体斜坡；8. 颈 3 ~ 4 椎间隙

宽，腰 4 ~ 5 椎间隙最宽，腰 5 ~ 骶 1 椎间隙又变窄。

1. 颈椎正常 X 线表现

颈椎 X 线检查常规，采用正侧位片。

正位片（图 5-3）：颈椎棘突呈直线排列，椎体骨小梁结构清晰，颈 3-7 椎体两侧横突短小，椎体两侧边缘由下位椎体的钩突和上位椎体斜坡构成钩椎关节，钩突边缘锐利，钩椎间隙两侧对称；寰枢关节常规采用颈椎张口位摄片（图 5-4），齿状突骨皮质连续，齿状突基底部呈小凹状改变；寰椎侧块与齿状突侧间隙（lateral atlanta dental space，LADS）对称，两侧差值小于 3mm。

侧位片（图 5-5）：颈椎生理弧度，取枢椎齿状突后缘与颈 7 椎体后缘连线与颈 5 椎体后缘的距离，正常值 12mm±5mm；寰齿前间距（atlanto dental interval，ADI），即寰椎前弓后缘与齿状突前缘的间距（图 5-6），儿童小于 5mm，成人小于 3mm；Chamberlain 线（腭枕线）硬腭后上缘至枕大孔后唇连线，齿状突超出 3mm，可诊断为颅底凹陷症（图 5-6）；椎体边缘轮廓光滑，关节突关节排列整齐，椎旁组织未见明显韧带钙化。了解椎间孔情况，常规摄取双斜位片，颈 2 椎间孔最大，颈 2 ~ 5 椎间孔依次变小，颈 5 ~ 7 椎间孔向下依次增大；采用颈椎过伸过屈位，动态观察椎后缘线位移情况。

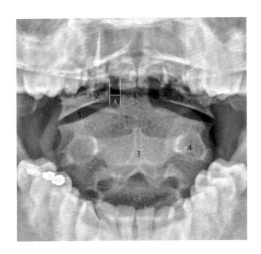

图 5-4　寰枢关节张口位 X 线片

1. 枢椎齿状突；2. 寰椎侧块；3. 枢椎棘突；4. 枢椎椎弓根；5. 寰枢关节外侧关节间隙；6. 寰齿关节侧方间隙；A. 寰齿关节侧间隙（LADS）

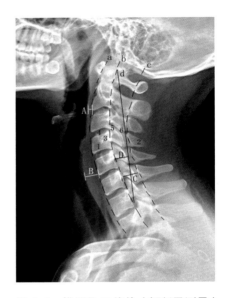

图 5-5　椎侧位 X 线片（解剖及测量）

1.C4 椎体；2.C4 棘突；3.C4 椎弓根；4.C3 ～ C4 椎间隙；5.C4 椎体上关节突；6.C3 椎体下关节突；a、b、c 线为颈椎前后缘及棘突前缘连线；d 线为齿状突后缘与 C7 后下缘连线；A. 喉上水平椎前软组织厚度（正常 ≤ 5mm）；B. 喉下水平椎前软组织厚度（正常 ≤ 15mm）；C. 颈椎椎管矢径：椎体后缘至棘突椎板间的最短距离（正常 > 13mm）；D. 生理弧度：C5 椎体后缘与 d 线的垂直距离（正常 12mm±5mm）

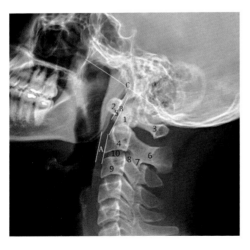

图 5-6　寰枢段侧位 X 线片

1. 枢椎齿状突；2. 寰椎前弓；3. 寰椎后弓；4. 枢椎椎体；5. 寰齿关节前间隙；6. 枢椎棘突；7. 枢下关节突；8. 颈 3 椎体上关节突；9. 颈 3 椎体；10. 颈 2 ～ 3 椎间隙；A. 上颈段椎前软组织厚度；B. 寰齿前间距（ADI）；C. 腭枕线

2.胸椎正常X线表现

胸椎常规采用正侧位片。

正位片（图5-7）：上棘突呈直线排列，两侧椎弓根投影对称，致密线光滑完整，椎体依次向下增大，胸椎横突自上而下逐渐变短，由于与肋骨重叠，常显示欠清；椎体左侧旁软组织可见椎旁线，为左肺内缘胸膜反折的投影，上界平胸4椎体，下界止于第10或11胸椎，胸椎病变常引起椎旁线突出。

侧位片（图5-8）：胸椎生理弧度轻度后突，椎体边缘皮质光滑完整，骨小梁结构排列完整，椎间隙自上而下逐渐增大，关节突关节呈冠状排列。

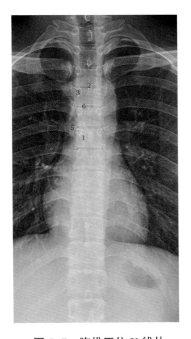

图5-7　胸椎正位 X 线片

1.胸 6 椎体；2.胸 3 棘突；3.椎弓根；
4.肋骨头；5.横突；6.椎间隙

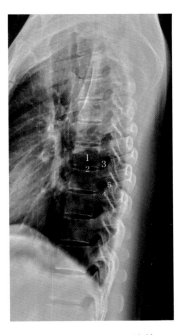

图5-8　胸椎侧位 X 线片

1.胸 7 椎体；2.椎间隙；3.椎间孔；
4.上关节突；5.下关节突

3.腰椎正常X线表现

腰椎常规采用正侧位片。

正位片（图5-9）：采用前后位投照，棘突呈直线，两侧横突较颈胸椎长，第3椎体横突最长，第4椎体横突上翘，第5椎体横突宽大，两侧椎弓根对称，致密线连续，上下关节突关节排列整齐，椎间隙两侧对称，腰椎两侧的腰大肌自上向外下斜行走形的三角形软组织密度影，椎旁脓肿可使腰大肌影突出。

侧位片（图5-10）：椎体顺序排列，生理曲度向前突，椎体骨皮质光整连续，骨小梁结构排列完整，椎间隙自上而下依次增宽，腰4～5椎间隙最宽，腰骶椎的椎间隙变异较大，一般较窄，或完全缺如，称"移行性椎间盘"。

椎体滑移时，常辅以腰椎斜位片（图5-11）观察椎弓根情况。正常腰椎附件的投影形似猎狗样，被检测的横突似"猎狗嘴"，椎弓根似"狗眼"，上关节突似"狗耳朵"，下关节突似"狗前腿"，上下关节突之间的峡部似"狗颈部"，椎弓板似"体部"。当椎弓峡部出现不连时，"猎狗"的颈部出现一纵行的带状透亮影。

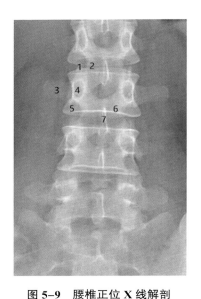

图5-9　腰椎正位X线解剖

1.腰3上关节突；2.腰2下关节突；
3.横突；4.椎弓根；5.腰3椎体；
6.椎弓板；7.棘突

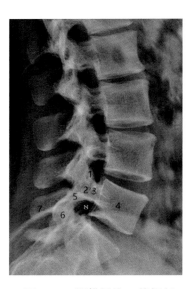

图5-10　腰椎侧位X线解剖

1.腰5上关节突；2.椎弓根；3.横突；
4.腰5椎体；5.椎弓板；6.下关节突；
7.棘突；8.椎间孔

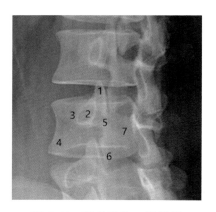

图5-11　腰椎斜位X线解剖

1.腰4上关节突；2.椎弓根；3.横突；4.腰4椎体；5.椎弓峡部；6.腰4下关节突；7.椎弓板

4.骶尾椎正常X线表现

骶尾椎影像学检查常因外伤致骶尾部疼痛而做，常规采用正侧位片。

正位片（图5-12）：骶骨类似尖朝下的三角形，底宽在上方，由中间的骶骨体和两侧骶骨翼的上缘构成，骶骨的两侧缘上部与两侧髂骨构成骶髂关节。尾骨有4节，亦可以3节或5节，不一定位于中线，可偏移。

侧位片（图5-13）：骶尾椎呈生理性后凸，女性明显，骶骨前缘与尾骨前缘应是一连续弧线，骶骨上缘延长线与水平线在前方形成夹角，称为"腰骶角"，角度增大表示脊柱不稳。4节尾椎排列呈前凹弧线，前凹变异较大。

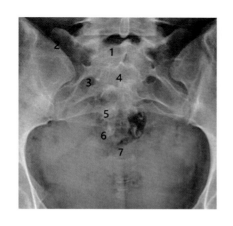

图 5-12　骶尾椎正位 X 线解剖

1. 骶 1 椎体；2. 骶骨翼；3. 骶孔；4. 骶正中脊；
5. 骶中间脊；6. 骶骨角；7. 尾骨

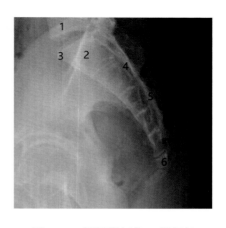

图 5-13　骶尾椎侧位 X 线解剖

1. 腰 5 椎体；2. 骶 1 椎体；3. 骶岬；4. 骶管；
5. 骶正中脊；6. 尾 1 椎体

5.骨盆正常X线表现

骨盆由骶尾骨、两侧髂骨、耻骨、坐骨、两侧髋关节围合而成，常规拍摄正位片（图5-14），采用前后位投照。检查骶、尾骨时，可加侧位片，同"骶尾椎侧位片"。检查骶髂关节时，应加骶髂关节双斜位。

骨盆正位片上，骶骨中线通过耻骨联合，骶髂关节左右对称，关节间隙下半部分可以显示，上半部常投影出模糊双线影。髂嵴连线影正好通过第4、5腰椎间隙。两侧髋关节对称，髋臼呈口朝外下方的半圆形。两侧股骨头X线正位呈球形，股骨头向外延伸为股骨颈，外上缘连接于股骨大粗隆，内下缘连于小粗隆，大小粗隆间可见线状密度增高影，为关节囊附着。

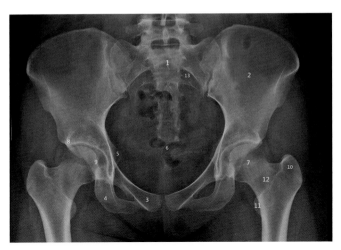

图 5–14   骨盆正位 X 线解剖

1. 骶骨；2. 髂骨；3. 耻骨；4. 坐骨；5. 坐骨结节；6. 尾骨；7. 股骨头；8. 髋臼；9. 股骨头凹；10. 股骨大粗隆；11. 股骨小粗隆；12. 股骨颈；13. 骶孔

二、脊柱异常X线表现

1.脊柱曲度改变

脊柱曲度改变在日常生活中常见，由于急慢性损伤、感染、受寒冷刺激引起脊柱旁肌肉痉挛收缩，韧带、关节囊损伤以及小关节错缝等。临床表现为局部颈背部疼痛，肌肉僵硬，活动受限等症状体征。特别是青少年特发性脊柱侧弯畸形尤为常见，青少年女性多见，青春期起病，进展迅速，治疗不当，常带来不良后果。

常规采用脊柱全长正侧位片检查：拍摄时，需要采用站立位、赤足、双脚分开与肩膀同宽，双膝、双髋关节自然伸直，放松，双手自然下垂身体两侧，下颌抬平，双眼平视前方。X线正位片脊柱表现为"S"样畸形，常规测量Cobb角来判断预后和发展。

脊柱全长正位片Cobb角的测量（图5–15）：全脊柱站立正位X线片上，侧弯头侧和尾侧倾斜角度最大的椎体，即Cobb角端椎（end verterbrae，EV）。沿上端椎的上终板和下端椎的下终板所在直线的夹角，即Cobb角。

CSVL为骶骨中垂线。经过S1上缘的中点垂直于水平地面向上的直线。

VTRL为躯干垂直参考线。首先确定侧弯顶椎，经过其中心（d）画一条直线（ab），同胸廓右缘交于a点，同胸廓左缘交于b点，线ab的中点（c）作垂线为参考线。

TTS为胸廓躯干偏移。这是指VTRL与CSVL之间的距离，VTRL偏向CSVL左侧时为负值，偏向右侧时为正值。

RSH为肩部高度。这是指上水平参考线（superior horizontal reference line，SHRL）与下水平参考线（interior horizontal reference line，IHRL）之间的垂直距离。其中SHRL是经过较高一侧肩锁关节垂线相交的肩部软组织影的水平连线，IHRL是经过较低一侧肩锁关节垂线相交的肩部软组织影的水平连线。左肩高时，RSH定义为正值；右肩高时，定义为负值。正常情况下，双肩高度差为1cm以内，为"肩平衡"；1～2cm，称为"轻度肩失衡"；2～3cm，称为"中度肩失衡"；大于3cm，称为"重度肩失衡"。

PO为骨盆倾斜。这是指骨盆冠状面参考线（pelvic coronal reference line，PCRL）与水平参考线（horizontal reference line，HRL）之间的夹角，其中PCRL为两侧髂嵴最高点的连线。骨盆右侧抬高时，定义为负值；左侧抬高时，定义为正值。

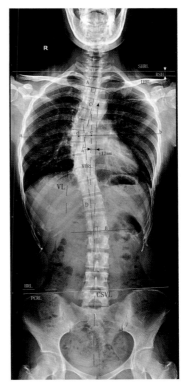

图 5-15　脊柱全长正位 X 片 Cobb 角测量图

A 线：侧弯头侧的上终板连线；
B 线：侧弯尾侧的下终板连线；
C 线：垂直于 A 线的直线；
D 线：垂直于 B 线的直线；
α 角：Cobb 角

（1）颈椎曲度异常X线表现

正位片：观察颈椎棘突连线是否直线排列。如有偏移，常提示椎体有旋转错位，但必须查看横突有无变短。只有当同一椎体棘突偏离中线，横突又变短时，才可以认为椎体有旋转移位，产生棘突偏移（图5-16）。两侧钩椎关节上下间隙是否对称，如不对称，常提示侧弯旋转（图5-17）。

侧位片：颈椎生理曲度变直，椎间隙前后等宽，关节突关节呈"双边征"（图5-18），在排除体位因素后，考虑关节突关节旋转紊乱。

（2）胸椎曲度异常X线表现

正位片：观察棘突连线是否直线排列，如有偏移旋转，则为胸椎侧弯畸形（图5-19）。

侧位片：观察胸椎生理曲度后凸有无变直，临床上测量胸廓前后径与横径比值小于0.42，以此判断直背综合征。"S"形脊柱侧弯，顶椎常位于胸椎。

（3）腰椎曲度异常X线表现

正位片：观察棘突连线是否直线排列，两侧椎间孔是否对称，椎间隙左右两侧是否对称。

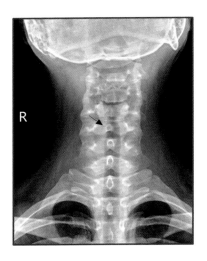

图 5–16　颈 5 棘突偏移 X 线解剖

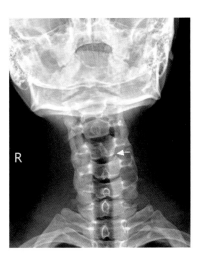

图 5–17　颈 4 左侧钩椎关节间隙
增宽 X 线解剖

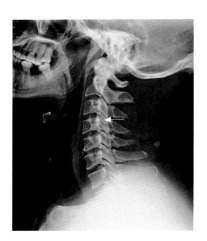

图 5–18　颈椎关节突关节"双边
征"X 线解剖

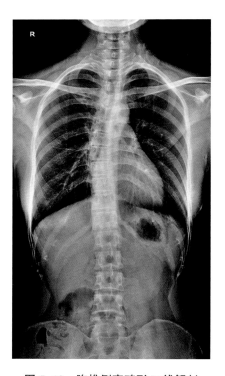

图 5–19　胸椎侧弯畸形 X 线解剖

侧位片：观察腰椎生理前凸弧度有无变直或者增大。

（4）骶尾椎曲度异常X线表现：主要观察侧位片骶曲呈后凸，测量骶骨上缘延长线与水平线的夹角，称为"腰骶角"（图5-20），正常为小于34°。腰骶角增大，提示脊柱排列不稳。尾椎生理曲度向前凸加大，部分患者可伴有临床症状。

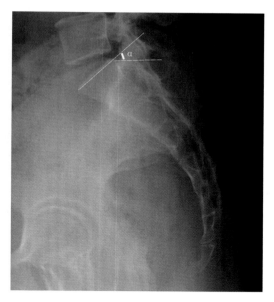

图5-20　腰骶角测量（α为腰骶角）X线解剖

2.骨质疏松X线表现

骨质疏松症是一种以骨量减低、骨组织微结构损坏，导致骨脆性增加、易发生骨折为特征的全身性骨病。骨质疏松症分为原发性骨质疏松症和继发性骨质疏松症两大类。其中原发性骨质疏松症，包括绝经后骨质疏松症（Ⅰ型）、老年骨质疏松症（Ⅱ型）和特发性骨质疏松症（包括青少年型）；继发性骨质疏松症是指由任何影响骨代谢疾病和（或）药物及其他明确病因导致的。

骨密度是指单位体积（体积密度）或者是单位面积（面积密度）所含的骨量。骨密度测量方法较多，不同方法在骨质疏松症的诊断、疗效监测及骨折危险性评估中的作用有所不同。目前临床和科研常用的骨密度测量方法为双能X线吸收检测法（dual energy X-ray absorptiometry，DXA）。根据2018年《中国老年骨质疏松症诊疗指南》明确了骨密度测量在骨质疏松症诊疗与预防中的作用，即骨密度测量是诊断骨质疏松症的主要依据之一。其中DXA是认知度和认可度最高的骨密度测量方法的影像学表现：骨密度降低，骨小梁变细减少，间隙增宽；骨皮质变薄，分层，易发生病理性骨折；当发生在脊柱时，椎体变扁，骨小梁呈纵行栅栏，皮质菲薄呈线状，椎体呈鱼椎状（图5-21，图5-22）。

WHO推荐双能X线吸收检测法标准：T值在-2.5～-1.0之间为骨量减少，T值≤-2.5为骨质疏松，伴骨折为严重骨质疏松。

3.椎体骨质增生硬化

椎体骨质增生是单位体积内骨量的增多，组织学上可见骨皮质增厚，骨小梁增粗增多，是成骨活动增多所致。脊柱椎体骨质增生硬化，除成骨性骨肿瘤外，多数发生在椎体边缘或关节突关节韧带、肌腱附着处，是退行性脊柱病的常见表现。X线表现为椎体边缘骨质密度增高，伴或不伴椎体边缘变形增大，骨皮质增厚（图5-23）。

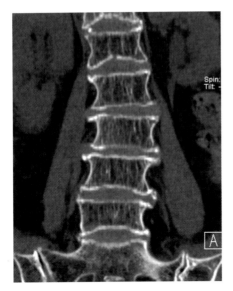

图 5-21　腰椎骨质疏松冠状位重建 X 线解剖

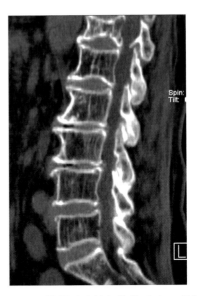

图 5-22　腰椎骨质疏松矢状位重建 X 线解剖

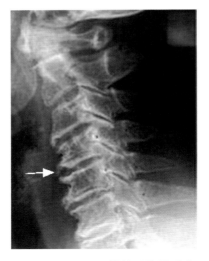

图 5-23　颈 3～6 椎体边缘骨质增
生 X 线解剖

4.椎间盘退行性变

椎间盘主要由纤维软骨构成的纤维环和由胶原基质构成的髓核组成。10 岁以前，髓核含水量占 85% 以上；随着年龄的增长，髓核边缘部位逐渐纤维化，糖蛋白含量减少；到 30 岁后，胶原蛋白增多，含水量进一步减少，椎间盘高度相应变低。

X 线表现为椎间盘退行性变时，椎间隙变窄，椎体上下缘骨质增生硬化，部分出现线状低密度气体影即"真空征"（图 5-24），这是由于椎间隙内形成半真空裂隙，气体自体液游离出来所致。

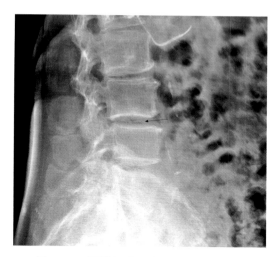

图 5-24　腰椎间隙"真空征"X 线解剖

5.椎体附属韧带钙化

椎体的附属韧带，包括前纵韧带、后纵韧带、棘间韧带、黄韧带、棘上韧带、项韧带。临床多由于退行性变引起韧带钙化增厚，黄韧带和后纵韧带出现增厚钙化，而继发椎管狭窄，引起脊髓压迫症状。X线表现为脊柱侧位片可见条状或斑块状高密度影，椎管前后径变窄，前纵韧带钙化；椎体侧位片可见前缘条形或斑块状高密度影，项韧带在颈椎侧位片可见条形高密度影（图5-25）。

6.脊柱先天性发育异常

（1）椎体融合：又称"并椎畸形"，是发育过程中脊椎分节不良所致。最常见的是颈椎和腰椎。X线表现为相邻两个或两个以上椎体之

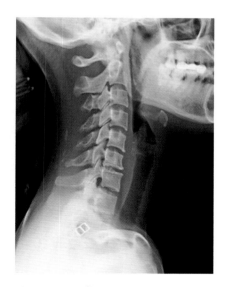

图 5-25　颈椎项韧带钙化 X 线解剖

间的融合，可部分融合或完全融合。部分融合残留椎间盘痕迹，或只残留骨性终板（图5-26）。

（2）脊椎裂：常见为隐性脊椎裂，两侧椎弓未愈合但无脊膜、脊髓膨出；显性脊椎裂则合并有脊膜或脊膜、脊髓膨出。腰骶椎（图5-27）常见，颈椎少见（图5-28）。X线平片可见低密度透亮线，棘突、椎板缺损，然而确定脊髓膨出需要进行MRI检查。

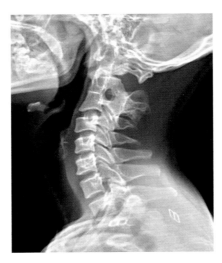

图 5-26　颈 2 ~ 3 椎体融合畸形 X 线解剖

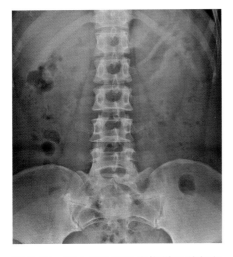

图 5-27　骶 1 椎体隐性脊椎裂 X 线解剖

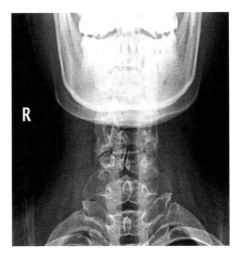

图 5-28　颈 6 脊椎隐裂 X 线解剖

（3）椎弓峡部不连：是指脊椎的椎弓峡部骨不连接，也称为"椎弓崩裂"。由于椎弓两侧峡部不连而导致该椎体向前不同程度的移位，称为"脊柱滑移"；相对于脊柱退行性改变引起的椎体向前移位，椎弓峡部不连引起的椎体向前位移，称为"真性脊柱滑移"。

（4）脊柱滑移：是指因椎管间骨性连接异常而发生的上下椎体表面部分或全部滑移。按照病因分为5种类型：①先天发育不良性脊柱滑脱；②峡部不连；③创伤性滑脱；④退行性滑脱；⑤病理性骨折。脊柱滑移好发于腰椎，一些外伤性滑移和退变性滑移可多节段发生，甚至出现向后滑移。

X线平片侧位片相邻两个椎体后缘连线失去惯性，连线不能连续。腰椎滑移常以下位椎体上缘分为4等份，上位椎体每向前移动1/4为Ⅰ度滑移（图5-29）。椎弓峡部不连时，X线腰椎双斜位可以看到"项圈征"（图5-30）。通过CT多平面重建，可进一步发现明确的峡部不连；MRI矢状位STIR序列，可以用来发现急性骨折病灶。

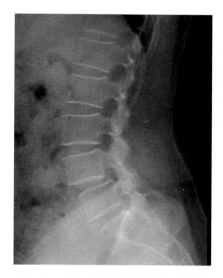

图 5-29　腰 4 椎体 Ⅰ 度滑移 X 线解剖

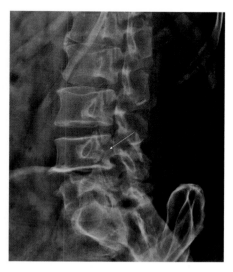

图 5-30　腰 4 椎弓峡部不连（箭头所指为"项圈征"）X 线解剖

（5）椎缘骨：椎体的软骨板和椎体骨骺交界处存在薄弱区，在异常外力作用下或先天发育融合欠佳，使得椎体骨骺与椎体分离，形成三角形骨块，称为"椎缘骨"，又称"永存骨骺"（图5-31）。好发于青少年，腰椎为常见部位。X线表现为椎体前上缘游离三角形骨块，大小不一，相对应椎体可见骨质缺损区，边缘骨质硬化，游离骨块边缘骨质硬化，中间为骨松质，周围无软组织改变。

（6）移行椎：为常见脊柱先天性异常，由脊柱错误分节所致。整个脊柱的椎体总数不变，在颈、胸、腰、骶和交界处脊椎变异，出现和相邻节段脊椎的特点。

常见的为第5腰椎出现骶椎的特点，称为"腰椎骶化"（图5-32）。X线片表现

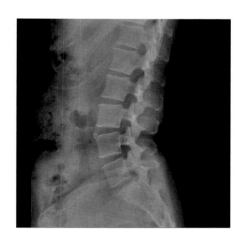

图 5-31　腰 4 椎体前上缘椎缘骨 X 线解剖

为两侧横突宽大，与骶骨骨性融合或假关节形成，常引起下腰痛。若骶1椎体出现与骶骨分离的横突，甚至出现骶1与骶2仅有椎间盘相连，称为"骶椎腰化"（图5-33）。

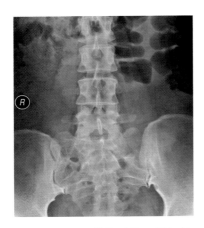 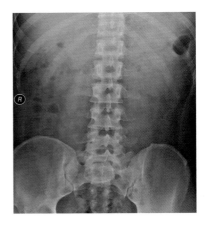

图 5-32　腰 5 椎体骶化 X 线解剖　　　　图 5-33　骶 1 椎体腰化 X 线解剖

第二节　脊柱 CT 检查

一、脊柱正常CT表现

CT能较好地显示骨质结构、骨髓腔和脊柱周围软组织的情况。CT可以采用多平面重建和三维后处理来显示结构复杂的关节，有助于发现隐匿的微小病变。但CT对软骨及脊柱间韧带的损伤仍有其局限性，需要结合X线检查和MRI检查。一般须采用骨窗观察椎体、椎弓及小关节等骨性部分，软组织窗观察椎间盘、硬膜囊、神经根、韧带等软组织部分。

1.颈段CT正常表现

（1）骨窗观察：除寰枢椎比较特殊外，颈3～7均由椎体、椎弓、椎板、棘突、横突及上下关节突组成。寰椎由两个侧块和前后弓组成，侧块由上下关节突凹分别与枕骨髁和枢椎上关节突形成关节，前后弓中线部为前后结节。横突短小，有横突孔，枢椎齿状突前方为寰椎前弓，后方有横韧带（图5-34，图5-35）。颈段椎管近似三角形，前后径短，横径长，前后径正常值大于12mm。

（2）软组织窗观察：颈2～7椎体间的椎间盘，形如类圆形，CT值50～110HU，其后方椎管内可见硬膜囊，周围以低密度脂肪影填充，硬膜囊呈椭圆形，CT值

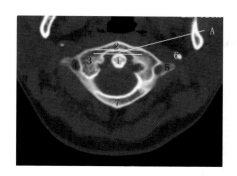

图5-34　寰枢关节齿状突横断位解剖及测量

1. 枢椎齿状突；2. 寰椎前弓；3. 寰椎侧块；4. 横突孔；5. 寰椎横突；6. 茎突；7. 寰椎后弓；A. 寰齿前间距（ADI），即寰椎前弓后缘与齿状突前缘的间距

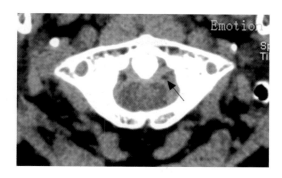

图5-35　寰枢关节CT横断位（软组织窗，箭头所指横韧带）

30～50HU，两侧椎间孔区可见点状或条索状脊神经软组织密度影。在关节突关节和椎板内侧缘可见黄韧带影，呈"V"形分布，宽度在2～3mm，紧贴椎管，向小逐渐增厚。

2.胸段CT正常表现

（1）骨窗观察：胸椎椎体呈心形，横径和前后径大致相等，后缘前凹，胸段椎管呈圆形，其前后径正常下限14mm。椎间孔前壁为椎体，后壁为关节突关节，前外侧有肋骨颈和肋椎关节毗邻（图5-36）。

（2）软组织窗观察：胸椎椎间盘与椎体大小相仿，CT值50～110HU，后方椎管内可见硬膜囊，CT值30～50HU。脊神经呈点状或条索状软组织密度影，位于椎间孔部位，椎板内侧可见"V"形黄韧带，宽约2mm（图5-37）。

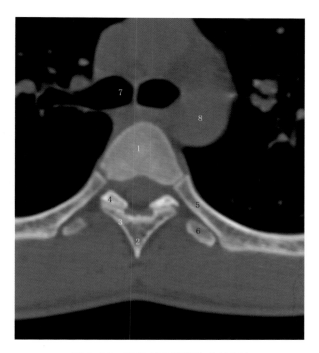

图5-36　胸椎CT横断位（骨窗）

1. 椎体；2. 棘突；3. 椎板；4. 关节突；5. 肋骨；6. 横突；7. 气管；8. 主动脉

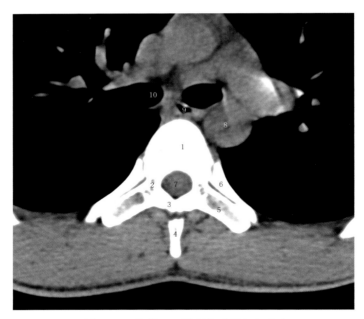

图 5-37 胸椎 CT 横断位（软组织窗）

1. 椎体；2. 椎弓；3. 椎板；4. 棘突；5. 横突；6. 肋骨；7. 椎管；8. 主动脉；9. 食管；10. 气管

3. 腰段 CT 正常表现

（1）骨窗观察：椎体呈类圆形，其后缘略凹陷，椎体中部后缘可见椎静脉通过，CT 横断位表现后缘骨皮质部连续，并向椎体内延伸呈"Y"形改变（图 5-38），两侧关节突关节呈 45° 排列，外侧是下位椎体的上关节突，内侧为上位椎体的下关节突，关节间隙呈线状透亮影，宽 2 ~ 4mm，椎管上腰段呈类圆形或圆形，腰 3/4 椎管呈三角形，越向下越呈三角形，椎管前后径正常下限 15mm；在完整骨环的椎弓根层面，椎管两侧通向椎间孔为侧隐窝，侧隐窝前后径是椎体后缘与上关节突前内点之间的距离，正常下限 5mm（图 5-39）；在不完整骨环椎弓根层面，可观察到椎体与关节突关节之间裂隙状透亮影为椎间孔，是脊神经通道，此间隙较窄，盘黄间隙（椎间盘和黄韧带之间）、侧隐窝、上下关节突旁沟与椎弓根下沟，这些结构的异常均可导致脊神经卡压。

（2）软组织窗观察：椎间盘形态呈类圆形，上腰段椎间盘后缘略凹陷，腰 4 ~ 腰 5 椎间盘后缘平直，腰 5 ~ 骶 1 椎间盘后缘略后突。椎间盘正常 CT 值 50 ~ 110HU，椎间盘后方的硬膜囊边缘光滑，CT 值 30 ~ 50HU，两侧神经根从硬膜囊两侧前缘发出，呈圆点状或条索状向两侧椎间孔延伸，后缘椎板内侧缘呈"V"形黄韧带软组织密度影，其宽度 2 ~ 4mm（图 5-40）。

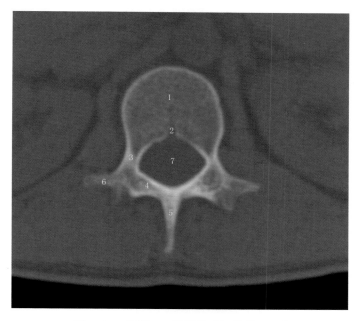

图 5-38 腰椎 CT 横断位（经椎体层面）

1.椎体；2.椎静脉；3.椎弓；4.椎板；5.棘突；6.横突；7.椎管

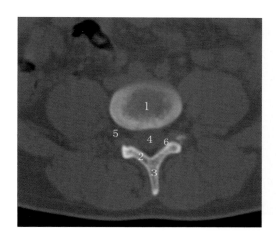

图 5-39 腰椎 CT 横断位（经椎弓根层面）

1.椎间盘；2.椎板；3.棘突；4.椎管；5.神经根；
6.黄韧带

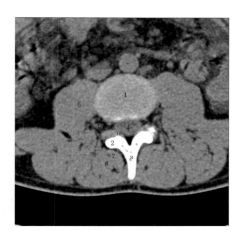

图 5-40 腰椎间盘 CT 横断位（软组织窗）

1.椎间盘；2.关节突；3.棘突；4.脊膜囊；
5.神经根；6.腰大肌；7.回旋肌；8.多裂肌；
9.竖脊肌；10.黄韧带

4.骶尾椎CT正常表现

（1）骨窗观察：骶骨呈倒置的三角形，在骶1～骶2平面中，前为骶骨岬，后方为骶管，骶管的两侧方可见骶孔；骶骨的两侧部为骶骨翼，其外侧的关节面与髂骨形成骶髂关节，骶髂关节间隙正常值2～3mm（图5-41，图5-42）。

（2）软组织观察：骶管内可见多支骶神经鞘影。

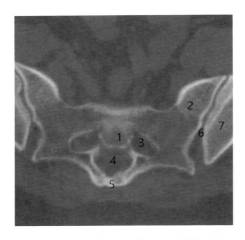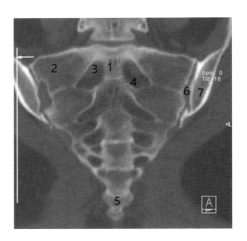

图 5-41　骶髂关节 CT 横断位（骨窗）解剖

1.骶椎；2.骶骨侧块；3.骶孔、骶神经根；
4.骶管；5.骶正中脊；6.骶髂关节；7.髂骨

图 5-42　骶髂关节 CT 冠状位（骨窗）解剖

1.骶椎；2.骶骨翼；3.骶神经根；4.骶孔；
5.尾骨；6.骶髂关节；7.髂骨

二、脊柱异常CT表现

1.脊柱骨质增生

脊柱骨质增生也是退行性病变的一种，颈椎后缘的骨质增生可发生在椎体上缘或下缘，位于中线或中线旁区的大骨刺，可引起脊髓症状。当骨质增生向侧方延伸，累及椎间孔并挤压位于椎间孔内神经根，可引起严重症状。

CT表现为椎体前后的上下边缘的骨刺，部分伴骨桥形成，骨刺可突入椎管（图5-43）；软组织窗可观察到神经根受压移位，颈椎钩突和椎间孔增生硬化，压迫椎动脉（图5-44）。

2.附属韧带退行性改变

韧带的失稳引起周围韧带受力增加，出现纤维增生、硬化、钙化或骨化，多见于前纵韧带、后纵韧带和黄韧带。脊柱黄韧带及后纵韧带易发生肥厚和钙化，并引起相应的临床症状和影像学表现。后纵韧带和黄韧带椎板部肥厚和钙化可造成椎管狭窄，黄韧带关节囊部肥厚和钙化可造成侧隐窝狭窄，从而造成脊髓受压或神经根

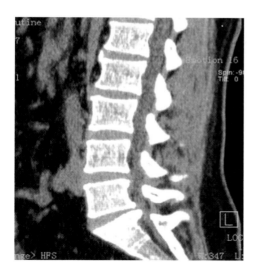

图 5-43 腰椎椎体骨质增生致椎管狭窄

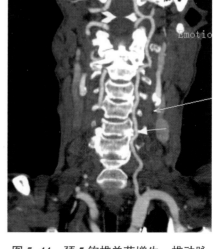

图 5-44 颈 5 钩椎关节增生，椎动脉
压迫移位

受压。

CT 表现为黄韧带肥厚、钙化，颈部黄韧带正常 1～3mm，胸部黄韧带 2mm，腰部黄韧带 3～5mm，超出此范围即可诊断黄韧带肥厚；后纵韧带骨化，表现为椎体后缘正中或偏侧的条状、突入椎管的骨块，椎体和骨块间可有间隙或相连（图5-45 ）。

3.小关节退行性改变并脊柱不稳

椎间盘退变，使纤维环和椎旁韧带松弛，盘-椎连接松动导致在外力作用下，椎体和椎间盘不能吸收和承载大部分载

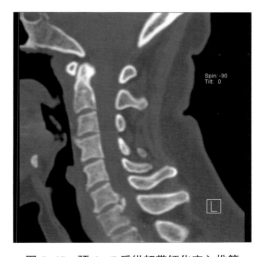

图 5-45 颈 6～7 后纵韧带钙化突入椎管

荷，而将这些载荷传到后方的小关节，引起小关节面碰撞和过度磨损，造成关节软骨损伤破坏，软骨下骨质囊性变。长期损伤后，关节边缘骨质增生硬化，关节囊退变，晚期关节间隙变窄。

（1）寰枢关节半脱位：是指寰椎与枢椎之间失去正常的对合关系，常发生于创伤和呼吸道感染。创伤性寰枢关节脱位常伴有椎骨和韧带的损伤，临床常以颈部疼痛、四肢乏力、走路不稳、呼吸困难、眩晕多见。按照脱位方向，可分为前后半脱位、左右半脱位和旋转半脱位。CT 横断位及冠状位测量齿状突与两侧侧块间隙差值，当差值＞3mm 或寰椎侧块边缘有移位时，可考虑左右半脱位（图5-46，图

5-47）；CT矢状位测量寰齿前间隙（ADI），成人＞3mm，儿童＞5mm时，考虑前后半脱位，同时观察横韧带有无断裂等间接征象。旋转半脱位采用寰枢关节CT旋转功能位，检查动态测量寰枢椎相对旋转角度（Rotating Angle of Atlas on Dentate，RAAD）来进行判断。

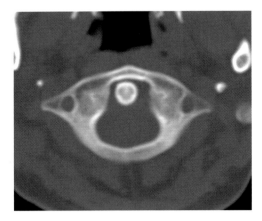

图5-46　寰枢关节半脱位（CT骨窗）

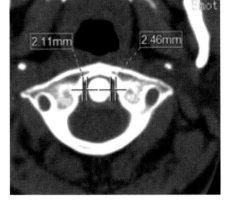

图5-47　寰枢关节侧块间隙（LADS）CT测量

（2）颈椎钩椎关节退行性改变：中老年人好发，临床主要表现为颈椎钩椎关节退变致骨质增生，压迫神经根和椎动脉而引起相应的症状；CT表现为钩椎关节间隙变窄，钩椎增生硬化，部分可见"真空"征。

（3）胸腰椎小关节退行性改变：胸腰椎关节突关节CT表现为直接征象，即椎间小关节面骨质增生及硬化、关节面下囊变、关节间隙变窄及真空征，以及关节边缘骨赘、关节囊钙化、椎间小关节脱位或半脱位（图5-48）；间接征象表现为侧隐窝、椎间孔、椎管狭窄、椎间盘退行性改变、椎体滑脱。

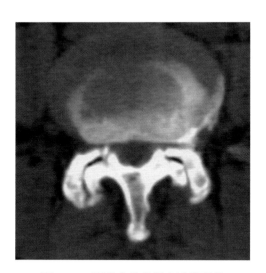

图5-48　腰椎小关节退变致半脱位

（4）骶髂关节半脱位：又称"骶髂关节错缝"，在日常工作和生活中常见，多数由外伤或活动不当引起。近年文献报道经自然分娩的产妇多发，临床以臀上疼痛不适，甚至不能站立为主要表现。CT表现为直接征象，即骶髂关节面对合欠佳、关节间隙两侧不等宽并以患侧增宽为主、退变引起的慢性半脱位可见关节面骨质增生硬化及关节间隙的"真空征"（图5-49）；间接征象，即耻骨联合间隙增宽（正常4～5mm），或两侧耻骨上下缘移位。

4.椎管狭窄

椎管狭窄是指脊椎椎管、神经根管或椎间孔因先天或后天等因素，导致单一平面或多个平面椎管管径变小而压迫硬膜囊、脊髓或神经根而引起相关的神经压迫综合征。根据病因可分为：①先天性、发育性椎管狭窄；②获得性椎管狭窄，由于退变、关节盘突出、脊柱滑脱等原因引起。

CT诊断标准：颈椎（椎体后缘至棘突椎板间的最短距离）正常大于13mm，10～13为狭小椎管，小于10mm为狭窄椎管；胸椎（椎体后下角至下位脊椎上关节突前缘距离），正常大于10mm，小于10mm为狭窄椎管。腰椎矢状径正常大于17mm，15～17mm为狭小椎管，小于15mm为狭窄椎管；横径正常大于22mm，20～22mm为相对狭小，小于20mm为狭窄椎管。正常侧隐窝前后径大于5mm，2～5mm为侧隐窝狭小，小于2mm为侧隐窝狭窄。正常椎管测量如图（图5-50）。

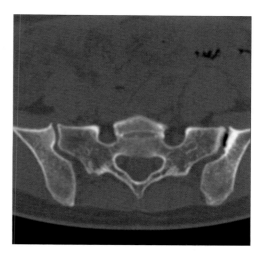

图5-49　骶髂关节间隙"真空征"

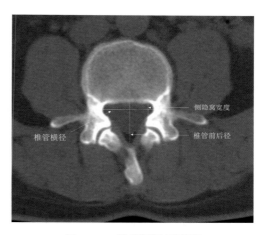

图5-50　椎管测量示意图

第三节　脊柱 MRI 检查

一、脊柱正常MRI表现

MRI因具有多参数和多方位成像及组织分辨率高等优势，能直观、清晰显示和判断椎间盘、韧带、关节囊等结构的病变以及细微的早期损伤。特别是近年新

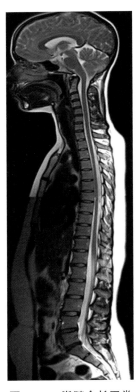

**图 5-51　脊髓全长正常
MRI（T2WI）相**

的检查技术在脊柱相关疾病中的应用，如扩散加权成像
（diffusion weighted imaging，DWI）、表观扩散系数（apparent
diffusion coefficient，ADC）、T2-maping等，有助于动态监
测病变进展过程及疗效评价，实现早期诊断、早期治疗的目
的。但MRI检查存在时间较长、费用高昂、部分患者体内
有金属植入物不便检查等不足。

　　脊柱椎体骨皮质T1WI、T2WI呈无信号；骨松质由于骨
髓内的脂肪信号，在T1WI呈均匀分布的高信号，在T2WI
上呈中等高信号；椎间盘由外周的纤维环和中间的髓核构
成，髓核内因含水量较多，故T2WI呈高信号，纤维环和前
后纵韧带、黄韧带、棘间韧带在T1WI、T2WI图像呈低信
号，难以与骨皮质区分。硬膜与蛛网膜在MRI上难以区分，
蛛网膜下间隙的脑脊液呈条带状长T1长T2信号改变；硬膜
外间隙内包含脂肪和少量结缔组织，部分可见少量血管穿
行，呈等高T1高T2信号改变；脊髓位于中央，呈等T1等T2
信号改变（图5-51）。

1.颈段MRI正常表现

　　脊柱颈段MRI扫描常规，采用T1WI、T2WI矢状位和
T2WI横断位，必要时增加脂肪抑制序列矢状位检查。

　　（1）矢状位观察：颈段生理弧度前凸，椎体呈方形，颈髓为一圆锥状结构。在
颈膨大稍粗，在T1和T2加权像上呈均匀等信号；椎间孔在斜矢状位显示较好，呈
卵圆形，其间可见点状神经根信号（图5-52，图5-53）。

　　（2）横断位观察：椎体与椎间盘呈卵圆形，自上而下逐渐增大，两侧钩突呈低
信号位于外侧，在T2WI上椎间盘髓核呈高信号，周围可见环形低信号纤维环，椎
体两侧横突孔内可见椎动脉流空影，T1WI上呈低信号，T2WI上呈高信号；椎管中
央可见等信号颈髓，周围可见环形T2WI高信号脑脊液影，硬膜囊前外侧可见点状
等信号神经根（图5-54）。

2.胸段MRI正常表现

　　（1）矢状位观察：生理弧度后凸，椎体呈方形（图5-55），椎体侧后方有一对肋
凹和肋骨头形成肋椎关节；椎间盘前后厚薄一致，前后纵韧带固定着椎间盘的位置，
故胸段椎间盘突出相对较少。脊髓位于蛛网膜下隙的中央，呈等信号均匀分布；在
胸12椎体处形成腰骶膨大，然后迅速缩小为脊髓圆锥，在经椎间孔T2矢状位上清
楚显示神经根（图5-56）。

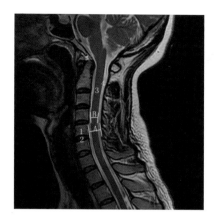

图 5-52　颈段 MRI 正常正中矢状位
（T2WI）解剖及测量

1.C5 椎体；2.C5～C6 椎间盘；3. 颈髓；4. 蛛网膜
下隙；A. 椎管前后径；B. 颈髓前后径

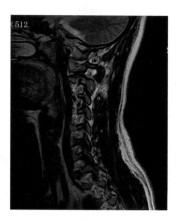

图 5-53　颈段 MRI 正常经椎间孔矢状位
（T2WI）解剖

1. 椎动脉；2. 颈 3 脊神经节；3. 颈 3 下关节突；
4. 颈 4 上关节突；5. 横突棘肌；6. 竖脊肌；
7. 头夹肌；8. 头半棘肌；9. 斜方肌

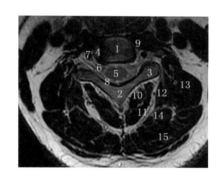

图 5-54　颈段 MRI 正常经椎间盘横断位（T2WI）解剖

1.C4 椎体；2.C4 椎板；3.C4 棘突；4.C4 关节突关节；
5. 脊髓；6. 椎动脉；7. 颈动脉；8. 颈静脉；9. 颈长肌；
10. 多裂肌；11. 颈半棘肌；12. 头半棘肌；13. 夹肌；
14. 斜方肌；15. 前斜角肌

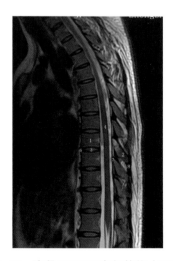

图 5-55　胸段 MRI 正中矢状位（T2WI）
解剖

1.T8 椎体；2.T8 棘突；3. 椎间盘；4. 脊髓；
5. 蛛网膜下间隙；6. 前纵韧带；7. 黄韧带；
8. 棘上韧带

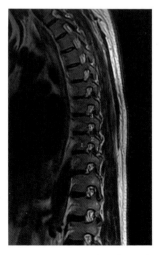

图 5-56　胸段 MRI 正常经椎间孔矢状位
（T2WI）解剖

1.T8 椎体；2.T8 椎弓根；3.T7 上关节突
4.T8 下关节突；5. 椎间孔

（2）横断位观察：椎体与椎间盘呈心形，T2WI 相椎间盘呈高信号，周围纤维环呈低信号，椎体两侧有肋椎关节（图 5-57），椎体后方可见椭圆形脊髓，在胸 11～12 为脊髓圆锥，椎间孔可见两侧等信号点状或条索状信号影（图 5-58）。

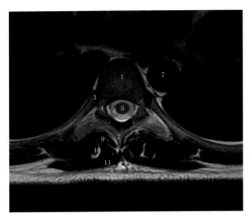 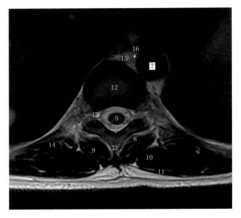

图 5-57　胸段经椎体 T2 横断面位（T2WI）　　**图 5-58　胸段经椎间盘横断位（T2WI）**

1. 胸 7 椎体；2. 胸 7 棘突；3. 肋骨头；4. 椎弓根；5. 脊髓；6. 蛛网膜下隙；7. 胸主动脉；8. 回旋肌；9. 多裂肌；10. 胸竖脊肌；11. 斜方肌；12. 胸 8～9 椎间盘；13. 椎间孔；14. 肋间肌；15. 奇静脉；16. 胸导管

3. 腰椎 MRI 正常表现

（1）矢状位观察：腰段生理弧度呈前凸，腰椎椎体呈长方形，椎体骨质信号均匀，椎体正中可见条状长 T2 信号椎静脉影，椎体、关节突关节、椎弓、椎板及棘突 T1 信号略高，T2 呈中等信号，骨皮质 T1、T2 信号均呈低信号；椎间盘髓核呈 T2WI 高信号，周围纤维环呈环形低信号（图 5-59）；前后纵韧带呈条状低信号，与骨皮质紧贴，不易分辨；脊髓圆锥末端位于腰 1 椎体层面，其下方可见马尾神经，T2WI 相上马尾神经呈低信号，与周围高信号脑脊液形成对比。经椎间孔矢状位上，椎间孔呈卵圆形，其间可见脊神经走形（图 5-60）。

（2）横断位观察：椎间盘呈卵圆形，T2WI 相呈高信号，周围环形纤维环低信号；其后方椎管内可见卵圆形硬膜囊，马尾神经呈等低信号，分布在硬膜囊内后方，与蛛网膜下隙积液高信号形成对比；硬膜外脂肪间隙呈高信号，在椎间孔层面可以清楚显示两侧脊神经；两侧黄韧带呈 V 形分布在椎板内侧（图 5-61）。

4. 骶尾椎 MRI 正常表现

（1）矢状位观察：骶椎生理弧度呈后凸，尾椎向前凸，骶尾椎骨松质内骨髓信号强度与脂肪含量、造血成分多少有关，常呈不均匀信号改变；采用脂肪抑制序列扫描后，呈均匀低信号（图 5-62）。

（2）横断位观察：第 1～3 骶椎与两侧髂骨构成骶髂关节，T1WI 相显示关节

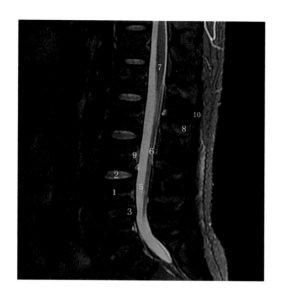

图 5-59 腰段 MRI 正中矢状位（T2WI）解剖

1. 腰 4 椎体；2. 腰 3 ~ 腰 4 椎间盘；3. 纤维环；4. 后纵韧带；5. 脊膜囊；6. 马尾和终丝；7. 脊髓圆锥；8. 腰 2 棘突；9. 椎静脉；10. 棘上韧带

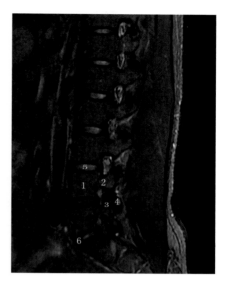

图 5-60 腰段 MRI 经椎间孔矢状位（T2WI）解剖

1. 腰 4 椎体；2. 腰 4 椎弓根；3. 腰 5 上关节突；4. 腰 4 下关节突；5. 腰 3 ~ 4 椎间盘；6. 纤维环

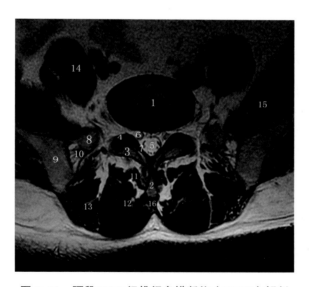

图 5-61 腰段 MRI 经椎间盘横断位（T2WI）解剖

1. 腰 5 椎间盘；2. 棘突；3. 下关节突；4. 上关节突；5. 脊膜囊；6. 神经根；7. 黄韧带；8. 骶骨；9. 髂骨；10. 骶髂后韧带；11. 回旋肌；12. 多裂肌；13. 竖脊肌；14. 腰大肌；15. 髂肌；16. 棘上韧带

间隙呈线状低信号，T2WI相呈高信号，边缘光滑锐利，骶髂关节间隙正常宽度为2～3mm；骶管自骶2水平向小，其内可见多支骶神经影（图5-63）。

（3）斜冠状位观察：骶尾椎扫描常采用沿着骶骨长轴平行定位扫描斜冠状位检查，可以清晰显示两侧骶髂关节、骶前孔（图5-64）。骶孔内可见等信号脊神经，周围环绕脑脊液；骶髂关节上部耳状面与髂骨相连，为非骨性连接，下部骶髂关节间隙宽约3mm。

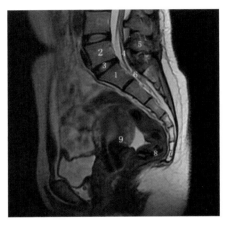

图5-62　骶尾椎MRI正中矢状位（T2WI）解剖

1. 骶1椎体；2. 腰5椎体；3. 腰5～骶1椎间盘；4. 马尾；5. 腰5棘突；6. 骶管；7. 尾椎；8. 直肠；9. 子宫

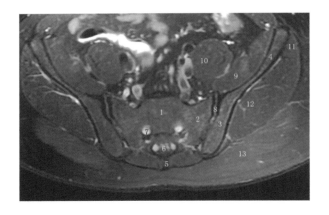

图5-63　骶尾椎MRI横断位（T2WI）解剖

1. 骶骨；2. 骶骨翼；3. 髂骨；4. 髂骨翼；5. 骶正中嵴；6. 骶管；7. 骶孔；8. 骶髂关节；9. 髂肌；10. 腰大肌；11. 臀小肌；12. 臀中肌；13. 臀大肌

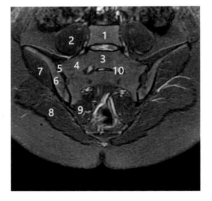

图5-64　骶尾椎MRI斜冠状位（STIR）解剖

1. 腰5椎体；2. 腰大肌；3. 骶骨；4. 骶骨翼；5. 骶髂关节；6. 髂骨；7. 臀中肌；8. 臀大肌；9. 梨状肌；10. 骶孔、骶神经根

二、脊柱异常MRI表现

1.骨髓异常

（1）黄骨髓红髓化和红骨髓黄髓化：黄骨髓红髓化多见于体内造血功能活跃，表现为正常黄骨髓转变为红骨髓，可见斑片状、岛状T1WI信号减低，T2WI信号稍高区域，边界显示欠清；黄骨髓红髓化除生理性外，病理性常见于贫血、转移性骨肿瘤（图5-65）。红骨髓黄髓化常见于再生障碍性贫血和放化疗患者，常表现为T1均匀高信号。骨髓纤维化或骨髓异常增殖症患者，多次输血所致骨髓含铁血黄素沉积症患者，MRI表现为所有序列呈低信号。

（2）骨髓损伤：脊柱骨髓损伤常见于急性外伤或各种退行性改变，致使椎体或关节突关节撞击引起椎体骨髓水肿，MRI表现为长T1长T2信号改变，脂肪抑制序列呈高信号改变（图5-66）。

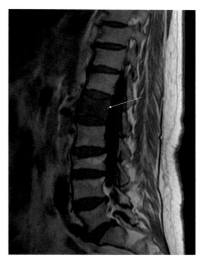 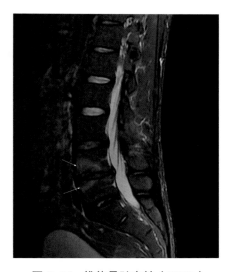

图 5-65　转移性骨肿瘤黄骨髓红髓化（T1WI）　　　图 5-66　椎体骨髓变性（STIR）

2.骨质异常

（1）脊柱骨折：脊柱骨折常见于外伤，可分为爆裂性骨折和压缩性骨折。爆裂性骨折常见于交通意外和高处坠落，常合并多脏器损伤，临床常采用螺旋CT薄层扫描来确定骨折部位和脱位情况。如需了解脊髓损伤情况或椎体楔形改变是否为新鲜骨折，常需进一步MRI检查。MRI常规T1WI、T2WI相上可观察到骨皮质断裂，矢状位椎体高度变扁等异常；还可观察到椎管内有无骨碎片及脊髓受压情况。急性脊柱压缩性骨折，T1WI矢状位上可见楔形改变，椎体内线状低信号影，T2WI和脂肪抑制相上呈高信号线状影（图 5-67 ）。

（2）骨质增生：脊柱椎体骨质增生，MRI 表现为椎体边缘呈尖角样骨赘，T1WI、T2WI 均呈低信号，骨赘表面为低信号。其内骨髓信号，可根据硬化程度不同而改变。

（3）骨质破坏：局部骨质被病理组织替代所造成的骨结构消失，称为"骨质破坏"。常见于炎症、肉芽组织、肿瘤或肿瘤样病变。MRI 表现为正常的骨小梁结构消失，如骶髂骨多发性转移瘤 T1WI 上常呈等低信号（图 5-68 ），T2WI 呈等高信号（图 5-69 ），DWI 弥散呈高信号（图 5-70 ）；临床常根据破坏的部位、数目、大小、形态、边界和邻近骨质、软组织反应等征象，进行综合分析。

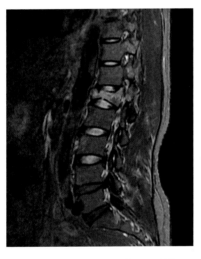

图 5-67　腰 1 椎体急性压缩性骨折（STIR）

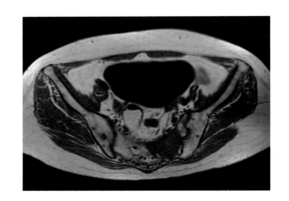

图 5-68　骶髂部多发性转移瘤（T1WI）

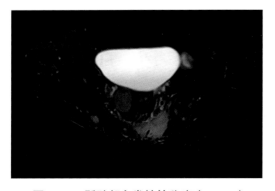

图 5-69　骶髂部多发性转移瘤（T2WI）

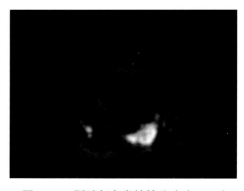

图 5-70　骶髂部多发性转移瘤（DWI）

3.椎间盘突出

MRI检查可以很好地显示椎间盘突出部位、大小形态、信号特征、硬膜囊及神经根受压等改变，是椎间盘突出症的首选检查方法。

椎间盘突出症影像学分型：椎间盘膨出（disk bulges）、椎间盘突出（disk protrusion）、椎间盘脱出（disk extrusion）及髓核游离（free fragment disk）等。

根据突出物的形态及突出位置分型：分为中央型、侧旁型、侧后型、许莫结节（Schmorl nodules，SN）。

（1）椎间盘变性：椎间盘的髓核由胶质基质组成。10岁以后，髓核自其腹侧与背侧边缘开始纤维化，髓核的大分子糖蛋白分解，胶原含量增加，含水随年龄增加而逐步递减；变性椎间盘在T2WI上信号减低，低于正常椎间盘信号，椎间盘真空现象在T1WI和T2WI均呈无信号区。

（2）椎间盘突出直接征象

①椎间盘膨出：颈5～颈7、腰4～骶1椎间盘最容易发病。轴位上椎间盘均匀向周围膨隆，膨隆范围占椎间盘圆周的50%～100%，膨出部分短径＜3mm（图5-71）。矢状位上椎间盘向后膨出。

②椎间盘突出：颈5～颈7、胸6～胸11、腰3～骶1椎间盘好发，影像学常把椎间盘凸出和脱出，合并称为"椎间盘突出"。椎间盘边缘髓核局限性突出并与椎间盘相连，突出髓核呈等T1WI等低T2WI信号（图5-72）。中央型椎间盘突出为髓核通过纤维环后部中央凸出；侧旁型突出为椎间盘突出常见类型，突出髓核位于纤维环后部两侧，侧后型为突出髓核位于椎间孔或椎间孔以外；可分为根肩型（图5-73，图5-74）和根腋型（图5-75），根肩型突出髓核位于神经根外前方，根腋型突出髓核位于内前方。

③椎间盘游离（free fragment disk）指脱出的髓核与椎间盘母体分离，落入椎间盘平面上下椎管，呈T1WI等信号T2WI等低信号；游离髓核因有炎性肉芽组织包绕，增强后病灶边缘环形强化，中央部位呈低信号，形成"牛眼征"（图5-76，图5-77）；MRI矢状位图像显示最佳。

④许莫结节：椎间盘在压力作用下或经薄弱的软骨终板疝入椎体，即Schmorl结节，是一种特殊类型的椎间盘突出，又称"髓核压迹"。MRI可见椎间盘组织直接进入缺损处，其周围骨质可见硬化，急性期表现为T1WI低信号、T2WI高信号改变（图5-78）。

（3）椎间盘突出间接征象：硬膜囊前方脂肪间隙消失或变小，神经根受压移位；侧隐窝、椎管狭窄；脊髓不同程度损伤变性，脊髓型颈椎间盘突出多见；MRI脂肪抑制序列显示最佳，呈等T1长T2条片状信号改变（图5-79），增强扫描未见明显

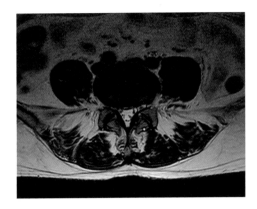

图 5-71　腰椎间盘膨出

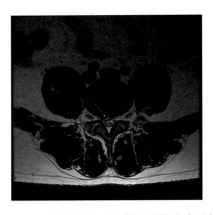

图 5-72　腰椎间盘突出（箭头所指突出髓核）

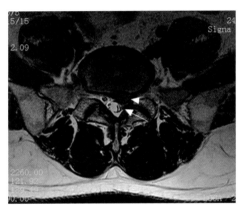

图 5-73　根肩型腰椎间盘突出（三角形为突出髓核，长箭头为左侧神经根）

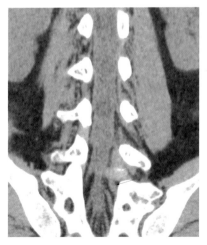

图 5-74　根肩型腰椎间盘突出（CT 冠状位）（白箭头为突出髓核，黑箭头为左侧神经根）

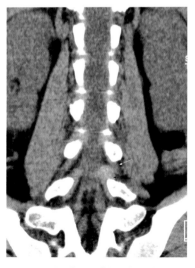

图 5-75　根腋型腰椎间盘突出（CT 冠状位）（白箭头为神经根，黑箭头为突出髓核）

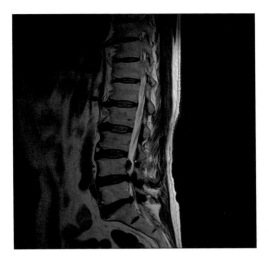

图 5-76 腰椎间盘髓核游离（箭头为游离髓核）

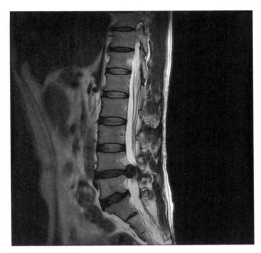

图 5-77 腰椎间盘髓核脱出游离

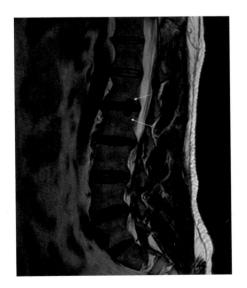

图 5-78 腰 1 ~ 2 椎体许莫结节
（T2WI）CT 像

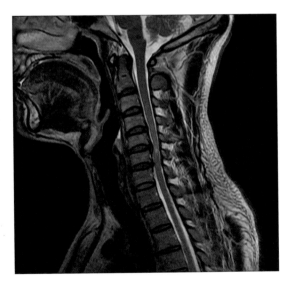

图 5-79 颈 5 ~ 6 椎间盘突出致颈髓变性

强化。

4.脊椎终板及邻近椎体骨髓的改变

脊椎终板变性是椎间盘退变时，终板邻近椎体内的骨髓信号的改变。终板是覆盖的椎体表面的一层软骨，常因椎体外伤，老年性退变等原因，引起椎体终板软骨损伤，引起局部的无菌性炎症。

终板炎是椎间盘退变在MRI上的一种特殊表现，它是椎间盘发生退变后，终板的保护作用减弱或丧失，引起邻近椎体松质骨水肿→脂肪浸润→纤维化、硬化。Modic等将这种椎体的演化过程，通过MRI的成像特点，将其分为3型。

（1）Ⅰ型：退变椎间盘引起邻近松质骨水肿。其病理学表现为组织学上的水肿，与终板裂缝和软骨下骨髓血管化增加有关；合并有显微骨折现象，表现为T1WI上呈低信号、T2WI上呈高信号（图5-80，图5-81，图5-82）。

（2）Ⅱ型：邻近椎体脂肪浸润，其病理学表现为骨髓脂肪变性（红骨髓为黄骨髓所替代或骨髓缺血坏死）；表现为T1WI上呈高信号、T2WI上呈中等稍高信号，脂肪抑制序列呈低信号（图5-83，图5-84，图5-85）。

（3）Ⅲ型：组织学改变为终板区常有编织骨形成的骨硬化区。其病理学表现为骨髓脂肪沉积均已被硬化骨所替代；表现为在T1WI和T2WI上邻近椎体的软骨下区皆为低信号，多见于老年脊柱椎体。Ⅰ型可转化为Ⅱ型，Ⅱ型及Ⅲ型为慢性改变，可在数年内保持稳定。

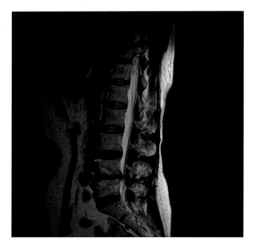

图5-80　终板变性 Modic Ⅰ型（T2WI）

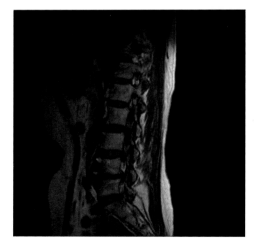

图5-81　终板变性 Modic Ⅰ型（T1WI）

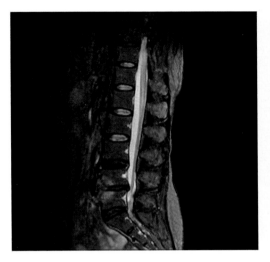

图 5-82　终板变性 Modic Ⅰ型（STIR）

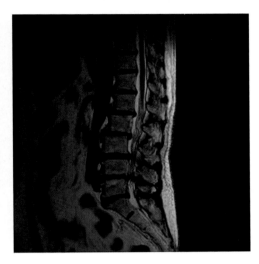

图 5-83　终板变性 Modic Ⅱ型（T2WI）

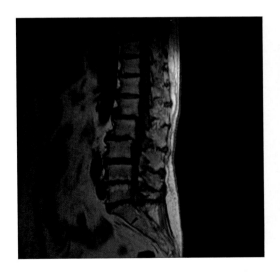

图 5-84　终板变性 Modic Ⅱ型（T1WI）

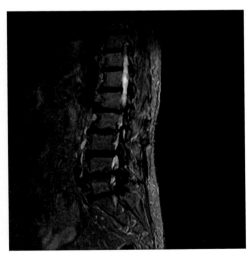

图 5-85　终板变性 Modic Ⅱ型（STIR）

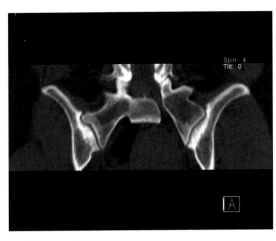

图 5-86　骶髂关节致密性骨炎（CT 冠状位）

5.骶髂关节病变

（1）致密性骨炎：见于女性，妊娠或产后发病较多，表现为骶髂关节髂骨侧的局限性骨硬化，不累及骶髂关节间隙及骶骨；髂骨硬化缘与正常骨分界清晰，无骨质破坏，不侵犯脊柱。（图5-86）

（2）骶髂关节结核：一般累及单侧骶髂关节，关节面骨质破坏，破坏区内可见沙砾样死骨，软骨下无骨质增生硬化。

（3）强直性脊柱炎：是一种以中轴关节慢性炎为主的全身疾病，常见于男性和组织相容抗原B27阳性者。病变常开始于骶髂关节，并逐渐向上蔓延至腰、胸及颈椎。四肢及大关节亦可受累，并侵及关节囊及其周围韧带；少数患者可侵及心脏、升主动脉，且本病存在家族分布倾向。在少动关节如骶髂关节，表现为软骨炎和软骨关节面下骨炎，以后软骨破坏，被纤维组织取代，形成完全性骨性强直，关节面下骨质可有囊状破坏区及反应性骨硬化。在可动关节，如四肢大关节及骨突关节，滑膜增厚形成滑膜血管翳，继之软骨，继之软骨下骨质被血管翳破坏，最后形成骨性强直。椎间盘由纤维组织代替髓核并延伸至纤维环，纤维组织穿破纤维环及软骨终板，累及前纵韧带及终板下骨质，最后形成椎前韧带钙化和椎间隙狭窄。

①骶髂关节：AS 从骶髂关节开始，自下而上累及脊柱，少数病例可从颈椎或下胸椎开始向下扩延；早期关节边缘模糊，主要累及髂骨侧；随后关节软骨受侵，表现为关节间隙假性增宽、关节面呈锯齿状或串珠状骨破坏、周围可有骨质硬化；最后关节间隙变窄、消失，发生骨性强直（图5-87）。

②脊柱改变：由于椎体前缘上下角韧带附着处发生骨炎，称为"附丽病"（图5-88），可分为侵蚀性和非侵蚀性两种。椎体前缘正常凹陷消失，形成方形椎；关节突关节骨破坏，关节面不光滑，关节面下骨质缺损伴边缘硬化，关节间隙变窄、消失，最后形成骨性强直；脊柱周围韧带、黄韧带均可出现钙化；晚期出现软组织钙化和脊柱两侧的骨桥，使脊柱呈"竹节状"；脊柱后突，寰枢关节脱位；四肢近侧大关节受累，常对称分布，关节边缘骨赘形成和骨性强直，关节面下骨质缺损及边缘性骨质硬化。

MRI早期表现主要为骶髂关节面下骨髓水肿，表现为小片状长 T1 长 T2 信号

（图5-89，图5-90）；DWI序列可以发现人体组织含水量的细微改变所导致的早期形态学和病理学变化，是目前能够观察到活体水分子微观扩散的唯一方法，b值为400的所得图像可见弥散受限呈高信号（图5-91）；且可以利用表观弥散系数值（apparent diffusion coefficient，ADC）对组织中水分子弥散速度的快慢进行量化描述。晚期椎管显著增宽，硬膜囊扩大，甚至憩室形成（图5-92，图5-93，图5-94）。

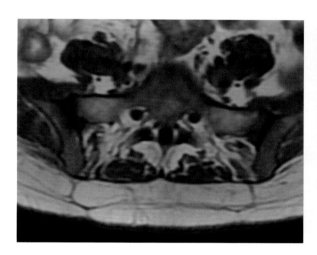

图 5-87　骶髂关节间隙狭窄变性（强直性脊柱炎）

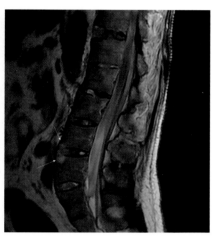

图 5-88　附丽病（强直性脊柱炎）

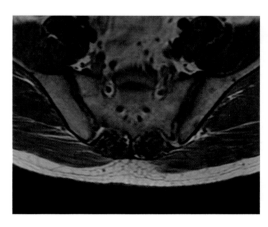

图 5-89　强直性脊柱炎骶髂关节早期（T1WI）

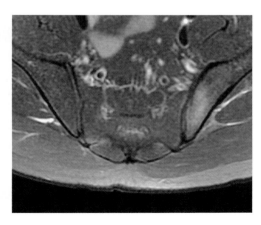

图 5-90　强直性脊柱炎骶髂关节早期（T2WI）

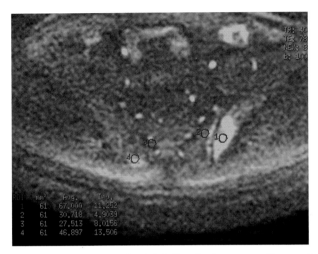

图 5-91　强直性脊柱炎骶髂关节早期（DWI，b 值 =400）

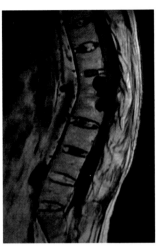

图 5-92　强直性脊柱炎伴憩室形成（T1WI）

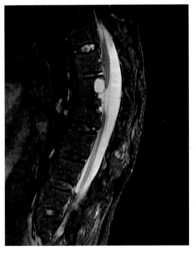

图 5-93　强直性脊柱炎伴憩室形成（T2WI）

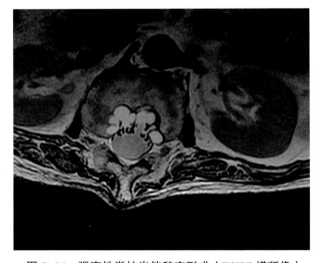

图 5-94　强直性脊柱炎伴憩室形成（T2WI 横断像）

（4）脊柱类风湿性关节炎：一种泛发的结缔组织病。当病变发展到一定程度时，可累及脊柱。在脊柱主要侵犯寰枢关节、颈椎关节，胸椎、腰椎的关节突关节可不受侵犯，偶尔可侵犯骶髂关节。

MRI 表现：寰枕区边缘性骨侵蚀，表现为枢椎齿状突、两侧枕骨髁和寰椎前、后弓及侧块的骨质边缘模糊，虫蚀状骨质破坏，以齿状突的后缘和尖部，寰椎前弓的后缘和侧块边缘多见（图 5-95，图 5-96）。颈部骨突关节面和椎体边缘的骨侵蚀，表现为椎小关节骨性关节面邻近椎间盘的椎体边缘毛糙模糊，晚期可致椎间隙变窄。

炎症致齿突周围韧带的软化、松弛、关节不稳，常表现为寰枢关节半脱位和小关节半脱位。此外，还可鉴别滑膜血管翳的类型，T2WI富血管区的血管翳呈高信号，乏血管区的血管翳呈中等信号，纤维性血管翳为低信号。在增强MRI上，富血管区的血管翳呈明显强化。

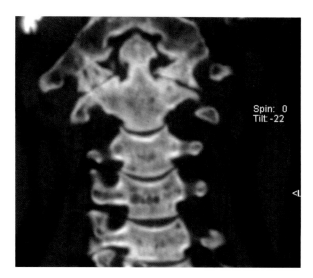

图 5-95　类风湿性关节炎寰枢关节骨质改变（CT 冠状位）

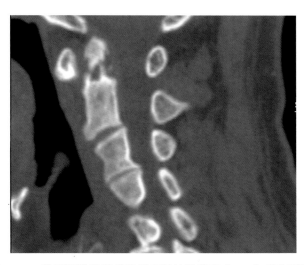

图 5-96　类风湿性关节炎齿状突侵蚀性改变（CT 矢状位重建）

第六章 脊柱的肌骨超声检查

第一节 超声检查方法及声像图特点

一、超声的概述

1.超声的概念

超声波（ultrasonic wave）是指频率在2万赫兹以上的机械震动波，简称"超声（ultrasound）"。能够传递超声波的物质，称为"超声介质"，包括各种液体、气体和固体。声波在介质内传播的过程中，由于介质的黏滞性、热传导性、分子吸收以及散射等因素，导致声能减少和声强减弱的现象，称为"声衰减（acoustic attenuation）"。在绝大多数软组织中，引起声衰减的主要原因是声吸收。在人体组织中，声衰减程度的一般规律是：骨组织（或钙化组织）＞肌腱（或软骨）＞肝脏＞脂肪＞血液＞尿液（或胆汁）。组织中含胶原蛋白和钙质越多，声衰减越大；体液内含蛋白成分多时，声衰减大。在超声诊断的频率范围内，生物软组织的声衰减系数大多与频率成正比，超声波频率越高，分辨力越好，衰减越强，穿透力越差；反之，频率越低，分辨力越差，衰减越弱，穿透力越强。超声波在传声介质中的传播特点是具有明确指向性的束状传播，这种声波能够成束地发射并用于定向扫描人体组织。

2.正常组织超声图像特点

（1）肌腱：超声波检查肌腱时，首先进行纵切面扫描，声束垂直于肌腱，以便观察肌腱的纤维结构。纵切面检查结束后，可进行横切面检查，动态扫描有利于观察肌腱的活动情况。由于肌腱主要由平行的胶原纤维组成，纵切面超声显示肌腱内部呈多条细线状平行排列的纤维束高回声；肌腱横切面可显示为圆形（如肱二头肌长头腱）、椭圆形（如跟腱）等形态。有腱鞘的肌腱，由于腱鞘内含有少量液体，横切面腱鞘显示为肌腱周围的无回声晕环。无腱鞘肌腱，超声显示为肌腱周围的线性偏高回声。

（2）骨骼肌：正常骨骼肌整体回声低于肌腱和皮下组织，其中肌束呈低回声，肌束外周包绕的肌束膜、外膜、肌间隔及薄层纤维脂肪组织等均呈较强的线状或条状高回声。纵切面骨骼肌束呈羽状、带状或梭状排列，横切面呈低回声，肌束间可见网状、带状及点状强回声分隔。

（3）韧带：由排列规则的纤维样结缔组织组成。其与肌腱结构的不同之处，在于韧带内相互交织的纤维较多，致使其组织结构和超声表现不如肌腱规则。绝大多数韧带在超声上均显示为连接相邻骨之间的、均匀的、带状偏高回声，厚度为2～3mm。

（4）滑囊：多数独立存在，少数与关节相通，大小从几毫米到几厘米不等。滑囊壁分为2层，外层为薄而致密的纤维结缔组织，内侧为滑膜内皮细胞，有分泌滑液的功能，正常的滑囊壁非常薄，超声难以分辨。超声显示的呈线状高回声的滑囊壁为滑囊内液体与滑囊周围组织的界面回声。滑囊内液体呈低回声，一般不超过2mm。皮下滑囊位置表浅，超声检查时探头一定要轻放，不要加压，且局部可涂一层较厚的耦合剂，以利于滑囊清晰显示。

（5）周围神经：由神经纤维组成，许多神经纤维集合成神经束，若干神经束组成神经干。周围神经一般含三层结缔组织膜（神经内膜、神经束膜和神经外膜）。多数神经与血管伴行或行走于骨纤维管内，超声检查时可利用神经附近的血管、骨骼等结构进行定位。检查时，可先在横切面显示神经，然后顺神经走形纵向追踪探查。正常周围神经纵切面的超声显示为束状结构，内部可见多条平行排列的低回声带，并以线状高回声相间隔。低回声带为神经束，在神经内纵行排列；线状高回声为神经束之间的神经束膜。横切面周围神经呈网状结构，其中低回声的神经束呈圆形，神经干周围被高回声的神经外膜所包绕。

（6）软骨：由软骨组织及其周围的软骨膜构成。软骨组织由软骨基质和软骨细胞构成。根据软骨基质内所含纤维不同，可将软骨分为透明软骨、纤维软骨和弹性软骨等三种。透明软骨超声显示为覆盖在关节面的条形无回声带，其深面为软骨下骨，呈平滑的线状强回声，后方伴声影，浅层为边界清晰、光滑锐利的细线状高回声，为软骨与其牵扯软组织之间的界面回声。纤维软骨由于其内纤维成分较多，故在超声上呈偏高回声，如膝关节半月板、肩关节盂唇等。

（7）骨组织：骨组织分骨密质和骨松质。前者分布于长骨的骨干、扁骨的内外板、短骨和不规则骨的表层；长骨骨密质厚而致密，由规则排列的骨板和骨细胞组成。骨松质由片状骨小梁构成，主要见于长骨骨骺和其他骨的内部。绝大部分超声波在骨表面被反射和吸收，难以穿透骨质，所以正常骨不能获得完整的超声图像。

在成人仅可见探头侧的骨皮质回声，骨髓内结构与正常骨膜不能显示。婴幼儿的骨组织未发育成熟，骨化不完全，有时可部分显像。正常骨皮质为连续性良好、平直光滑、致密的强回声带，其后方伴有声影。骨髓如能显像，则呈弱回声。骨骺端膨大，皮质较薄而光滑，其表面关节软骨为低回声。骨松质显示为带有散在点状强回声的弱回声区。

二、不同部位的超声检查方法及声像图特点

1.项部超声检查方法与声像图特点

（1）超声检查方法：受检者取俯卧位或侧卧位，借用枕头等物品，尽量使枕部与项部处于同一水平面。检查者将涂有耦合剂的高频超声探头置于受检者项部皮肤上，从上到下，从左到右，采用横切、纵切、斜切或冠状切，双侧对比扫查。必要时，可使用超声宽景成像技术。

（2）声像图特点：①C4～C5横突孔内椎动静脉纵切面声像图（图6-1）。其声像图的主要特点是红色的椎动脉从高回声的第5横突孔垂直上行至第4横突孔，椎动脉及椎静脉相互伴行，蓝色的椎静脉位于椎动脉前方，椎静脉前方可见低回声的颈长肌及胸锁乳突肌的纵切面，内可见纤维条状高回声结构。②椎动静脉横断面声像图的特点是可见椭圆形的椎动脉及椎静脉横断切面，蓝色的椎静脉位于红色的椎动脉前方；椎静脉内上方可见粗大的蓝色颈内静脉，外上方可见偏低回声的前斜角肌横断面，内呈点状及短条状高回声；前斜角肌深处可见颈5～7神经根横断面，呈类圆形低回声（图6-2）。③颈7棘突水平声像图特点，在强回声的颈7棘突和颈7横突

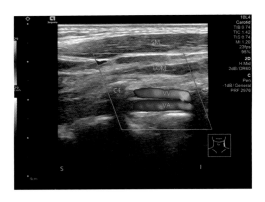

图 6-1　C4 ～ C5 横突孔内椎动静脉
声像图

SM. 胸锁乳突肌；LOM. 颈长肌；VV. 椎动脉；
VA. 椎静脉；C4、C5. 第 4 ～ 5 颈椎横突；
S. 上；I. 下

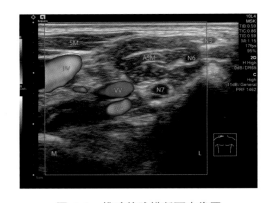

图 6-2　椎动静脉横断面声像图

SM. 胸锁乳突肌；IJV. 颈内静脉；VV. 椎动脉；
VA. 椎静脉；N5、N6、N7. 第 5 ～ 7 颈神经根；
ASM. 前斜角肌；M. 内侧；L. 外侧

之间可见低回声颈半棘肌，前方为低回声头夹肌，浅层为斜方肌，三者之间可见条带状高回声分隔，层次分明（图6-3）。

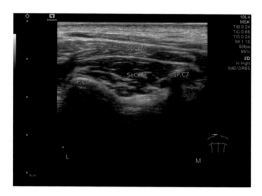

图6-3 颈7棘突水平声像图

TM. 斜方肌；SpCaM. 头夹肌；SeCeM. 颈半棘肌；TP.C7. 颈7横突；
SP.C7. 颈7棘突；M. 内侧；L. 外侧

2.胸背部超声检查方法与声像图特点

（1）超声检查方法：受检者取俯卧位，上肢置于身体的两侧，掌心向内，平行放置。检查者将涂有耦合剂的高频探头置于受检者胸背部皮肤上，以肩胛骨胸椎棘突与横突作为解剖定位标志，进行系统性胸背部高频超声实时扫查。主要采用横切、纵切、斜切及左右对比与彩色多普勒成像等方法进行高频超声实时扫查，并记录声像图及测量数据，必要时嘱受检者做主动或被动运动，以区别不同的肌腱、肌肉，根据需要对部分检查项目使用超声宽景成像技术。

（2）声像图特点

①肩背部第1肋骨纵切声像图特点：纵切声像图中强回声为第1～2肋骨的横断面伴其声影，第2肋骨前方肌肉为偏低回声的斜方肌、肩胛提肌、上后锯肌，内呈纤维条索样结构，肌间可见高回声分隔（图6-4）。

②第1胸椎横突及棘突横切声像图特点：第1胸椎横突和棘突呈强回声结构，后方伴宽声影，棘突旁线样强回声为椎板，椎板外侧与横突相接，其间肌肉由浅至深依次为：斜方肌、肩胛提肌、小菱形肌、大菱形肌等，呈不同层次的低回声（图6-5）。

③第3～4胸椎棘突水平胸椎棘突、棘上韧带及棘间韧带纵切声像图特点：胸背部第3～4胸椎棘突呈强回声结构，后方伴宽声影，棘上韧带位于胸椎棘突前方紧贴皮下，棘间韧带位于相邻两个胸椎棘突之间低回声结构，向后与棘上韧带交织（图6-6）。

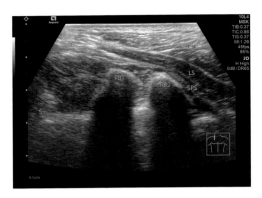

图 6-4   肩背部第 1 肋骨纵切面声像图

TM. 斜方肌；RB1. 第 1 肋骨横断面；RB2. 第 2 肋骨横断面；SPS. 上后锯肌；LS. 肩胛提肌；S. 上；I. 下

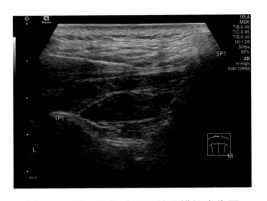

图 6-5   第 1 胸椎横突及棘突横切声像图

SM. 胸锁乳突肌；TP1. 第 1 胸椎横突；SP1. 第 1 胸椎棘突；M. 内侧；L. 外侧

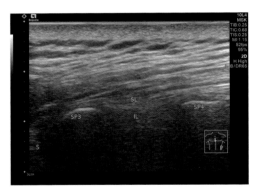

图 6-6   第 3 ~ 4 胸椎棘突、棘上韧带及棘间韧带纵切声像图

SL. 棘上韧带；IL. 棘间韧带；SP7. 第 7 胸椎棘突；SP8. 第 8 胸椎棘突；S. 上；I. 下

④第 7 ~ 8 胸椎棘突、棘上韧带及棘间韧带纵切声像图特点：与图 6-6 比较，第 3 ~ 4 胸椎棘突向后，棘突间的间隙较宽，第 7-8 胸椎棘突向后下，棘突间的间隙较窄，呈叠瓦状改变（图 6-7）。

⑤第 7 ~ 8 胸椎上下关节突及其关节毗邻肌肉纵切声像图特点：第 7 ~ 8 胸椎上、下关节突为线样强回声，其间低回声为关节突关节，关节突浅方肌肉依次为：斜方肌、背阔肌、下后锯肌腱膜、胸棘肌、胸半棘肌、多裂肌、回旋肌。（图 6-8）

3. 腰背部超声检查方法及声像图特点

（1）超声检查方法：受检者取俯卧位，腹部可垫一薄枕，使腰背部尽量平直。检查者将涂有耦合剂的超声探头直接置于受检者腰背部皮肤表面上，自上而下，采用纵切、横切、斜切实时扫查腰背部各组织结构。当获得理想的声像图时，保存图

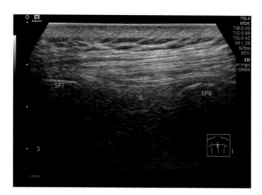

图6-7　第7～8胸椎棘突、棘上韧带及棘间韧带纵切声像图

SL. 棘上韧带；IL. 棘间韧带；SP7. 第7胸椎棘突；SP8. 第8胸椎棘突；S. 上；I. 下

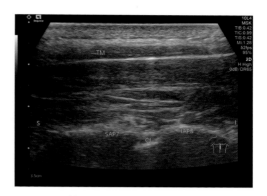

图6-8　第7～8胸椎上、下关节突及其关节、毗邻肌肉纵切声像图

TM. 斜方肌；SAP7. 第7胸椎下关节突；IAP8. 第8胸椎上关节突；S. 上；I. 下

像并记录数据。扫查过程中注意双侧对比观察，排除各项异性"伪像"，根据需要配合应用超声宽景成像。

（2）声像图特点

①第4～5肋间水平神经纵切声像图特点：第4～5肋骨横断面为半弧形强回声后伴声影，肋骨旁肌肉从浅至深依次为：斜方肌、大菱形肌、最长肌、肋间外肌，肋间血管与神经位于肋间内膜与胸内筋膜之间；肋骨的下方，排列从上至下依次为肋间静脉、肋间动脉、肋间神经，胸内筋膜深方为胸膜，呈高回声（图6-9）。

②第8胸椎横突与肋骨平面横切声像图特点：第7胸椎棘突呈强回声结构，后方伴宽声影，棘突旁线样强回声为第8胸椎椎板，椎板外侧与第8胸椎横突相接，横突外侧为肋骨及肋横突关节与肋横突外侧韧带（图6-10）。

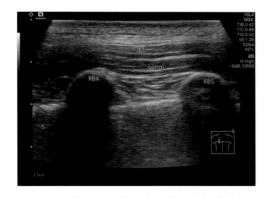

图6-9　第4～5肋间水平神经纵切声像图

RB4、RB5. 第4～5肋骨横断面；TM. 斜方肌；Longi. 最长肌；TF. 胸内筋膜；P. 胸膜，胸膜上方为肋间神经；S. 上；I. 下

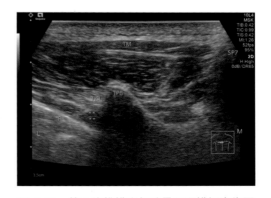

图6-10　第8胸椎横突与肋骨平面横切声像图

TP8. 第8胸椎横突；SP7. 第7胸椎棘突；TM. 斜方肌；LCL. 肋横突外侧韧带；*. 肋横突关节间隙；S. 上；I. 下

③矢状切面腰 3 ~ 4 棘突间隙声像图特点：在棘突之间的声窗内，由浅至深依次为棘上韧带、棘间韧带、黄韧带、背侧硬脊膜、腹侧硬脊膜、后纵韧带、椎体。黄韧带与背侧硬脊膜之间为硬膜外腔，腔内被高回声脂肪充填；背侧硬脊膜与腹侧硬脊膜其间的硬膜囊腔内呈均匀一致的低回声（图 6–11）

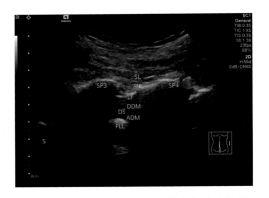

图 6–11　矢状切面腰 3 ~ 4 棘突间隙声像图

SP3. 第 3 腰椎棘突；SP4. 第 4 腰椎棘突；SL. 棘上韧带；AL. 棘间韧带；LF. 黄韧带；DDM. 背侧硬脊膜；ADM. 腹侧硬脊膜；DS. 硬膜囊；PLL. 后纵韧带；S. 上；I. 下

4. 骶尾部超声检查方法及声像图特点

（1）超声检查方法：受检者取俯卧位，下腹部可垫一薄枕，使骶骨尽量保持在水平面。检查者将涂有耦合剂的超声探头置于受检者骶尾部皮肤表面上，自上而下、从左到右，采用横切、纵切、斜切实时扫查骶尾部的肌肉、骨骼、韧带、血管，采集声像图，并记录数据。

（2）声像图特点

①右侧坐骨大孔坐骨神经梨状肌超声声像图特点：骶骨与坐骨棘为线性强回声，后方伴声影；骶骨与坐骨棘之间可见内上方及外下方的动脉血流信号，该血流信号对应的结构分别为臀上动脉、臀下动脉及阴部内动脉，其中臀上动脉出自梨状肌上孔，臀下动脉、阴部内动脉出自梨状肌下孔；臀上动脉与臀下动脉之间的低回声区为梨状肌，梨状肌内的肌纤维可见；阴部内动脉毗邻的筛网状结构为坐骨神经；坐骨大孔浅方为臀大肌声像。（图 6–12）

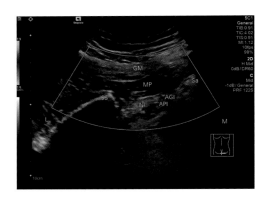

图 6–12　右侧坐骨大孔、坐骨神经、梨状肌的超声声像图

ISS. 坐骨棘；GM. 臀大肌；MP. 梨状肌；NI. 坐骨神经；AGI. 臀下动脉；API. 阴部内动脉；Sa. 骶骨；M. 内；L. 外

②腰骶棘间韧带超声声像图特点：第 5 腰椎棘突与第 1 骶正中嵴呈宽大的强回声弧形光带，后方伴声影；L5 与 S1 之间的略强带状强回声为腰骶棘间韧带；腰骶棘间韧带浅方的软组织，自浅至深依次为皮肤、皮下脂肪、胸腰筋膜后层。（图 6–13）

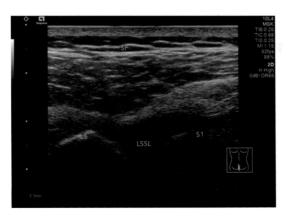

图 6-13　腰骶棘间韧带超声图

L5. 第 5 腰椎棘突；S1. 第 1 骶正中嵴；LSSL. 腰骶棘间韧带；SF. 皮下脂肪；M. 内；L. 外

第二节　肌骨超声的临床价值

随着高频超声诊疗设备的日益发展及其在肌肉骨骼系统相关疾病诊断中的应用，已经成为超声界的热点。传统的检查方法多为 X 线、CT 及磁共振成像。X 线主要针对骨骼病变，对软组织病变缺乏灵敏性；CT 可以显示骨骼及软组织结构，但由于是断层显像，难以明晰软组织之间的空间结构关系；高频超声能够清晰显示肌肉、肌腱、韧带、血管等走行变化及空间关系；磁共振成像可以识别骨骼及软组织的损伤，是目前对诊断肌肉骨骼系统病变的首选方法，但检查费用高。相对于磁共振成像而言，超声检查具有经济、便捷、无射线损害、可重复及实时动态观察等优点。近年来，宽景超声成像在肌肉骨骼系统有著广泛的应用，尤其适用于腰椎间盘突出症及强直性脊柱炎的辅助诊断。

一、脊柱病的超声临床诊断

1. 腰椎间盘突出症

主要表现为矢状径增大，椎间盘后缘弧状凹陷消失，椎管变狭窄，椎管内透声性较差，出现斑片状强回声。同时采用超声分别观察俯卧位时，观察 L4～L5 节段双侧多裂肌的前后径、横径、多裂肌扁平率及横截面积。慢性腰椎间盘突出症患者的双侧多裂肌均存在不同程度的萎缩，以疼痛侧改变较为明显，呈现出双侧多裂肌的不对称性改变。另外，超声在对腰椎间盘突出症患者压迫神经根后引起的炎性表现及血流方面的观察效果较好。因其有连续成像功能，可用来观察液体的扩散过程，对具体血管进行清晰观察。

2. 强直性脊柱炎（AS）

（1）AS 的髋关节病变超声诊断：强直性脊柱炎是以侵犯骶髂关节和脊柱等中轴关节为主的慢性炎症性疾病，75% 患者可出现外周关节受累，髋关节病变多见，是 AS 致残的主要因素及预后不佳最敏感的指征，早期诊断和治疗对提高疗效、降低致残率有重要意义。髋关节病变早期病理变化是滑膜炎，表现为滑膜的增生和渗出，逐渐侵蚀到软骨和软骨下骨，当 X 线和 CT 发现异常时，病情已非早期，磁共振是诊断髋关节病变的敏感方法之一，但其费用昂贵，操作复杂，难以推广。超声检查操作简便、费用低、无放射性，可重复进行，髋关节周围少量积液和软组织轻度肿胀常无症状和体征，而超声对此具有明显优势。超声诊断强直性脊柱炎的髋关节病变主要有如下表现。

①髋关节周围软组织肿胀和关节积液：髋关节周围软组织增厚，回声增强，关节腔内探及液暗区。这是髋关节病变的早期超声表现。

②髋关节软骨损伤：正常的透明软骨在超声下表现为边界清晰，厚度基本一致，回声均匀的低回声带。当软骨受损时，超声表现为股骨头软骨低回声带回声增强，厚度不均，回声不均匀，边界不清楚。这提示软骨透明度的丢失和软骨软组织界面完整性的丢失，是提示软骨受损具有特征性的超声表现。

③髋关节骨质破坏：早期骨质破坏的典型超声表现为沿关节软骨边缘的骨轮廓有"火山口"样缺损，即边缘侵蚀。骨质破坏进一步加重时，超声可见骨皮质强回声线断裂及游离的强回声骨片。

（2）AS 骶髂关节活动性评估：结合彩色多普勒超声血流成像（CDFI）评估骶髂关节的血流。AS 骶髂关节炎活动期与静止期相比，骶髂关节血流丰富程度（血流分级）、关节内血流、关节外血流、动脉血流、静脉血流、舒张期正相及反相血流均有增加。正常骶髂关节一般无血流显示或显示为高阻血流、舒张期反相血流；活动期强直性脊柱炎患者的骶髂关节血流丰富程度增加、阻力指数（RI）值降低。因此，CDFI 可通过骶髂关节血流 RI、血流分级、静脉血流等指标为 AS 患者骶髂关节炎活动性提供诊断依据，以 RI 单独诊断的价值最高。若联合应用骶髂关节血流 RI、血流分级、静脉血流三项指标，则具有更高的诊断价值。

具体参数如下：①观察并记录骶髂关节的血流丰富程度，超声将其分为四级。无血流信号为 0 级，探及 1~2 个点状血流为 1 级，短棒状或 3 个以上的点状血流为 2 级，长条状及更丰富的血流为 3 级。②观察并记录骶髂关节内或关节外有血流显示的关节。③观察并记录有动脉或静脉血流显示的骶髂关节。④观察并记录有舒张期正相或反相动脉血流的关节。⑤测量关节内外所有舒张期正相动脉血流RI，以最低处的RI为准。

（3）AS临床疗效的超声评估：AS最基础的病理改变是附着端炎，它包括骶髂关节炎和外周附着端炎。活动期AS患者的特征是炎症性腰背痛，反复的外周关节炎和附着端炎，晚期才出现骨质的侵蚀破坏。X线检查可显示脊柱、骶髂关节处的骨质改变，却难以显示软组织及软骨病变，所以X线只适用于对病变进行长期的追踪观察，而不能对AS患者的近期疗效做出准确评价。目前抗TNF-α抑制剂治疗AS患者疗效主要是根据临床症状、体征、实验室检查和影像学等方面来综合判断。而彩色多普勒超声对AS患者疗效的评价更有优势，具体方法如下。

①通过CDFI测量关节内外血流的阻力指数：活动期骶髂关节炎患者在抗炎症治疗过程中，如果阻力指数逐步增高，甚至达到正常人相似的水平，则提示治疗有效。

②超声评估外周附着端炎的治疗效果：包括双侧骶髂关节、双侧跟腱、双侧胫侧副韧带、双侧腓侧副韧带、双侧股直肌腱、双侧髌韧带12个部位的超声声像图表现。外周附着端炎的阳性标准为声像图见附着端回声增高或毛糙或彩色血流增多。通过比对上述各部分治疗前后超声特征，如果外周肌腱端炎的阳性率明显下降，则提示治疗有效。

二、软组织的超声临床诊断

1.肌炎及腱鞘炎

国内关于肩袖肌腱炎报道较多，尤其以冈上肌钙化性肌腱炎多见。肌炎是指肌纤维之间结缔组织发生的炎症，外伤性肌炎是临床上最多见的类型。在化脓性肌炎声像图上，早期表现为局限性的肌肉水肿增厚，伴有纤维的扭曲变形；其旁可见边界不清的低回声液性区，彩色多普勒可见其炎性区血流信号较丰富。脓肿形成时，肿块中间表现为液性暗区，其内可见强回声碎片漂浮。腱鞘炎在超声上表现为受累肌腱增粗，腱鞘内积液，腱鞘内及周围组织充血；慢性期多有肌腱周围滑膜增殖，并可见肌腱内强回声钙化伴声影，多普勒成像在腱鞘周围炎症区的血流信号增多。

2.肌肉损伤

肌肉损伤多由外伤及拉伤引起。超声检查结果，按肌肉损伤程度分为单纯肌肉挫伤、单纯肌间血肿及肌内血肿。单纯肌肉挫伤超声，仅表现为局部肌纹理回声增高或减低。单纯肌间血肿超声，主要表现为肌肉之间长条状液性暗区，肌肉纹理尚清晰、连续。肌内血肿超声，主要表现为肌肉局部或完全连续性中断，梭形或不规则形低回声区，肌肉断端回缩、增粗较显著。高频超声不仅可以观察肌肉损伤部位、大小、形态、边界及与周边软组织关系等，还可以根据内部回声的强弱程度判断其是新鲜血肿还是陈旧性血肿，新鲜血肿回声偏低，陈旧性血肿回声增强。因此，肌肉损伤的超声影像为指导临床医师制定治疗方案及追踪观察诊疗结果提供了方便。

3.神经损伤

临床常见的神经损伤为神经断裂和神经卡压。神经断裂可分为部分断裂及完全断裂，神经卡压可引起神经功能的丧失，大多可逆。神经完全断裂超声，表现为神经的线样强回声连续性中断，断端回缩，呈梭形增粗。神经部分断裂超声，表现为神经部分连续，可见部分正常神经结构，受损区内回声模糊，层次结构紊乱。受卡压侧神经纤维较健侧肿胀增粗，回声减低，内部结构模糊。因此，高频超声可以明确神经受卡压的部位和原因，对指导治疗、估计预后有重要价值。

4.血管损伤

血管损伤，包括血管断裂、血管挫伤、血管痉挛、血管受压，其中项部血管断裂中常见的是假性动脉瘤及动静脉瘘。长时间血管损伤会引起血栓，血栓在超声下表现为静脉增宽，内部被暗淡光团充填，多呈低回声，探头加压后，管径无变化，彩色多普勒血流图显示未见明显血流信号。慢性血栓肌化后可以再通，管腔变细，但不能完全压瘪，残留血栓回声增强，彩色多普勒血流图可见少许血流信号，频谱多普勒显示频谱失去了呼吸影响。

5.筋膜损伤

肌疝是指肌肉通过其外膜和筋膜薄弱处向外突出至邻近肌间隙或皮下软组织层，在肌肉收缩时突出最为明显。高频超声能准确检测出筋膜缺口长度，同时能动态观察肌肉疝出和复位的过程。

三、介入超声的临床应用

1.超声介入技术

超声介入技术作为现代超声医学的一个分支，其主要特点是在超声的监视或引导下，完成各种穿刺活检、造影及抽吸、插管、注药治疗等操作。如肌肉血肿的穿刺抽吸、钙化性肌腱炎的穿刺治疗、肌腱变性的割腱术治疗，以及可视化针刀治疗、各种肿物的活检介入。超声可以实时显示进入的针尖位置，从而确保将针精确地放入想要的位置，在超声引导下，整个操作程序简单、安全，能避开神经血管和其他的一些重要结构，有效提高穿刺的安全性及成功率。

2.椎旁神经阻滞术

椎旁神经阻滞术是将局麻药物注射在出椎间孔的脊神经附近，从而阻滞该侧的运动感觉和交感神经，达到同侧躯体麻醉效果的一种方法。利用实时超声引导，能清晰显示绝大部分外周神经及其周围的解剖结构。同时，超声还能够实时显示穿刺针的位置，从而大大提高了穿刺的准确性，一方面获得了更佳的治疗效果，另一方面也极大地减少了并发症的发生。

3.皮瓣方面的应用

背阔肌是一种羽状肌，薄而宽大，覆盖面积广。背阔肌皮瓣具有皮瓣血管分布恒定、供吻接的胸背动静脉外径较粗、移植皮瓣的血管蒂较长、可供移植的皮肤面积大等优点，特别适合于缺损创面的修复。随着彩色多普勒超声技术的不断发展，超声血管探查具有无创、无放射性且重复性好，以及可以在术前准确判定选择皮瓣的适应证等优点，进行术前检测及术后监测。如使用背阔肌皮瓣移植进行乳房重建这种技术，可用于立即或延迟自体乳房重建，尤其适用于双边乳房重建移植，并发症少，术后恢复快。

第七章　脊柱病的肌电图及
诱发电位检查

第一节　脊柱病的肌电图检查

一、肌电图概述

肌电图分为广义肌电图和狭义肌电图。广义肌电图是指用肌电图仪记录下来的神经肌肉生物电图形，主要包括神经传导速度测定、针电极肌电图、诱发电位、重复神经电刺激及其他等一系列检测手段，目的是检查人体各部分神经及肌肉有无异常，并辅助临床诊断受损神经及肌肉的节段部位和性质。狭义肌电图主要是指针电极肌电图检查。肌电图是神经肌肉病变中比较常见的检测手段，可以为诊断神经和肌肉疾病提供重要的参考依据。在脊柱病中，脊柱神经根病变可导致肌电图各项检查数据出现异常。

二、脊柱病与肌电图检查

临床上常与脊柱有关的肌电图检查有以下几种：神经传导速度测定（NCV）、同心针肌电图（EMG）、F波、H反射等，而使用最广泛的就是神经传导速度测定和同心针肌电图。

1.神经传导速度测定

（1）检测异常：NCV测定受检神经的运动及感觉神经传导速度延长、末端潜伏期延长、运动神经动作电位波幅及感觉神经动作电位波幅降低、近端神经测定出现波形离散，均为异常肌电图的表现。测定的结果数值与正常值比对后，可协助判断是否存在受检神经的病变及病变范围，并协助判定轴索损害和脱髓鞘病变。

（2）临床应用：NCV主要用于嵌压性周围神经病、神经根和神经丛病变的诊断。同时，也能对某些疾病进行鉴别诊断。

2.同心针肌电图

EMG主要检测受检肌肉安静状态时的插入电位和自发电位，小力收缩时的运动单位时限、波幅和多相波百分比，大力收缩时可测得运动单位的募集相和波幅。

（1）检测异常：EMG检测受检肌肉安静状态时，出现插入电位和自发电位、轻度收缩肌肉时的运动单位时限延长、波幅明显增高、多相波百分比增高、大力收缩肌肉时运动单位募集相减少、波幅减低等异常表现。EMG检测主要可鉴别受检肌肉存在神经源性损害（轴索损害）或肌源性损害，判断神经源性损害的范围或节段，并可提示病变的活动情况和神经再生情况。

（2）临床应用：EMG检测可对前角细胞及其以下的运动神经病变（神经根病、神经丛病）的诊断和鉴别诊断起作用。通过选择不同肌肉进行测定，可以协助进行定位。

3. F 波

F波主要检测其出现率、潜伏期及波形离散度。它与MCV不同，反映的是运动神经近端的传导功能，特别是MCV正常时，F波的异常可以提示神经根、神经丛、近端运动神经的病变。

（1）检测异常：运动神经检测F波的出现率减少、潜伏期延长、同一神经多次测量F波的离散度增加，均提示F波异常。

（2）临床应用：F波可对颈椎病、腰椎病及其他神经根病变进行辅助判断。

4. H 反射

H反射通常检测正中神经或胫神经，主要检测其潜伏期和波幅比值。

（1）检测异常：H反射出现潜伏期延长、H波与M波比值升高，提示H反射异常。

（2）临床应用：常用来辅助诊断腰骶神经根病变等。

三、脊柱异常肌电图与临床

脊柱病神经根病变在肌电图检查中较为常见，神经根病是指在蛛网膜下腔内由脊髓到椎间孔之间任何部位的损害。目前，虽然已经有了先进的MRI检查仪器，但肌电图检查对神经根病变尤其是那些MRI检查阴性但却有明显症状的患者仍具有很重要的价值。

慢性颈腰神经根病变在临床上较多见，主要是由于慢性颈腰椎的骨关节、椎间盘退化和变性等引起，急性发病者比较少见。常见的原因为颈腰椎间盘突出，椎骨增生，韧带肥厚等。它可以单独影响运动或感觉纤维，也可以同时影响，而且由于它影响的神经根节段不同，临床表现也可多种多样。

1. 神经根型颈椎病

运动神经传导速度检测多为正常。当损害为轴索变性时，运动神经传导也可出现异常，具体表现为动作电位波幅降低、末端潜伏时正常或稍微延长、传导速度正常或轻微减慢等。感觉神经传导检查比较重要，当患者有感觉障碍区域检测的感觉神经电位正常时，提示病损部位可能在节前纤维。颈神经根病通常加做双侧的正中神经和尺神经的F波，当C8~T1神经根病变时，F波可出现异常；其余颈部神经根病变时，F波可无异常表现。

肌电图检测包括有症状侧肢体的近、远端和椎旁肌肌肉。当C5~C6神经根病变时，冈上肌、冈下肌、三角肌、肱二头肌等近端肌肉的肌电图检测可出现异常。同时，对应颈椎节段的椎旁肌也可记录到失神经电位。当C7神经根病变时，肌电图异常主要是在由C7神经根发出的桡神经和正中神经所支配的肌肉上。当C8~T1神经根病变时，尺神经支配的第1骨间背侧肌和小指展肌、正中神经支配的拇短展肌和拇长屈肌、桡神经支配的示指伸肌和拇短伸肌以及肱三头肌均可出现异常表现。

2. 腰骶神经根性疾病

腰骶神经根性疾病除了相应症状区域的神经和肌肉检查外，通常还检测双侧的F波及H反射。当L5~S1神经根病变时，胫神经和腓总神经的F波潜伏时可延长。胫神经的H反射对S1神经根病变的检查较有意义，当一侧H反射消失或潜伏时明显延长时，则提示该侧S1神经根病变。

腰椎神经根病变中，L5及S1神经根病变较为常见，这是因为他们的神经纤维在椎管内走行较长，较易受到压迫。L5神经根病变时，腓浅神经感觉电位可正常，腓总神经支配的胫骨前肌、拇长伸肌、趾短伸肌和腓骨长肌的肌电图检测可出现异常；同时，胫神经L5节段发出的神经纤维支配的肌肉，如胫骨后肌及臀中肌检测异常也对L5神经根病变的诊断起到重要作用。S1~S2神经根病变时，胫神经支配的肌肉均可出现异常；趾短伸肌和臀大肌异常则提示病变节段仅位于S1神经根。

椎管狭窄肌电图表现多样，可正常，或仅单侧或双侧H反射消失，或出现L5~S2神经根病变的肌电图表现。

第二节　脊柱病的诱发电位检查

一、诱发电位概述

诱发电位（evoked potential，EP）是指中枢神经系统在感受到体内外各种特异性刺激后所产生的生物电活动，它反映了中枢神经系统各种传导通路功能的完整性。根据检测不同的神经传导通路，诱发电位又分为运动诱发电位和感觉诱发电位。诱发电位在脊柱病相关临床作用中，主要是检测脊髓相关疾病和脊柱相关手术的监护。

二、诱发电位与脊柱病

1.体感诱发电位

体感诱发电位是常见的感觉诱发电位之一，是指躯体感觉系统的外周神经接受适当刺激后，在其特定的感觉神经传导通路上所记录的电反应。其主要反映周围神经、脊髓后索、脑干、丘脑、丘脑放射及皮质感觉区的功能状态。根据受到刺激后诱发电位潜伏时间的长短不同，可分为短、中、长潜伏期诱发电位。其中短潜伏期体感诱发电位（short latency somatosensory evoked potentials，SSEP）受到的影响因素相对较少，波形较稳定，可反复记录，在临床上应用最多。

2.短潜伏时体感诱发电位的临床应用

（1）脊髓病变：脊髓病变如脊髓空洞症、脊髓肿瘤、脊髓外伤等只要影响到深感觉传导通路的疾病，均可出现SSEP异常；如果病变只影响到浅感觉传导通路，其SSEP多正常。

（2）手术监护：短潜伏时体感诱发电位主要用于脊柱及脊髓手术的监护。

第八章　脊柱退变与失稳

第一节　脊柱退行性改变

脊柱退行性改变是指组成脊柱的椎体、椎间盘、关节、韧带等结构发生变化，从而导致其功能减退或丧失的一种生理或病理状态。生理性脊柱退行性改变是指随着年龄的增长所出现的一种改变，是不可避免的；病理性脊柱退行性改变多因外伤、劳损等引起，与年龄的增长没有明显相关性的一种退变。脊柱退行性改变并不是脊柱某一结构或组织单一的退变，而是脊柱相关组织多部位的变化，主要包括椎间盘、椎体、骨关节、韧带、椎管等退行性改变。

一、椎间盘退行性改变

椎间盘由纤维环、髓核以及软骨板组成。纤维环与髓核的退变多从25岁左右开始；随着年龄的增加，髓核内胶原物质慢慢地丢失并且纤维化；同时在形态学上，椎间盘本身排列变得越来越紊乱。在通常情况下，退变的纤维环排列变得无规则、分叉以及相互交错，同时胶原蛋白与弹性蛋白网也变得越来越紊乱。退变的椎间盘，特别是髓核内经常产生裂缝，并且随着退变的发展，椎间盘内的水分减少及纤维蛋白等物质变性，从而容易出现盘源性疼痛等症状。随着年龄的增长，椎间盘内细胞的凋亡也很明显。据报道，在成人的椎间盘里面超过50%的细胞是凋亡的。

退变椎间盘除了形态学上的变化外，还有组织生化的改变。最明显的椎间盘内生化改变，是盘内蛋白多糖的丢失；随着蛋白聚糖分子的降解，较小碎片就能够从组织滤出，这就导致黏多糖的丢失，进而出现椎间盘基质胶体渗透压以及水合作用的下降。然而，即使在退变的椎间盘里面，椎间盘细胞仍然保留合成大分子聚多糖的能力。尽管随着椎间盘基质的退变，胶原量也发生改变，但是变化没有蛋白多糖明显；胶原的绝对量减少不多，但是类型与分布发生了变化。因为显著的酶活性，纤维胶原，会出现更多变性，如2型胶原。在退变的椎间盘里面，其他成分在数量或者分布上也发生了变化，像纤连蛋白含量随着退变的加重而增加并更多裂解成碎片。

软骨板随着年龄的增长而变薄、钙化并且不完整，由于其无神经支配，故不能再生修复，其具有的滋养功能作用可明显减少甚至消失，进而进一步加剧纤维环与髓核的退变。

蛋白多糖的丢失主要影响了椎间盘承重作用以及缓冲作用，这种改变导致软骨板与纤维环负重时出现不正确的应力受力点，这也与椎间盘源性疼痛相关。椎间盘的这些变化对于脊柱其他结构也产生了影响，易于损伤。譬如，椎间盘退变时椎间盘高度的下降导致邻近的关节突关节异常受力，最后发展为骨关节病。椎间盘高度的丢失也使黄韧带应力下降，从而引起黄韧带重塑与肥厚；随着黄韧带弹性的丧失，韧带会向椎管内膨出，从而导致椎管狭窄，也就出现了退行性椎管狭窄。另外，椎间盘退变的进展最终会导致椎间盘的突出，特别是腰部椎间盘的突出。

二、骨关节退行性改变

脊柱骨关节退行性改变，包括椎体退行性变与关节突关节退行性变，在45岁之后比较常见。脊柱椎体长期负重，随着椎间盘的退变导致其表面受力增加，表面受损后形成血肿；反复的刺激导致椎体表面，尤其是上下面血肿的机化和钙盐沉积，最后形成了突出椎体的骨赘（骨刺）。骨赘的形成被认为是一种机体保护性机制，可以增加脊柱稳定性、增加椎体负载平面。骨赘的形成是椎体退行性改变的主要表现，骨赘本身不会引起症状，只有当骨赘刺激或压迫了神经根、脊髓，或者骨赘在椎管内生长导致椎管狭窄时，才会出现症状。

左、右关节突关节和椎间盘共同连接相邻椎体，三者保持平衡关系，当任何一个出现问题时，就会导致平衡失调。随着年龄增长，关节突关节软骨慢慢地磨损，再加上椎间盘的退变加重了软骨磨损、关节间隙变窄，久而久之形成了损伤性关节炎以及骨赘。当退变加重，影响了关节活动度，则会使脊柱活动度下降；或影响相邻椎间孔，刺激神经根而出现相应症状。

三、韧带退行性改变

脊柱的韧带主要包括黄韧带、后纵韧带、前纵韧带、棘上韧带、棘间韧带等。其中黄韧带退变是临床上比较常见的，对脊柱的影响也较大。黄韧带位于椎管内，由于椎间盘退变导致黄韧带应力、紧张度发生变化，从而逐渐增生肥厚，甚至钙化，向前压迫硬膜囊，引起了继发性椎管狭窄。前、后纵韧带分别位于椎体的前、后方，对脊柱稳定起到极其重要的作用；前、后纵韧带的退变主要表现为韧带的纤维增生、硬化，最后发生钙化，失去弹性。棘上韧带与棘间韧带的退行性改变主要表现为长期摩擦附着处，引起局部渗出，随后发生增生、肥厚，甚至钙化等。

四、退行性椎管狭窄

退行性椎管狭窄大多与退变的关节突关节骨赘的形成相关，骨赘的形成导致椎管局部出现狭窄。随着人体不同节段脊柱退变的加重，整个脊柱高度下降，椎管内容积相应减少，也容易继发椎管的狭窄。此外，椎间盘退变引起的膨出、突出或脱出以及黄韧带退变出现的肥厚、钙化也会导致相应节段的椎管出现狭窄，从而出现退行性椎管狭窄症状。此外，如果脊柱退变后出现了退行性脊柱侧弯，则更容易形成椎管狭窄。

第二节   脊柱失稳

脊柱是人体的重要组成部分，其功能主要包括容纳并保护脊髓与神经根、维持人体站势以及允许一系列的屈伸、旋转运动以满足人体生活需要。为了完成这些功能，脊柱在水平面、冠状面与矢状面均需保持平衡稳定。在正常的情况下，脊柱稳定性的维持由椎间盘、骨关节、相关的肌肉韧带以及控制肌肉运动的神经系统完成。当其中某一组织发生异常时，就有可能导致脊柱稳定性下降，出现脊柱的失稳。引起脊柱失稳的主要原因有脊柱本身的退行性改变、劳损、外伤、感染与肿瘤等因素。

一、退行性脊柱失稳

退行性脊柱失稳是指退行性因素导致脊柱功能单位之间力学关系发生改变，产生异常的、失衡的或反常的运动。通常脊柱的退变起始于椎间盘，继而出现骨关节生物力学的异常，之后慢慢波及相同层面与相邻层面的其他关节，使它们进入一个病理状态，最终导致相关节段的脊椎失稳。在退行性疾病中脊柱的不稳定并不表现为"全或无"现象，而总是以不同程度、不同形式地出现其中。Kirkaldy-Willis and Farfan 把退行性脊柱失稳形成过程分为临床3期：紊乱（dysfunction）、失稳（instability）与再稳定（restabilization）。将这三者称为脊柱失稳的"退行性级联"，但三者之间并没有鲜明的界线。

在退行性脊柱失稳紊乱期，临床上主要表现为间歇性的非特异性的疼痛，偶伴轻度活动障碍。发展到失稳期后，会出现不同方向的活动障碍；部分失稳患者会出现神经根压迫症状，而椎体滑移被认为是脊柱失稳加重的一种特殊类型。进入再稳定期后，脊柱小关节的关节囊纤维化、骨刺形成、椎间盘明显塌陷与椎体结构改变均导致脊柱活动明显受限。

二、创伤性脊柱失稳

创伤会影响脊柱的骨关节组织以及周边软组织，这些复合的损伤对于创伤的分类、脊柱失稳的评价以及治疗结果的评价都不利。然而，与退行性脊柱失稳相比，创伤性脊柱失稳的影像学结果与临床症状之间的关系更加直接。已经有许多生物力学研究者分析了骨关节与软组织对于脊柱稳定的作用以及受创伤的影响；分别有人提出了脊柱二柱模型与脊柱三柱模型用以解释脊柱的稳定性以及失稳的发生。

创伤性脊柱失稳的临床表现与创伤本身密切相关，譬如创伤的机制，跌落的高度，受力的方向等都与症状相关。必须进行详细的体格检查，包括疼痛的位置、神经系统检查；辅助检查主要为影像学检查，包括X线片、CT、MRI等。

三、其他因素脊柱失稳

除临床上常见的退行性失稳与创伤性失稳外，脊柱失稳还可以由于肿瘤、感染性疾病以及手术后引起。在肿瘤相关性脊柱失稳方面，稳定性恢复与保持是脊柱肿瘤患者手术或者保守治疗的一个重要目标。然而对于脊柱失稳的确定以及处理仍然存在争议。脊柱肿瘤研究者把肿瘤性脊柱失稳定义为活动性疼痛、有症状的或渐进性的脊柱畸形、和/或生理负荷下神经压迫有关的脊柱整体性的丧失。出现脊柱失稳的感染性疾病主要有椎体结核、椎旁脓肿等；同时脊柱失稳也是目前脊柱手术后较常见的并发症。

四、脊柱失稳的评估

尽管有很多模型或者系统用于评价脊柱稳定性，但没有任何一个系统能单独有效评价。目前，脊柱稳定性的确定需要考虑许多不同的因素。评价首先从患者的病史与体格检查开始；严重的疼痛，不管是急性还是慢性，都预示着脊柱失稳。一个不稳定的脊椎通常会引起疼痛，特别是在负重的情况下。如果有脊柱失稳，当患者坐位起立、弯腰、旋转、抬物、行走或者长时间站立等均会引起明显的疼痛。有趣的是，多数脊柱稳定性评价分类系统都没把疼痛这一症状纳入进去。神经系统功能紊乱是脊柱失稳的另外一个重要因素。一个不稳定的脊柱不足以保护其内的神经组织，失稳脊柱出现的异常活动以及脊柱畸形均会刺激或压迫神经组织。

X线平片可以提供脊柱整体的排列信息。譬如，可以观察到椎体滑脱、驼背、平背等；动态的X片检查对于脊柱失稳的评价具有一定的临床意义，同时X片上骨刺的形成代表脊柱失稳进入再稳定期；但平片不能很好地确定脊柱及其周围相关组织的情况。

脊柱CT与MRI可以提供更详细的信息：CT成像可以评价骨关节整体情况，而MRI成像可以进一步评价韧带、肌肉、椎间盘以及神经组织情况。在MRI检查时，若发现椎间盘终板出现 I 型Modic退变，则代表脊柱进入失稳期；而表现为 II 或 III 型Modic退变，则脊柱进入再稳定期。

最后，根据不同的脊柱稳定性评价分类系统，结合患者症状、体征、影像学检查等，就可以确定脊柱的稳定性，用以评价有无脊柱失稳。

五、脊柱失稳与临床

造成脊柱失稳的病因很多，也容易引起很多临床疾病。Frymoyer（1985，1986）将腰椎节段性不稳病因分为骨折、脱位、感染、肿瘤、腰椎滑脱。包括峡部裂与退行性变；进行性脊柱畸形，如脊柱侧凸等。将退行性不稳分为原发性不稳和继发性不稳。其中原发性不稳，又分为轴向旋转不稳、平移不稳、反向滑脱不稳与进行性退行性脊柱侧凸；而继发性不稳，又分为椎间盘术后不稳、全椎板减压术后不稳、脊柱融合术后不稳。胥少汀（1998）将引起临床脊柱不稳的常见原因，分为外伤性、退变性、峡部性、医源性与破坏性（如炎症、肿瘤）等。

1.脊柱失稳与颈椎病

颈椎病是以颈椎间盘退变为主而引起的椎间关节继发退变，累及神经根、颈髓、交感神经、椎动脉等重要组织，出现临床症状、体征的疾病。广义上可涵盖退变性颈椎管狭窄、颈椎失稳症、颈椎退行性小关节炎、颈椎后纵韧带钙化等。

颈椎病的发病和脊柱的退行性变密切相关，一般有以下几种病因。

（1）椎间盘和椎间关节的退行性变：其一，髓核水分减少、充盈功能减弱，体积变小，部分纤维化，黏性和弹性也相应降低。对载荷应力的顺应能力逐渐减退。电镜还观察到髓核正常细胞减少和大部分细胞坏死。其二，软骨终板退化，电镜观察其超微结构微孔消失，血管结构改变；液体流变的异常，导致髓核失滋养，从而发生结构和理化功能的退化。其三，纤维环退变，先期为纤维组织的透明变性，纤维增粗，排列紊乱；继而形成裂纹和肉眼可视的裂缝（隙）。这些薄弱部位，最早出现在后部。三种结构在整个退变过程中，可能存在一种结构是整体的始发或决定因素或可能互为因果，也可能涉及内在结构的个体差异。所以临床更重视的是外在因素对退变过程的触发、加速，还是延缓、抑制，甚至修复的可能性。椎间盘退变后，高度逐渐降低，张力下降，相应的椎间关节所承受的载荷和应力会随之增加。小关节磨损、增生，进而造成椎间孔狭窄。失代偿后发生颈椎不稳定，前后纵韧带、黄韧带出现皱折、松弛，存在不同程度的退化，最终造成病变形成。

（2）脊柱慢性劳损：慢性劳损是指在较长的时期里，颈椎处于生理或非生理状态下超常、超限度地维持某种姿势；或者过度活动，承受外加载荷，颈椎周围的软组织逐渐失去代偿能力，受累的椎节发生了病损。这与急性或意外创伤不同，是积劳成疾的结果。造成劳损的常见因素有低头屈颈的工作姿势、反生理的生活习惯、不健康的睡眠过程、有害的体育、健身方法等。

2.脊柱失稳与腰椎间盘突出症

腰椎间盘退行性变，源于椎间盘内细胞数量的减少，胶原蛋白多糖等生物大分子的变性。在椎间盘退变过程中，其内部各种组成成分也逐渐发生变化。

动物实验及临床研究发现，外伤因素在椎间盘退变起重要的作用，大多数损伤或退变动物模型的建立即基于此。Osti认为，纤维环边缘性的裂伤是由外伤而非髓核的退行性改变引起。Adams发现，当脊柱屈曲而椎间盘被压成楔形时，可引起椎间盘突出变性；纵向压力和屈曲角度过大时，可导致椎间盘立即破裂；反复轻微的损伤，可逐渐导致椎间盘特别是髓核的退变，最终致纤维环破裂，髓核突出。而扭曲力未造成椎间盘的破坏，是因为脊椎关节面有效限制了脊柱的旋转。作用在脊柱的应力改变，是导致椎间盘退变的主要因素之一。腰椎间盘的退变，容易诱发腰椎间盘突出症。

3.脊柱失稳与脊柱滑脱症

脊柱退行性变容易引起脊柱滑脱症。脊柱退行性变，易使峡部裂处的椎弓发生异常活动。峡部裂时，其棘突椎板下关节突作为一个活动单元，前弯腰时棘突被拉紧，后伸腰时棘突被挤嵌，均引起此游离椎弓的头尾活动。这种异常活动的存在，使峡部疲劳骨折难以愈合。骨折处新生纤维软骨，骨痂样组织中可带有神经末梢，峡部的异常活动可刺激该部的神经末梢引起腰痛。峡部的神经末梢，在椎管外系脊神经后支的内侧支，在椎管内则为窦椎神经的分支，两者均可通过脊神经前支出现向臀部或股后部放射的反应痛。

脊椎滑脱时引起腰痛的原因有以下几个方面：①腰骶部软组织及关节的劳损。脊椎滑脱后，前纵韧带、后纵韧带、椎间盘以及关节突关节的负担加重，易于劳损，产生疼痛。②骨结构改变。生理前凸增加时，下腰的关节突关节负重增加，由不负重关节成为负重关节，且下腰棘突可以撞击或挤压棘间韧带，甚至创伤性关节炎，产生疼痛。

部分患者可出现一侧或双侧下肢痛，伴或不伴有腰痛。这常常是神经根受一种或多种刺激的原因。滑脱导致神经根受到向前的牵拉，后部可能受到椎板及峡部纤维软骨的压迫，前部还可能受到变性椎间盘的压迫。神经受累后，往往表现为相应支配节段疼痛及感觉、肌力障碍。老年患者由于滑脱节段发生椎管狭窄，可出现间歇性跛行症状。

4.脊柱失稳与腰椎管狭窄症

腰椎管狭窄症是指先天性或继发性椎管狭窄、神经根管狭窄和椎间孔狭窄等，进而造成神经压迫，引起如腰痛、下肢肌力减退、下肢行走困难或间歇性跛行等症状的一种临床常见腰椎疾病。

多数有症状的患者，其腰椎管横断面积在正常值的下限，侧隐窝和椎管形状常常变异，故代偿能力由于骨关节退变引起的腰椎管狭窄而受限。随着年龄增长，椎间盘后突、黄韧带卷曲以及关节突增生的逐渐发展，最终累及腰椎管，椎管的容积逐渐缩小，马尾神经可占据的相对空间逐渐缩小。有些患者的神经结构可以适应这种变化，因此有时很严重的退变性椎管狭窄却没有或少有神经症状；而另一些患者失代偿，出现脊髓神经根功能异常。退变性腰椎管狭窄症多发生在L2～L4之间，因为腰椎管最狭窄处位于L2～L4之间，它的容积在脊柱前屈时增加而后伸时缩小，因此临床症状在前屈时加重而后伸时减轻。除此以外，其他的解剖因素也参与腰椎管狭窄的发病。

（1）椎间盘退变：正常成人的退变性腰椎管狭窄最早是由于椎间盘退变引起。随着年龄增长，椎间盘脱水、干燥、纤维性变，弹性逐步丧失，继而椎间隙变窄、塌陷，高度下降；椎间盘向周围膨出，脊柱失稳，出现不同程度的小关节移位；黄韧带皱缩，椎体移位，椎管容积减少。随着腰部积累性劳损的不断刺激，椎间盘组织退变加速，椎体、椎板、关节突出现骨质增生，黄韧带出现肥厚、皱缩，弹性进一步下降，椎管容积进一步减少，致使硬膜囊与神经根受压，出现相应的神经症状，即马尾神经症状和神经根性症状。虽然椎间盘退变是引起腰椎管狭窄的原因之一，但单纯的椎间盘突出，导致出现神经受累症状时，我们仍诊断为腰椎间盘突出症，因为其已成为一种独立的诊断。

（2）小关节退变：目前已明确腰椎管狭窄与由关节表面的滑膜退变而引起的骨质过度增生有关。由于椎间盘退变引起该运动节段的运动力学发生改变，小关节的骨关节病开始出现，椎体和小关节处形成骨赘，此时若患者因前屈体位造成小关节前方的剪力积累性增加，小关节的排列方向更趋矢状位，则更易出现小关节前内方的骨质增生。

（3）退变性腰椎畸形：成年的脊柱退变性疾病的结果所引起的腰椎畸形，也是腰椎管狭窄的主要因素之一。特发性腰椎侧凸畸形常发生于左侧，而成年退变性侧凸则左右均等。成年人退变性侧凸是椎间隙不对称狭窄及椎间隙变窄后，腰椎不稳定造成椎体旋转的结果。如果有轻度特发性腰椎侧凸，或已有King Ⅱ型特发性胸椎侧凸的代偿性腰椎侧凸，随其进展，也会发生退变性脊柱改变，但多见于脊柱左侧凸。与成年腰椎侧凸相关的神经压迫症状，常产生与体力有关的放射性痛。如患者大腿前面出现的症状，主要是因腰椎主弧的凹侧压迫头侧和腰部中段的神经根；而下肢后方的放射痛，则常见于腰弧的凸侧，痛的原因是尾侧腰骶神经根受到压迫，因为当脊柱弯曲的后方与骨盆相遇时，骶神经正好位于弧顶处。

（4）退变性脊柱滑脱：多发生在L4～L5椎体，是局部腰椎管狭窄的常见原因。退变性脊柱滑脱与解剖学变异有关。变异本身可引起L5～S1的运动节段之间的活动受限。L4～L5的小关节变为相对矢状位后，则屈曲时L5运动节段的剪力会增加，此时的小关节不能传导正常的作用力，依次会形成恶性循环。前部椎体的半脱位导致椎板下部及下关节突之间椎管狭窄（即L4前移使其下缘与L5上缘之间形成"嵌夹"方式）。这种退变性腰椎滑脱引起的腰椎管狭窄及同时存在的小关节增生，则会影响侧隐窝区中央管。但L4神经根常不受累，除非有椎间隙严重塌陷及椎间孔狭小。

中篇

方法篇

第九章 特色手法

第一节 仰卧牵枕微调法

一、手法缘由

手法整复对应颈椎小关节错位理论，是目前在颈椎病手法治疗中的主要理论，临床已经证实是整复颈椎脊柱解剖位置异常的有效方法。无论是我国的正骨伤科，还是国外的整脊疗法，均把整复颈椎活动节段的错位作为治疗颈椎源性疾病的关键方法。

仰卧牵枕微调法是以中医的整体观为理论基础，结合人体解剖学、生物力学与影像学等理论而创立的特色手法。该手法除调整颈椎的关节错缝外，还重视调整颈椎的生物力学力线，旨在以最小的手法力度、最小的颈椎被动运动幅度而取得最佳的治疗效果，既能使手法的作用力渗透到颈部软组织，又避免了颈椎扳法时暴力带来的组织损伤。通过对颈椎运动节段空间序列的调整，为颈部局部神经、血管创造一个较为宽松的内环境，从而阻断疾病的病理循环链。仰卧牵枕微调手法柔和精巧、可控性强、安全性高。

二、手法操作

仰卧牵枕微调法是以颈椎节段作为调整目标，颈椎椎体横突或棘突作为手法作用的支点，在牵拉颈椎时进行短促的微调扳动手法。所谓"微调"，是以最轻的手法力度、微小的调整角度，达到最好的整复效果。手法操作的可控性主要体现在作用力的大小、方向、角度及在颈椎的节段和运动幅度等方面。微调手法直接施力于病变节段，通常以组成该节段上下两椎的棘突或横突为骨杠杆，直接在病变节段的棘突、横突或关节突上发力，调整相邻颈椎解剖位置异常，进而起到解除颈椎周围软组织压迫及应力失衡失稳。

具体操作：

1.中指点揉风池

患者取仰卧位，自然放松。医者以手掌托住枕部，拇指近口耳侧，以双中指点揉风池穴，放松颈部两侧的肌肉；再在颈部做指揉与拇法等理筋手法，放松颈部两侧的肌肉5~10分钟（图9-1）。

2.仰卧牵枕

医者颈部理筋结束后，双手侧托颈椎，使之与床面垂直线呈30°~45°角，一手侧向牵拉，一手点揉胸锁乳突肌以及肩胛提肌，左右两边各理一次筋3~5分钟；最后双手放在患者颈枕后，用双手指腹托住患者第四颈椎，用力上托使颈椎处于正常的前屈位（也会根据具体情况采用后伸位），沿着颈椎向枕后持续牵拉1分钟，然后放松，借助患者的体重进行来回拔伸牵拉，如此反复3~5遍为1次（图9-2）。

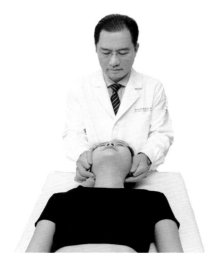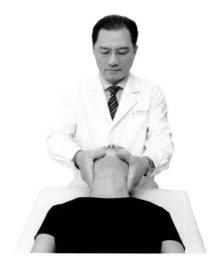

图9-1　中指点揉风池　　　　　　　　图9-2　仰卧牵枕

3.牵枕微调

患者取仰卧位。医者一手拇指按压于病变节段前凸之横突前结节，掌根托住其下颌部；另一手掌拇指按压其上或下一椎体关节突上，掌根部托住患者枕颈部。先将患者头颈纵向拔伸片刻，待患者椎间隙拉开后，两手拇指协调，以轻巧的动作，前后剪切推移病变节段，纠正其矢状面移位。以病变脊柱节段棘突、横突为接触点，拇指或食指掌指关节桡侧着力，实施快速小幅度推扳，调整成功时可闻及关节弹响或触及松动感（图9-3）。

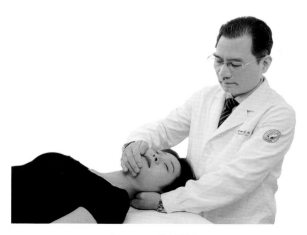

图 9-3　牵枕微调

三、手法机理

1.颈椎解剖调整机制

颈椎生理曲度变直或反弓，颈椎小关节会发生错位，椎体的解剖力线位置会发生细微的变化。通过仰卧牵枕微调手法，可改善颈椎解剖位置异常，调整紊乱小关节，改善椎间隙变形，缓解椎间盘内压；并使被压迫神经根的相对位置发生变化，使神经根的压迫得以减轻或解除，脊髓骨性通道通畅；同时还可以对深部组织如关节囊、椎间韧带、滑膜起到松解作用，缓解局部痉挛和炎症。

2.生物力学平衡机制

研究证实，头颅重力距减小，相应降低颈部伸肌群的持续收缩，是打破颈椎生物力学平衡的重要原因。颈椎内外源性稳定结构中的任何环节遭受破坏，均引起或诱发颈椎正常结构平衡功能的丧失。仰卧牵枕微调手法，能纠正颈椎矢状面移位和关节失稳，改善和恢复颈椎生理曲度，使颈椎病变节段前后应力分布得以重建，减少前柱压缩负荷，从而使颈椎间盘突出得以回缩，重建颈椎静力平衡，恢复颈椎内源性稳定；通过矫正颈椎反弓，使头颅重力距减小，相应减缓颈椎伸肌群的持续收缩，减轻颈椎负荷，改善颈椎伸肌群的劳损，巩固颈椎外源性稳定。

四、临床应用

1.颈型颈椎病

颈型颈椎病的发生往往是长期保持固定姿势，尤其是颈椎持续处于以屈颈为主的复杂运动模式，使得颈部肌肉劳损、痉挛，从而产生颈肩部肌肉僵硬、疼痛，颈椎生理曲度改变。治疗颈型颈椎病，恢复颈部生物力学平衡是关键，调节颈部关节排列形式，维持颈椎动力学平衡，以实现解除颈韧带痉挛、减轻颈肩疼痛。通过仰卧牵枕微调手法刺激颈部肌肉，促进无菌性炎性消退、水肿吸收，使紧张的肌肉松弛，消除因两侧肌肉力量不均衡对颈椎椎骨产生的牵拉，解除压迫症状，进而恢复颈部正常的生物力学平衡，增强颈椎生物力学结构的稳定性，达到从根本上治愈疾病的目的。

2.神经根型颈椎病

目前临床上坐位颈部牵引治疗神经根型颈椎病是最为传统的方法之一。颈椎在持续牵引力的作用下，会使颈椎的椎间隙和椎间孔增宽，从而减轻骨质增生等病变对神经根的刺激，但对颈椎生理弯曲有不利的影响，特别是使颈部脊柱呈前屈10°～15°进行牵引，这样进一步破坏了颈部脊柱的生理弯曲，从而造成颈椎脊柱一种新的不平衡状态。临床研究表明，坐位式牵引对颈曲有不利的影响。仰卧牵枕微调法采用颈椎后伸位，符合颈椎的生物力学结构特点，可使牵引的最大应力更好地集中在病变部位，同时力量依据人体自身重量，在拔伸牵引时通过一种间断性的牵拉，保证牵引的安全性。

3.椎动脉型颈椎病

仰卧牵枕微调法，可以减少椎间盘内压，减轻对钩椎关节的刺激，通畅椎动脉骨性通道，有效地解除或缓解椎动脉的受压或通过神经的反射机制缓解血管痉挛，从而达到改善椎动脉血液循环及脑部供血的目的；同时降低动脉血管壁阻力，改善微循环；降低基底动脉的远端阻力，改善血管弹性；增强其顺应性和舒缩活动，提高基底动脉对血流的推动作用，达到改善椎－基底动脉供血的作用。

4.颈源性头痛

颈源性头痛发生的主要因素是颈部的骨、血管、神经等病变。颈部软组织损伤后产生炎症刺激，引发头痛，疼痛通过神经反射投射到相应的脊神经平面，因而在神经发出处及脊旁可找到结节或痛点。颈椎两侧肌肉如收缩不协调，可改变椎骨位置，使椎骨错位，压迫或刺激神经根，使其支配的内脏或肌肉组织发生病变。通过仰卧牵枕微调法整复错位颈椎，可以起到"理筋整复"的作用，从而改变颈椎异常的解剖位置关系，解除嵌顿或嵌压的滑膜皱襞，松解关节或关节周围的粘连，纠正关节错位，恢复关节的正常运动，达到活血通络、缓解头痛的目的。

第二节　五线五区十三穴法

一、手法缘由

颈椎病推拿手法较多，主要分为软组织类手法与运动关节类手法两大类。软组织类手法如㨰法、一指禅推法、按揉法等，运动关节类手法如扳法、拔伸法、摇法等。运用于颈椎病治疗时，均以手法名称而命名，如颈椎斜扳法、颈椎摇法，以往颈椎手法的运用均未有以施术部位、解剖部位或经络、腧穴综合应用方法。范炳华教授在总结长期颈椎病推拿手法治疗的经验基础上，提出了"五线五区十三穴法"应用于颈椎病的治疗，同时结合"症因相关论"理论，创立了多项推拿特色手法，如"三部推拿法，骶髂关节蛙式四步扳法"等。"五线五区十三穴法"是以中医经络腧穴理论为基础，结合人体解剖学以及颈椎病受累局部特点而创立。该手法综合考虑颈椎病的发病因素，颈椎病容易出现的并发症，如前斜角肌综合征、肌筋膜综合征等。

二、手法操作

1.定位

五线：督脉线——自风府穴至大椎穴连线，即督脉经颈段；夹脊线——自风池穴至颈根穴（大椎穴旁开1寸）连线，即华佗夹脊颈段，左右各一线；颈旁线——自乳突至颈臂穴（缺盆穴内1寸）连线，即上颈段的胸锁乳突肌与下颈段的斜角肌的连线，左右各一线。

五区：肩胛带区——冈上肌区域，左右各一区；肩胛背区——冈下肌区域，左右各一区；肩胛间区——两侧肩胛骨的内侧之间区域。

十三穴：风府穴、风池穴（双）、颈根穴（双）、颈臂穴（双）、肩井穴（双）、肩外俞穴（双）、天宗穴（双）

2.手法操作

（1）取督脉线（风府至大椎穴线），用一指禅推法、按揉法操作，上下往返3遍，约2分钟；取华佗夹脊线（风池穴至颈根穴线），用一指禅推法、按揉法操作，上下往返3遍，约2分钟；取颈旁线（乳突至颈臂穴线），用一指禅推法、按揉法操作，上下往返3遍，约2分钟（图9-4）。

（2）对有偏头痛者，用拇指按住同侧风池穴作一指禅直上方向的按揉2分钟；

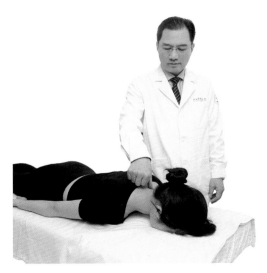

图 9-4　一指禅推颈旁线

对有眩晕者，用一指禅推风池穴（双），用拇指尺侧的偏峰沿寰枕关节向风府穴方向推动，左手推右侧，右手推左侧，每侧2分钟。

三、手法特点

1.五线五区十三穴法手法是以一指禅推法、㨰法和按揉法为主，同时适当配合弹拨及风池穴"一穴多向"推拿手法，临床使用方便。

2.手法以中医经络腧穴理论为基础，结合人体解剖学，临床疗效明显。

四、手法机理

以相应的手法在督脉线、华佗夹脊线、颈旁线上进行操作，主要针对由颈椎椎体和颈夹肌、斜方肌、胸锁乳突肌、斜角肌等异常造成的颈项部肌肉酸痛、眩晕以及活动欠利的临床症状。五区中的肩胛带区、肩胛背区、肩胛间区主要针对由颈椎退行性改变引发的冈上肌、冈下肌、肩背部斜方肌、菱形肌等异常造成的肩背上臂酸痛麻木的临床症状。

五、临床应用

1.颈型颈椎病

颈型颈椎病是颈椎病初期最常见的分型，主要表现为局部的酸胀、疼痛不适、肌肉紧张等症。五线五区十三穴法主要作用于颈项部及肩背部，可以松弛局部肌肉，缓解痉挛，改善肌肉缺血状态，从而改善症状。

此外，从手法的层次来说，揉法作用力相对表浅，主要作用于肌筋膜层面；一指禅推法作用力较深，主要作用于深层肌肉；而点按法、弹拨法作用力最深，主要作用于深层肌肉以及肌肉附着点。因此，五线五区十三穴法对于浅、中、深层病变都具有一定的疗效，适用于颈型颈椎病的治疗。

2. 神经根型颈椎病

神经根型颈椎病主要因颈段神经根受刺激所引起，而神经根从椎间孔处穿出，在其走行过程中受压，均会出现相应的症状。五线五区十三穴法可以作用在神经根的走行路径上，以及臂丛神经行走过程中，因此手法治疗具有针对性。在松弛痉挛肌肉的基础上，进一步缓解了神经根受压症状。该手法除了针对下段神经根嵌压外，对于上段颈神经根压迫症状也有明显的效果。

3. 椎动脉型颈椎病

椎动脉的走行主要分为四段，分别为V1段（从锁骨下动脉分出至入横突孔之前）、V2段（行走于横突孔内）、V3段（出横突孔至入颅前）、V4段（颅内段）。五线五区十三穴法作用于椎动脉V1～V3段，对于此三段椎动脉痉挛、纤细、扭曲等均有直接的治疗作用，可以改善椎动脉血流，纠正后循环缺血的情况。

第三节　　三部推拿法

一、手法缘由

椎动脉型颈椎病是指由于颈椎间盘退变、关节间隙变窄、钩椎关节增生等引起椎动脉受压、扭曲等，造成椎动脉供血不足的颈椎病。因为临床上常常以眩晕为其主症，因此很多学者认为椎动脉型颈椎病是颈源性眩晕的主要原因，近年来有明显低龄化趋势。常见的颈椎源性因素主要有颈椎序列不整，颈椎生理弧度变直、消失、反弓或反弓成角，生理弧度过大，脊柱呈"C"型单向侧弯或"S"型双向侧弯，寰枢关节失稳等；常见的椎动脉本身先天致病因素，主要有椎动脉纤细，椎动脉入出横突孔位置异常；后天致病因素可见于椎动脉受骨性、软组织性因素或交感神经因素所致的挤压、牵拉、刺激，引起椎动脉痉挛，导致椎-基底动脉供血不足。范炳华教授通过长期的临床实践与研究，总结了治疗椎动脉型颈椎病的三部推拿法。该方法主要以椎动脉的解剖形态学为基础，结合手法的作用力而成。

二、手法操作

1. 开源增流法（按揉颈臂穴）

取穴：颈臂穴（缺盆穴内1寸），对应椎动脉起始段（V1段）。用拇指或示指罗纹面向内、向下方向做按揉法。一侧椎动脉纤细、痉挛者（该侧椎动脉血流速度改变），以纤细、痉挛侧为主，对侧为辅；两侧椎动脉纤细、痉挛者（双侧椎动脉血流速度改变），左右侧交替进行。手法刺激强度以患者能忍受为度，手法频率每分钟80～100次，累计操作时间约5分钟（图9-5）。

2. 补偿平衡法（旋转整复）

取穴：两侧华佗夹脊（C1～C7），对应横突孔内段（V2段）椎动脉。先用一指禅屈拇指推法，使手法作用力作用于后关节。一侧椎动脉纤细、痉挛者（该侧椎动脉血流速度改变），以纤细、痉挛侧为主，对侧为辅；两侧纤细、痉挛者（双侧椎动脉血流速度改变），左右侧交替进行。手法刺激强度以患者能忍受为度，手法频率每分钟100～120次，累计操作时间约5分钟。对颈椎序列不整，颈椎后关节紊乱者，在仰卧位牵引状态下行左右旋转整复手法，左右各1次。旋转整复手法在一疗程内整复3次。牵引整复时，牵引力以患者足尖微微拉动为宜，旋转幅度控制在颈椎生理活动许可范围内（图9-6）。

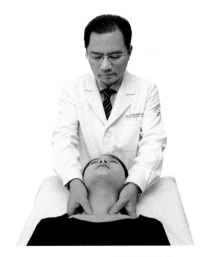

图9-5　按揉颈臂穴

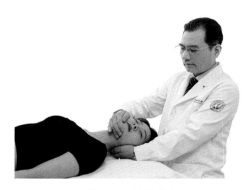

图9-6　旋转整复

3. 解痉通畅法（拇指偏峰推风池穴）

取穴：风池穴，对应椎动脉寰枕段和基底动脉（V3、V4段）。用拇指尺侧偏峰按于风池穴，手法作用力方向沿寰枕关节向脊柱方向推动，宜左拇指推右侧风池穴，右拇指推左侧风池穴。一侧椎动脉纤细、痉挛者（该侧基底动脉血流速度改变），以纤细、痉挛侧为主，对侧为辅；两侧椎动脉纤细、痉挛者（双侧基底动脉血流速度改变），左右侧交替进行。手法刺激强度以患者风池穴有明显酸胀感为宜，手法频率每分钟80～100次，累计操作时间约5分钟。最后在颈项部用常规放松手法操作2～3分钟结束治疗。每次总治疗时间为20分钟，每日治疗1次，5次为1个疗程（图9-7）。

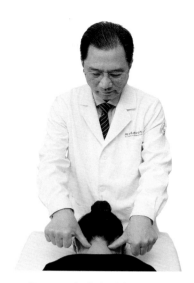

图 9-7　拇指偏峰推风池

三、手法特点

1.三部推拿法由三部分组成，分别针对椎动脉不同节段引起的供血不足，具有明确针对性，疗效明显。

2.根据椎-基底动脉形态学改变或血流速度变化明确诊断，把握手法操作的作用点、作用力及其方向。

四、手法机理

通过缓解和消除因斜角肌痉挛引起的对椎动脉的炎性刺激和挤压，缓解V1段痉挛引起的椎动脉供血不足，起到"开源增流"的作用。通过手法纠正颈椎后关节失稳，解除和缓解因交感神经受刺激引起的V2段痉挛，改善供血，起到"补偿平衡"的作用。通过手法消除枕下三角肌群痉挛和寰枕筋膜的炎症对椎动脉的刺激，缓解V3、V4段痉挛引起的供血不足，起到"解痉通畅"的作用。

五、临床应用

三部推拿法主要用于椎动脉型颈椎病（颈源性眩晕）的治疗。其分别选用颈臂穴、颈夹脊穴与风池穴，以针对V1～V4段引起的椎动脉供血不足，从而起到开源增流、补偿平衡、解痉通畅的作用。当然在操作不同部位时有一定的差异：进行开源增流法（V1段）操作时，患者颈部略前屈，使前、中、后的斜角肌放松，以利于手法作用渗透；进行补偿平衡法（V2段）操作时，患者颈部宜略后伸，使两侧颈项肌肉放松，便于手法操作和渗透；进行解痉通畅法操作时，患者头部宜略后仰，使枕下三角区及寰枕筋膜松弛，以利于手法作用力深透枕下三角和寰枕间隙。

第四节　胸椎定点对抗扳法

一、手法缘由

胸椎小关节紊乱症，又称"胸椎错缝"，俗称"椎骨错缝""筋出槽"等，西医学称为"椎体微小位移"。目前对其治疗方法繁多，如推拿、针灸、拔罐、椎板注射、口服药物、小针刀或综合治疗等方法，究竟何种方法更有效，众说不一。长期的临床证明，采取整复手法纠正胸椎小关节错位是一种有效方法，目前临床有旋转复位法、双肩端提法、斜扳复位法、脊柱微调法、端提复位法、抱颈提胸法、环抱复位扳法等。由于胸椎后关节结构复杂，发生紊乱后所引起的症状、体征较为复杂，具体表现与错位胸椎平面的高低、数量的多少、组织累及的程度不同等因素有关。整复方法众多繁杂，其有定位精准度低，针对性不强，随意性较大等缺点。针对目前临床现状，吕立江教授依据胸椎解剖结构、生物力学特点等理论，总结出胸椎定位对抗扳法。该手法具有定位准确、用力精巧、操作简单、安全有效等优点，通过临床的广泛应用，疗效显著。

二、手法操作

1.操作步骤

第一步：松解法（背部㨰法松解）。患者取坐位，医者立于患者身后；在胸椎棘突两旁，以错位病变节段为中心，以一指禅推法、㨰法、按揉法，对椎旁软组织手法松解10分钟左右（图9-8）。

第二步：胸椎定点对抗扳法。患者两手交叉扣住，置于颈项部；医者用一侧膝部顶住患者胸椎后关节的紊乱位置，用双手从患者后背部伸入其上臂，并握住前臂，然后嘱患者做前俯后仰运动3~5次之后；患者做后伸运动时，医者两手同时向上、向后快速牵拉扳提，膝部同时将患者的椎体向前、向下方顶按，对抗用力，使其胸椎快速扳动，此时可听到"咔嗒"的响声，表示复位成功（图9-9）。在手法操作过程中两手与膝顶用力，动作协调，后伸扳动与前俯后仰动作的幅度要由小到大，并嘱患者做深呼吸。结束手法后，可在患部及周围施按揉法。

2.操作要点

（1）松解背部痉挛的肌肉，筋骨并重，筋柔才能骨正，骨正才能筋柔。

（2）找到定位点，这是很重要的一点。在手指触诊时，要找到患椎棘突旁压痛

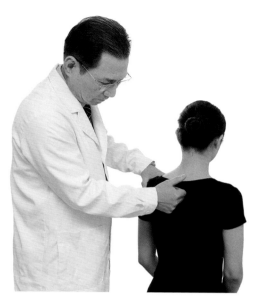
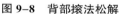

图 9-8　背部㨰法松解

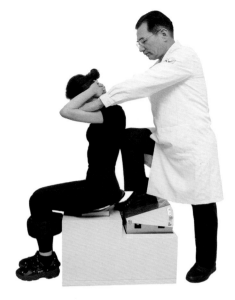

图 9-9　胸椎定点对抗扳法

点，附近肌肉紧张或有硬性条索，棘上韧带肿胀。

（3）手法操作协调，做到患者与医生配合协调，扳动时，医生的双手与膝盖动作协调，扳动时与患者的呼吸协调。

（4）手法轻巧，切忌用力过猛，并要求患者配合深呼吸，使手法一次复位成功，达到"稳、准、巧、快"的要求。

（5）手法整复时，不可盲目追求关节的弹响声，如果症状及体征减轻，说明胸椎小关节已恢复正常，不必重复多次扳动。

（6）急性发作时，应停止活动，卧硬床休息。在缓解期治疗期间，避免胸椎过度活动，避风寒、畅情志、注意劳逸结合。

三、手法机理

1. 理筋为先

大多胸椎小关节紊乱症的患者存在胸椎脊柱两侧肌群力学不平衡，尤其是背部核心肌群痉挛。因此，整复前对背部核心肌肉施行理筋手法至关重要，为整复手法打下基础。

2. 整复为要

胸椎三个小关节（肋骨小头关节、胸椎后关节以及肋横突关节）错位、胸椎力学失稳、肌筋膜挛缩粘连、滑膜嵌顿、局部软组织无菌性炎症、神经血管卡压等因素，均可致胸椎力学失稳，核心在于关节错缝。治疗时，以整复手法为要，关节错缝解除，则压迫解除，气血调和，如《医宗金鉴》云："或有骨节间微有错落不合缝者，是伤虽平，而气血之流未畅……惟宜推拿，以通经络气血也。"通过定点对抗，使胸部肌肉被动拉伸，脊柱得以过伸，胸廓得以扩张，使错位或脱位的小关节快速复位；通过扩胸、牵拉和快速后伸扳动，协调动作，能快速地恢复脊柱内外平衡，调整胸椎后关节的异常解剖位置，以解除对脊神经和交感神经的牵拉刺激与压迫损伤。

四、临床应用

1.适用于胸椎小关节紊乱症引起的脊背疼痛、肋间神经痛、胸痛、胸闷、憋气、心悸、右胁部疼痛不适、胃肠道功能紊乱者。

2.由于患者发病胸椎的位置节段存在不确定性，且胸椎定点对抗扳法在操作时，医者膝部的高度比较局限，往往造成其对患者胸椎棘突对应定位不准，难以达到理想治疗效果，从而影响对该病的治愈率。为此，吕立江教授发明了一种胸椎复位法治疗调节装置（获发明专利，图9-10）。这个装置的座椅操控器可升降，可根据患者身材高矮及医者膝部的高度进行调节，使得患者身体可以完全放松，医者施力更加集中，并且使医者手法的操作能够针对性地治疗胸椎的每个节段。

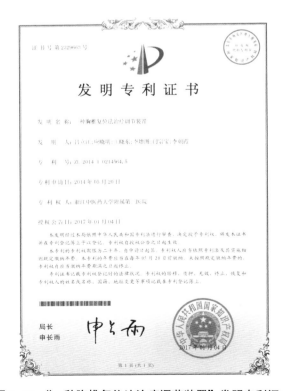

图9-10 "一种胸椎复位法治疗调节装置"发明专利证书

第五节 五步复位法

一、手法缘由

为什么要创立五步复位法技术呢？首先来了解一下目前腰椎间盘突出症的治疗方法。目前治疗腰椎间盘突出症的方法有手术治疗与非手术治疗，而90%以上的腰椎间盘突出症患者可以通过非手术疗法得到有效的治疗。非手术疗法有中医正骨手法、推拿按摩、针灸拔罐、药物外敷等。临床研究证实，中医正骨手法治疗腰椎间盘突出症是非手术疗法中的一种首选疗法，如硬膜外麻醉下一次性大推拿手法。吕立江教授在多年临床应用此手法过程中，发现存在一定的风险，且适应证范围较小，禁忌证多，患者感觉痛苦，临床接受度差，术后需要绝对卧床休息5~7天，患者会导致恶心、呕吐及腹胀疲劳、肌肉酸痛，产生烦躁不安、遵医性下降，从而影响治疗效果。临床发现，此法对于中央型突出及多节段突出疗效不显著，适应证以腰椎间盘突出症急性发作在3个月内较好，而疾病反复发作，突出时间长，椎间盘脱出并已经发生钙化，粘连严重患者的治疗效果就差。对于高龄患者及有高血压、心脏病、重度骨质疏松的患者，以及对骨性腰椎管狭窄、侧隐窝狭窄、椎间盘明显钙化者慎用，腰椎滑脱者禁用。大推拿手法在硬膜外麻醉下进行，每个患者手法操作基本一样。患者在麻醉后失去感受情况下，手法力量的掌控也是一个重要问题，同时也难以体现出中医的辨证施治观点。

五步复位法是吕立江教授根据腰椎解剖学特点及腰椎生物力学特征，在大推拿手法基础上，结合自己30余年的临床经验，吸取众家手法之长，优化组合手法，辨证施法，研究创立的治疗腰椎间盘突出症的一种整复治疗方法。五步复位法，治疗过程安全，患者无痛苦，适应证范围广，疗效显著。

二、手法操作

五步复位法操作，分松、拉、扳、整、复五步。

第一步：松，即放松法，用放松手法解除腰臀部及患肢的肌肉痉挛。患者取俯卧位，医者立于患侧，用轻柔的一指禅推、㨰、按、揉、拿等手法在腰臀部及患肢（沿足太阳膀胱经）自上而下往返施行手法治疗，操作10~15分钟（图9–11）。

第二步：拉，即拉伸法，用牵引床进行腰椎拉伸和手法牵抖法。患者仰卧在腰椎牵引床上，用绑带固定带分别将胸部与下腰部固定在牵引床上（图9–12）。牵引重

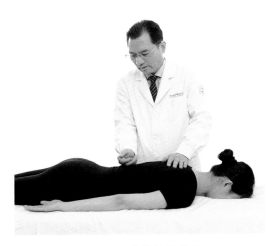

图 9-11　背部擦法放松

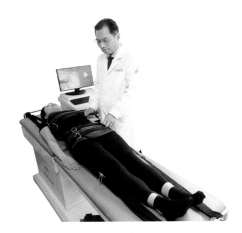

图 9-12　牵引法

量为 30～50kg，并根据患者的体重、体质、年龄和耐受情况进行增减，一般以患者能耐受与舒适为度，每次拉伸时间为 20～30 分钟。然后患者全身肌肉放松，屈膝屈髋，双下肢并拢，足跟尽量靠向臀部；医者用双手抱住患者的膝盖上部，用力向后牵拉，使患者的腰部与床离空，然后用快速的手法抖动腰椎，持续牵抖 2～3 分钟。要求抖动时频率高、幅度小；令患者放松，自然呼吸，不可屏气。

　　第三步：扳，即杠杆定位扳法，利用杠杆原理将手法定位在腰部（患椎处）。患者取俯卧位，全身放松，自然呼吸（切勿屏气）；医者用双手握住患者双下肢踝部，双下肢尽量屈膝交叉，用右手尺骨鹰嘴定位于椎间盘突出节段腰椎旁 0.5～1.0cm 处，然后两手用力慢慢向上提拉，提拉至一个阻力处，用巧力寸劲快速扳动腰椎（图 9-13）。

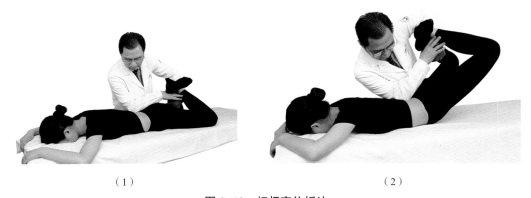

（1）　　　　　　　　　　　　　　　　（2）

图 9-13　杠杆定位扳法

　　第四步：整，即用旋转扳法或斜扳法，主要是调整腰椎的生理曲度与腰椎的后关节与椎间孔。旋转扳动时，令患者仰卧位，双下肢被动屈膝屈髋；医者双手抱住患者双下肢向外侧用力旋转1~3次（图9-14）。在使用斜扳法时，患者侧卧位（左或右），下面的下肢自然伸直，上面的下肢屈曲；医者两手分别扶按患者的肩前部及臀部，做相反方向的缓缓用力扳动，使腰部被动扭转，当扭转到有阻力时，再施一个增大幅度的猛推（图9-15）。听到"咔嗒"一声时，表示手法到位。斜扳法时，患者取俯卧位，助手按住患者两肩部，操作者用一手鹰嘴定位侧弯处，另一只手抱住患者双下肢，进行侧向扳动。

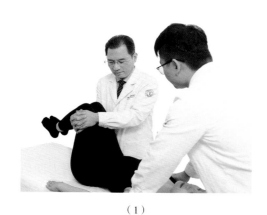
（1）

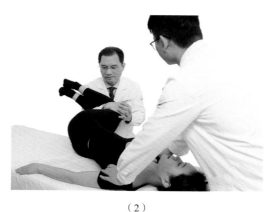
（2）

图 9-14　旋转扳法

第五步：复，即用推、按、拿、擦、揉等理筋手法来梳理患侧腰部及下肢经脉穴位，以恢复痉挛的肌肉与受损的神经功能。患者取俯卧位，在病侧的腰部及下肢大腿前侧、外侧、小腿外侧、足背依次由上而下往返采用推、擦等手法治疗3~5遍；然后重点采用点按手法在环跳、殷门、委中、承山、昆仑等穴位进行治疗，每穴1~2分钟；再配合拿法梳理下肢经脉，手法操作约15分钟（图9-16）。

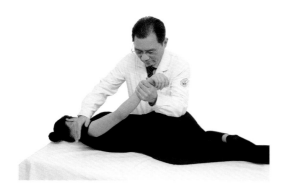

图 9-15　斜扳法

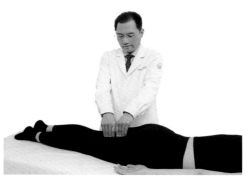

图 9-16　拿下肢法

三、手法特点

五步复位法有不同于一般中医手法、针灸和药物外用等外治法的特点。

1.辨证施法

它是现代中医手法治疗腰椎间盘突出症有效手法的优化组合，扬长避短，整个手法的组合过程体现了中医的辨证思想。它着重强调辨证施法，根据腰椎间盘突出症的病理程度、类型、症状缓急等选择使用，可以重点采用某一步，其他几步作为辅助手法，以达到最佳的治疗效果。

2.操作方便

运用五步复位法治疗腰椎间盘突出症，不需要很特殊的医疗设备，仅凭医生的手法技巧进行，应用简单、方便。

3.施术安全

在运用五步复位法治疗腰椎间盘突出症时，只要手法应用恰当，操作仔细认真，一般不会出现不良的副作用。

4.扩大适应证

五步复位法增加了手法治疗腰椎间盘突出症类型的适应证，提高了手法治疗的综合效果。

四、手法机理

第一步是多种手法的组合使用，关键是达到软组织的"松"，解决腰部肌肉的紧张和痉挛，促使患部气血流畅，促使炎症水肿吸收，从而加速了突出髓核中水分的吸收；同时使紧张痉挛的肌肉放松，减轻了纵向牵引的抵抗性，降低了肌紧张对椎间盘造成的纵向挤压负荷，为下一步治疗创造有利条件。

第二步是椎间盘在轴向的持续拉力的作用下，使腰椎间隙拉宽，降低了椎间盘内的压力，产生盘内负压。同时，可以拉开关节突关节，有利于小关节紊乱的纠正和复位；抖法可以松解肌肉痉挛，矫正脊柱侧弯畸形，恢复椎间孔的正常外形，解除对神经根的挤压。

第三步为杠杆定位扳法，能使髓核内压增高，后缘椎间隙减小，使髓核向前移动；再加上手法的外力自后向前直接作用于患椎，使椎间盘内产生较大负压，迫使髓核由较窄的后缘转向较宽的前缘运动。

第四步通过腰椎旋转扳法，可扩大神经根管，改变髓核与神经根的关系，使紧压神经根的突出物与神经根位置分离，纠正小关节紊乱，使腰椎生物力学平衡，腰椎侧弯得以恢复。

第五步通过2～4步手法的作用，松解神经根压迫，突出的髓核得到回纳，纠正紊乱的小关节。但肌肉和神经等软组织的恢复，尤其是受损的神经需要一定时间恢复，所以理筋手法也十分重要。通过理筋手法，促使病变部位的气血循行，从而促使受损的肌肉及神经逐渐恢复正常功能，体现了筋骨并治。

五、临床应用

目前，非手术治疗仍为腰椎间盘突出症的主要治疗方法，而中医整骨手法是非手术疗法中的重要手段。由于腰椎间盘突出的髓核转归是一个慢性过程，在不同病程阶段有不同的症状和体征，并且在其临床过程中可能出现新的髓核突出，因此，临床应用五步复位法要辨证施法。一个腰椎间盘突出症患者，如果是突出早期，处于生理退变期，发生了形态学的变化，突出的髓核刺激机体免疫组织，引起无菌性炎症，出现局部微循环障碍，炎症刺激窦椎神经后出现腰痛（感觉支受损），这是腰椎间盘突出症早期病理过程。前方的椎间盘破坏必然导致后方的关节突损伤，出现关节突周围筋膜损伤，腰椎周围肌肉筋膜组织结构的无菌性炎症而致腰痛不适，但直腿抬高试验和股神经牵拉试验等均为阴性。这时，我们应该重点使用第一步与第四步，其他作为辅助方法。如果进入突出中期，出现了组织学变化的病理改变期，髓核突出进一步加重；或髓核刺激腰骶神经根（感觉支和运动支混合受损），出现神经根的微循环障碍，即神经根炎，患者出现腰痛伴下肢放射痛，以及椎旁压痛及放射痛（＋）、直腿抬高试验及加强试验（＋），这是典型的神经根炎性期，我们应该根据患者的症状体征五步依次使用。如果进入突出后期，继发病理改变期，病程时间又长，出现神经根粘连、腰及下肢隐痛，这属于神经根缺血反射性、浅感觉性疼痛障碍（反射性浅感觉障碍）。其典型特点是腰及下肢的隐痛且定位不准确、无明显压痛点、腰椎活动后无明显疼痛加重、患者腰部及下肢酸胀时轻时重、劳累及阴寒天气症状加重。这时，第一步、第三步、第四步作为重点手法，松解神经根粘连为上策。

腰椎间盘突出症主要根据髓核突出部位及程度分型，这些分型对五步复位法中选择哪一步作为重点手法操作至关重要。本病根据多年临床经验，将该病分为三型。①膨出型：纤维环向周围膨隆，移位的髓核局限于内层的纤维内，不引起严重的神经根压迫，CT或MRI可见突出物的直径小于3mm，我们选择第一、二、三步即可。②突出型：纤维环部分断裂，移位的髓核通过破裂的纤维环突向椎间盘的轮廓之外，已压迫神经根，CT或MRI可见突出物呈球状，直径小于5mm，但大于3mm；依据突出的位置与患者的症状体征，需要五步依次使用。③游离型：纤维环全层破裂，移位的髓核通过纤维环裂隙离开原位，进入椎管内或后纵韧带之下，严重压迫神经根及其他软组织，CT或MRI可见突出物呈椭圆形状，直径大于5mm以上；以第二步、第三步、第四步改变杠杠定位手法的作用方向与仰卧位旋转扳法为重点进行治疗。总之，各型处于临床的阶段不同，五步复位法的治疗步骤也不同，这充分体现中医的辨证施法观点。

第六节　杠杆定位手法

一、手法缘由

历代医家创立了许多中医手法并流传至今，其有效性的本质属性是运动生物力学。手法是治疗疾病有效的关键，它是一种技巧动作，其要求中的有力不是单纯的蛮力，而是一种功力和技巧力的结合，是力的作用。大小、方向和作用点是力的三个基本要素，我们这里讨论的力应该与临床的疗效结合在一起，所以它还包含力的作用时间、幅度与速度。

如何把力的要素与临床手法有机结合，是我们一直思考与研究的重要问题。杠杆定位手法是吕立江教授的创新手法，是将物理学的杠杆原理应用到正骨手法上的一种创新技术。为什么手法要借助杠杆原理呢？首先，中医手法对人体操作的基本要求是"持久、有力、均匀、柔和"，用巧力寸劲达到深透。其次，在手法操作过程中，要求手法有力但不是蛮力，而是使用巧力，而应用杠杆原理的目的就是寻找力的支点，发挥巧力。如在应用扳法过程中，巧妙地加载手法的力是治疗成功的关键。医生操作手法需要掌握好力的大小、方向和支点，才能运用好杠杆原理，才能使手法力借助杠杆原理发挥"巧力寸劲"的作用。吕立江教授从2007年创新并应用杠杆定位手法治疗腰椎间盘突出症取得理想效果，其最大的优势是手法操作的可控性与安全性，简化了正骨大手法的操作步骤，使成套的大正骨手法所能达到的治疗效果，只需由单一的杠杆定位手法来实现。受此杠杆定位手法理论和方法创新的临床成功经验，吕立江教授的研究团队以脊柱生物力学研究成果为理论依据，相继创立了颈椎、胸椎等一系列手法，使中医临床特色手法内容更为丰富，也使诸多患者得以有效治疗。

杠杆与人体有什么关系呢？其实人体的肢体活动都存在着杠杆原理，如头部活动的等臂杠杆，点头或抬头是杠杆的作用，杠杆的支点在颈部顶端。又如走路的脚是省力杠杆，脚跟是支点，人体的重力就是阻力，腿肌产生的拉力就是动力；手拿物体，肘关节是支点，肱二头肌肉所用的力是动力，手拿重物的重力是阻力，前臂是一种费力杠杆，端起一个重物，手臂肌肉要花6倍的力。中医手法的临床应用过程，就是把力转化为人体的信息能量的过程，手法力与人体力学关系密切，手法作用力、作用方向、作用角度直接影响着临床治疗效果，而手法作用力是否得当更体现手法效果，即我们常说的"巧力寸劲"。正如《医宗金鉴》记载："法之所施，机触于内，巧生于外，手随心转，法从手出……"杠杆定位手法应用杠杆原理的目的就是在手法巧力上寻找突破口。

二、手法操作

第一步：患者俯卧位，全身肌肉放松，暴露腰部，屈膝屈髋，交叉双下肢，踝关节相靠；医者用右手肘部鹰嘴定位于腰部患椎处，两手握住患者两踝关节［图9-13（1）］。

第二步：医者通过双手力臂使腰椎产生后伸运动，用力向后向上扳提；当上提到"扳机点"时，用"巧力寸劲"做一个快速的扳动，感到定位点有"咔嗒"的响声或松动感。在杠杆手法扳动时，令患者呼气；手法结束时，令患者吸气［图9-13（2）］。

三、手法机理

1.手法杠杆原理

医者右手肘部鹰嘴定位处为支点，也就是力臂杠杆绕着转动的轴心点；力点是操作者两手的握力，即动力在力臂杠杆上的作用点。右手臂为动力臂，动力臂从鹰嘴支点到动力作用线的垂直距离；阻力点是患者的双下肢，即向上向后扳提时双下肢所产生的阻力，是阻力臂从鹰嘴支点到阻力作用线的垂直距离。

2.手法作用机理

通过杠杆定位扳法的作用，使腰椎生理曲度变大，矫正了异常的生理曲度；腰椎的力学传输沿着平衡轴线传递，使腰椎间盘受力均衡，解决了腰椎结构的平衡问题；椎间盘突出物与神经根产生分离，减轻了神经根受压的状态。这对腰椎间盘突出症的治疗具有非常重要的临床意义。

3.手法操作注意事项

（1）用力要稳、准、巧、快，不可使用暴力和蛮力。

（2）扳动幅度控制在腰椎后伸生理范围的5°之内。

（3）不必强求关节响声。

（4）严格掌握适应证和禁忌证。

四、手法创新

1.传统后伸扳法的费劲又费力，受力面大，作用力分散；而杠杆定位手法使用力臂杠杆，省力又省劲。

2.杠杆手法采用鹰嘴定位，着力点小，定位准确。

3.手法在腰椎病变节段向前对应发力，可准确整复对应的腰椎间盘突出节段。

4.手法掌握腰椎位区，向前运动的轴向明确，可使腰椎恢复生理屈曲，维持腰椎内的力平衡。

5.手法操控方便，容易找到"扳机点"，可在最佳时机发力。

6.杠杆手法操作安全，避免了传统手法多链接应力的传递，使正常的腰椎节段不受额外的力学载荷，伤及相应的神经血管等软组织。

7.杠杆手法真正使正骨手法用巧力而忌用蛮力，使手法实现"以巧代力""巧力寸劲"的临床应用。

五、临床应用

1.腰椎间盘突出症

腰椎扳法是治疗腰椎间盘突出症的常用复位手法，具有方法简便、舒适有效、风险小等优点，并且能够充分体现中医手法的优势。但不同医者对扳法种类的选择，扳法的时机、旋转的角度、力度、速度等方面都凭自己的临床经验来掌控，存在着很大的主观性，治疗效果也有很大的差异，故加强对手法的定位定量化研究，提高复位手法的准确性和安全性显得十分必要。多年来，在运用生物力学与有限元的动物实验及志愿者临床研究中发现，杠杆定位手法可以使腰椎的髓核内压有明显影响。在手法过程中，髓核内压力降低，有利于髓核回纳。腰椎力学的应力使髓核的受压蠕变减弱，纤维环紧张度增强。腰椎间盘的前部变宽，后部变窄，挤压髓核，有利于髓核前移，随着椎间隙增加，髓核弹性恢复，可使盘内压呈负压趋势，从而吸纳突出的腰椎间盘组织。

杠杆定位手法操作时，要求医者先定位。如L4～L5突出患者，应嘱患者俯卧位，医者找到L4～L5节段，并在其旁开1～2cm处作为鹰嘴作用的定位点进行手法操作。

2.腰椎小关节紊乱症

腰椎小关节是由相邻两个腰椎的上下关节突构成，属微动关节。腰椎小关节紊乱症是由于腰椎失稳状态下旋转造成的，采用杠杆定位手法治疗后，患者腰部疼痛消失，腰椎正侧位X线片也显示患椎棘突偏斜消失，检查对应节段两侧关节突的关节等宽。临床研究发现，采用杠杆定位手法的瞬间作用力，既可直接张合关节，以纠正小关节错位和失调的力线；也可通过瞬间手法力对小关节周围韧带、关节囊等软组织牵拉，使其产生紧张性弹力，重新调整关节位置。当然，小关节紊乱的位置要定位准确，这是提高疗效的关键。杠杆定位手法治疗腰椎小关节紊乱的临床效果令人满意，尤其是对其导致的疼痛症状改善明显，是临床适宜推广的中医特色技术。

3.第三腰椎横突综合征（腰三横突综合征）

第三腰椎横突位于5个腰椎的中间部位，是腰前凸的顶点。第三腰椎横突最长，又是活动枢纽，故其所受拉力最大，损伤的机会最多。临床依据第三腰椎及横突的结构特点与生物力学作用，实施手法治疗。杠杆定位手法可以调整第三腰椎横突的异常解剖位置，缓解肌肉痉挛，协调患处的平衡关系，从而解除神经刺激和压迫症状。在操作手法时，要找到第三腰椎横突处的压痛位置，用对侧下肢作为杠杆力臂，用巧力寸劲快速扳动，达到治疗目的。

4.骶髂关节紊乱症

骨盆位于躯干的基底，它支托腹部并连接脊柱和下肢，支持体重。两个对称的髋骨和骶骨借两个骶髂关节与前方的耻骨联合连成一体，形成骨盆环，相互传递应力。骨盆前部结构对骨盆环的稳定作用只占40%，而后部结构占60%。骶髂关节上连头侧腰骶关节、下连尾侧的髋关节，起到承上启下的作用，是组成骨盆的重要结构。骶髂关节在解剖上是非典型的滑膜关节，逐渐有前方尾侧的滑膜关节向后方头侧移行为韧带联合性关节。不同体位下的骶髂关节生物力学稳定性下降时，剪切应力特别容易造成骶髂关节损伤。骶髂关节的生物力学研究提示，瞬间载荷作用于骶髂关节，可引起关节在三维空间内明显的旋转和位移。因而矫正由异常体位和结构性腿短引起人体功能降低和载荷分布不对称是主要的治疗。调整腰骶关节错位、耻骨联合位移以及腰椎相应节段，使关节组织应力重新分布，恢复脊柱整体力学平衡是治疗的关键。临床实践表明，杠杆定位手法治疗骶髂关节紊乱症的疗效是肯定的，可有效缓解肌肉痉挛，减少临床阳性体征。其治疗原则是理筋整复，恢复骨盆承载功能。杠杆定位手法是借助生物力学对脊柱骨盆运动的分析来指导手法操作，解决骶髂关节紊乱的临床问题。

5.脊柱侧弯

脊柱侧弯是一种脊柱的三维畸形，包括冠状位、矢状位和水平位的序列异常。人体脊柱整体生物力学平衡失调，也是引起脊柱侧弯的重要因素。人体自身有维持平衡的本能，当椎旁肌的形态结构异常导致脊柱生物力学平衡失调后，凸侧肌肉就会出现代偿性的肥大，以增加牵拉力，维持脊柱的整体平衡，而凹侧肌肉便会逐渐萎缩，产生牵拉性张力，形成类似弓弦的效应。这种状况若不能及时解除，凸侧张力就会逐渐增大，形成恶性循环。杠杆定位手法在改善外观，控制畸形发展，稳定脊柱平衡，纠正脊柱侧弯是安全有效的。在手法操作前，先拍摄脊柱全长片，评估侧弯的程度与类型，找到侧弯的顶椎端，使用杠杆力矩整复矫正。运用杠杆定位手法除改善侧弯局部解剖关系及内环境外，更重视侧弯脊柱上下的调整，进而有效恢复脊柱的正常承重力线，从整体上恢复脊柱生理力学平衡。

第七节　仰卧屈膝牵抖法

一、手法缘由

　　牵引是治疗腰椎间盘突出症的保守疗法之一，通过牵引能扩大椎间隙，减轻对退变突出的椎间盘纤维环内神经根的刺激和压迫，使腰腿痛症状得到一定的缓解。但牵引有一定的适应证，而且单一的牵引方法疗效也不尽如人意。于是传统的腰部牵抖法把牵引拔伸法与抖法结合成一种复合手法。具体操作：患者取俯卧位，两手拉住床头或由助手固定其两腋部；医者以两手握住患者两足踝部，两臂伸直，身体后仰，向足端方向缓缓牵引其腰部，同时小幅度摇摆其腰部；待患者腰部放松后，医者将患者腰部远离床面，两手臂维持一定的牵引力，身体前倾，快速抖动；其后随身体起立之势，手臂部瞬间用力，做 1 ~ 3 次较大幅度的抖动，使抖动之力作用于腰部，产生较大幅度的波浪状运动。但这种方法费时又费力，尤其是对于体胖患者，操作者要顺利地完成这种复合手法是比较艰难的。吕立江教授在手法巧力上寻找为突破口，积极探索，将患者的体位从俯卧位改为仰卧位，令患者屈膝屈髋；手法作用点从患者双踝关节移位到患者的双膝关节上部，借助下肢的杠杆力臂，大大减轻了医者的作用力，在牵引腰部的同时可以轻易快速地完成牵抖法动作，具有易操作、可控制、效果好等优点。

二、手法操作

　　仰卧屈膝牵抖法是拔伸法与抖法相结合的一种复合手法。

　　患者取仰卧位，全身肌肉放松，屈膝屈髋，双下肢并拢，脚跟尽量靠向臀部［图9-17（1）］。医者用双手抱住患者的膝盖上部，用力向后牵拉，使患者的腰部与床离空，然后用快速的手法抖动腰椎，持续牵抖 2 ~ 3 分钟［（图9-17（2）］。抖动时，要求频率高、幅度小；令患者放松，自然呼吸，不可屏气。

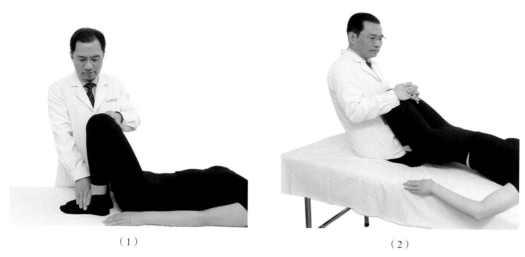

（1）　　　　　　　　　　　　　（2）

图 9-17　仰卧屈膝牵抖法

三、手法优点

1.传统手法牵拉费力又费劲，手法难以操作；而仰卧屈膝牵抖法则用力轻巧，省力又省劲，手法容易操作。

2.仰卧屈膝牵抖法使用巧力，抱住患者的膝盖上部，可以轻易地向后牵拉，并能控制牵拉的力度；而传统腰部牵抖法的牵拉力量难以控制。

3.仰卧屈膝牵抖法容易操控，容易持续牵抖，更能操控抖法的频率；而传统腰部牵抖法对抖法的频率难以掌握。

4.仰卧屈膝牵抖法是牵抖合一，而传统的牵抖法是牵抖分离。

5.仰卧屈膝牵抖法操作安全，不会造成腰部与下肢的牵拉损伤；而传统的腰部牵抖法易造成关节脱位、肌肉拉伤等并发症。

6.仰卧屈膝牵抖法真正使手法实现“以巧代力”“巧力寸劲”的临床应用。

四、操作注意事项

1.牵抖时，腰部要离床，患者要自然呼吸，不可屏气。

2.抖法时，操作幅度小，不可使患者腹部上下起伏。

3.有股骨头坏死、髋关节脱位、下肢骨折者慎用。

4.牵抖时，要将腰部牵引同抖法有机地结合起来。牵引是第一步，然后在持续牵引时进行抖法。

五、手法机理

1.牵引机制

屈膝屈髋可使腰部前屈加大，可拉伸腰椎间隙，使之产生负压和中心回吸作用。牵引时，既可增宽病变部位及正常部位的椎间隙，增加椎间盘内负压；还能使肌肉出现静力性疲劳，有助于对抗腰肌痉挛，从而阻断疼痛—肌肉痉挛—神经压迫—疼痛加重的恶性循环，有效减缓疼痛的同时为腰部肌肉炎性水肿修复提供可能。

2.抖动机制

通过上下抖动下肢，使腰椎产生一系列的波状运动，可缓解棘肌反射性痉挛；快速高频率反复抖动，使腰椎间盘间隙增大，松解挛缩的关节囊和韧带，增加后纵韧带张力，松解神经根粘连，改善腰椎活动功能，增加关节活动范围，调节和恢复已破坏的椎体平衡。

3.协同机制

牵引与抖法配合，可以明显提高腰椎间盘突出症的临床疗效。从生物力学角度分析，仰卧屈膝牵抖法所产生的力是一种波浪式的复合力，力的大小和方向随着时间而改变，主要导致相邻脊椎的上下相对运动，即距施医者较近的脊椎上下运动在先而较远的脊椎上下运动随后，这种仰卧屈膝牵抖法能够减小脊椎间相对运动所受到的阻力。以抖动为力量，改变髓核压力，同时牵抖能够使力量作用到病患椎体，解除肌痉挛同时减轻神经根所受到的压迫，消除椎管内外的致痛因素，恢复脊柱的力学平衡，松解神经根的粘连。总之，牵引联合抖法治疗对腰椎间盘突出症具有协同作用，能够快速减轻患者的腰部疼痛症状，促进腰椎功能恢复。

六、临床应用

腰椎间盘突出症、腰椎小关节紊乱症、腰三横突综合征、慢性腰肌劳损、骶髂关节紊乱症、脊柱侧弯等，均可进行对症治疗。

第八节　旋转扳法

一、手法缘由

旋转扳法是运动关节类手法，其用力原则与一般放松手法的基本要求不同。一般手法用力原则是"持久、有力、均匀、柔和、渗透"，旋转扳法通常要求"瞬间发力"，手法具有快速、短暂、随发随收、出其意料等特点。正如清代学者胡廷光在《伤科汇纂》中说的，"法使骤然人不觉，患如知也骨已拢"，讲述的是正骨手法要用寸劲巧力。这种寸劲巧力，有人称之为"闪动力"。冯天有在民间老中医罗有明正骨复位手法基础上创立了脊柱定点旋转复位法，此后其他应用于颈、腰椎病的旋转手法相继出现。有代表性的手法除冯氏外，还有孙氏旋提手法、龙氏正骨推拿法等。旋转扳法是治疗颈、腰椎病的关键手法，其种类很多，从体位可分为坐位旋转扳法和卧位旋转扳法，从部位可分为颈腰椎坐位旋转扳法和腰椎卧位旋转扳法。

二、手法操作

1.颈椎旋转扳法

（1）颈椎端提旋转法：患者取端坐位，目视前方，颈部放松；医者一手托其枕部，一手托其下颌，使患者头部前倾［图9-18（1）］，并向右侧慢速旋转，待头部转到最大角度时，突加有限度的短促力快速旋转。施力后，不管有无听到咔嗒声响，手法结束［图9-18（2）］。然后采用同样的操作手法向左旋转。

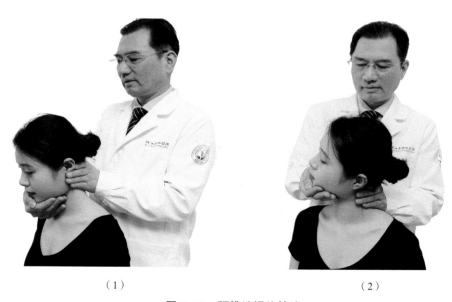

（1）　　　　　　　　　　　　　　　（2）

图9-18　颈椎端提旋转法

（2）颈椎旋转复位法：患者坐位，颈部稍前屈；医者立于患者背后，右侧肘关节半屈曲位，置于患者的下颌部［图9-19（1）］；左手虎口张开，置于患者的枕骨结节部，右侧半屈曲的肘关节和左手虎口同时缓慢向上用力，将患者的头部托起，同时逐渐向右侧旋转至最大限度时，快速向左侧旋转，此时会出现弹响声，然后医生用同样的方法向左侧旋转［图9-19（2）］。

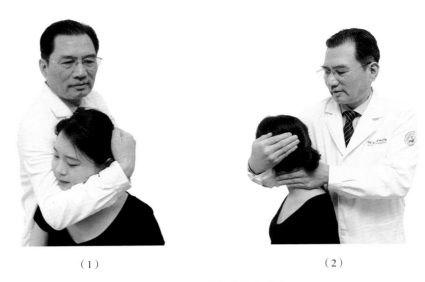

（1）　　　　　　　　　　　　　　　　（2）

图9-19　颈椎旋转复位法

（3）颈椎定点旋转法：具体操作方法以棘突向右偏为例。患者取坐位，医者站于患者右后方，用左手拇指顶住偏歪棘突的右侧［图9-20（1）］；先使患者头部前屈至要扳动椎骨的棘突开始运动时，再使患者头向左侧屈、面部向右旋转至最大限度，然后医者用右手托住患者下颌，待患者放松后，做一个有控制的、稍增大幅度的、瞬间旋转扳动，同时左手拇指向左推按偏歪的棘突，常可闻及咔嗒声响，提示复位。亦可用肘夹住患者下颌做此扳法［图9-20（2）］。

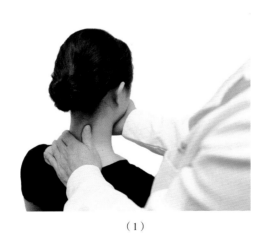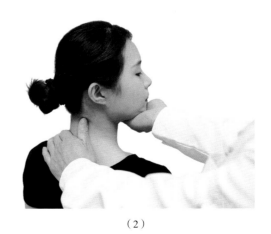

（1）　　　　　　　　　　　　　　　　（2）

图9-20　颈椎定点旋转法

2.腰椎旋转扳法

（1）脊柱定点旋转法：此法以冯天有教授为代表。患者于复位椅上取坐位，双手交叉抱头；助手双腿固定患者膝及小腿，双手固定髋部。医者从患者背后以左手拇指触诊确定受累椎体棘突（受累间隙上位椎体），逆偏歪方向抵住棘突，右手从患者右腋下伸至颈部，手掌部压于患者颈后部，拇指朝下，其余四指扶持住患者的颈部［图9-21（1）］；旋转患者躯干，当定位拇指感到棘突发生纠偏复位方向的旋转移动后（不一定出现弹响声），立刻停止躯干旋转动作并缓慢返回［图9-21（2）］。复位后，立即通过触诊以明确受累椎体活动度是否得到改善。若改善不明显，以同样姿态向相反方向使躯干再做一次助力旋转，定位拇指仍以逆棘突偏歪方向抵住棘突，再次发力，使受累椎体产生纠偏复位方向的旋转移动。一般通过2次旋转即可完成手法。

（2）仰卧旋转扳法：此法以吕立江教授为代表，是治疗腰椎间盘突出症的常用手法之一。患者取仰卧位，使其屈髋屈膝；一助手双手按住患者肩前部，使其上身固定不动。医者站在患者下肢一侧，用双手合抱住患者的双膝部，用力向下牵拉［图9-22（1）］；在牵拉的同时，双手旋转至一定的角度（即遇到阻力时），用巧力寸

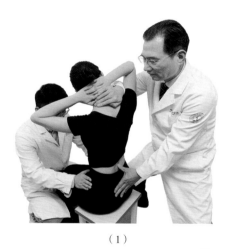 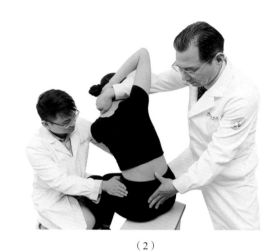

（1）　　　　　　　　　　　　　（2）

图9-21　脊柱定点旋转法

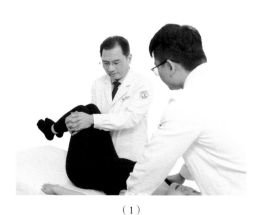 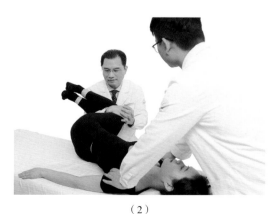

（1）　　　　　　　　　　　　　（2）

图9-22　仰卧旋转扳法

劲做一个快速的旋转扳动，到位即止，快速的松动手法［图9-22（2）］。此法主要的旋转部位在下腰部的椎间，左右各1次。

三、手法机理

1.脊柱定点旋转法是由著名骨科专家冯天有传承罗有明而创立，通过改变力学结构来恢复生物学的生理常态。该手法巧妙地利用了结构力学效应与生物学病理反应，具有定位准确、操作灵巧、简便易行的特点，而且还有助于建立代偿平衡，有利于神经根炎性水肿的消退。旋转扳法通过在施力关节上产生某种超过生理弹性限制位的被动耦合运动，进而改善受累椎体病理性旋转位移，即纠正传统中医理论所认定的"骨错缝"。冯氏手法是通过施加于肩带上的旋拉力和棘突上的顶推力使腰椎某个关节发生偶联运动的手法，通过采用适宜的屈曲、侧弯、旋转角度，使折顶力集中在该角度顶点，受累节段紊乱的后关节、长杠杆的肩带力使该关节发生失稳，短杠杆的顶推力使患椎弹性复位。由于短杠杆力直接作用于受累后关节，所以关节纠正更为轻巧、省力且高效。通过医者拇指下棘突错动感或松动感，可即时判断成功与否，表明手法操作的准确性与可控性较好。因此，冯氏手法仅针对受累节段的后关节紊乱进行微调整，针对性强，定位准，力量集中，手法成功的标准明确。

2.腰椎间盘承受的压力，在坐位时最高，站位时居中，平卧时最低。因此，吕立江教授设计了仰卧位腰椎旋转扳法，使腰椎间盘承担的压力最低。旋转扳动时，对腰椎有一定的牵拉力，可以扩大椎间隙，加强前后纵韧带间压力，调节腰椎小关节紊乱，降低椎间盘内压力，增加盘外压力，使椎间隙产生负压，扩大椎管容积，促使突出的髓核回纳，进而改善疼痛症状；也可以改变突出物、周围组织和神经根的关系，松解紧张的关节囊及痉挛的肌肉，利于椎管内结构及腰椎功能的恢复。

四、临床应用

1.神经根型颈椎病

颈椎旋转扳法是中医手法治疗神经根型颈椎病的常用手法。若运用得当，疗效立竿见影；若运用不当，则有可能加重或损伤颈椎。颈椎的力学作用是对抗压缩力，同时对颈椎的活动度具有决定性的影响。颈椎间盘的抗压能力很强，但对扭旋力的耐受性较差。有研究表明，拔伸状态下使用颈椎旋转扳法的疗效与安全性更好。颈椎旋转扳法的操作特点，是使颈椎旋转到一个有阻力的位置后，双手同时反方向用力，做一个稍增大幅度的快速旋转扳动。操作要求用力稳，短暂快速，双手配合协调，随发随收，扳动幅度要控制在关节的弹性限制位和解剖限制位之间，不能超过颈椎的正常生理范围。

2.枕－寰－枢关节失稳

枕－寰－枢关节失稳，也称"寰枢关节错缝""寰枢关节不稳"及"寰枢关节功能紊乱"等。从解剖生理看，寰椎（C1）与枢椎（C2）之间无椎间盘，从而决定了寰枢关节的稳定性差。颈椎端提旋转法能迅速纠正错位的寰枢关节，使其恢复到正常解剖位置和生理功能，解除神经血管及骨髓等组织的刺激和压迫，消除椎动脉痉挛或管腔狭窄，改善椎动脉供血，从而使患者的症状、体征迅速改善。端提旋转法使寰枢关节间隙呈等宽，方法简单便捷，痛苦少，见效快，患者容易接受。但在手法的应用时，应注重灵巧柔和，刚柔相济，因人制宜，切忌手法粗暴。

3.颈椎小关节紊乱症

从解剖结构上看，颈椎的关节突较短，上关节面朝上偏于后方，下关节面朝下偏于前方，关节囊较松弛，可以滑动，横突之间往往缺乏横突韧带。因此，颈椎的稳定性较差，颈部慢性劳损等原因均可使颈椎关节突关节超出正常活动范围而发生侧向滑移；一侧椎间关节的滑移，嵌顿在关节突，略微向前后左右移位，使关节突关节面的排列失去正常的关系，棘间和棘上韧带紧张，周围肌肉失去平衡调节，将移位的错缝关节突关节交锁在移位后的不正常位置上，从而产生疼痛和组织水肿，引起反射性肌痉挛。颈椎定点旋转手法主要解除关节突关节错缝复位，恢复颈椎正常序列，滑膜嵌顿解除，松解肌肉痉挛，重建颈椎的力学平衡，从而达到治愈的目的。然而，手法的操作要求稳准，用力适当，动作连贯，切忌猛力，避免损伤。

4.腰椎间盘突出症

腰椎生物力学结构的失衡是腰椎间盘突出症发病的内在原因，疼痛能够使局部肌肉张力增高，导致局部肌肉力量不平衡。仰卧旋转扳法可调节腰椎平衡，使神经根与突出的椎间盘之间产生位移，松解粘连，从而缓解腰腿疼痛，改善腰部功能。吕立江教授认为，大多数腰椎间盘突出症患者的腰椎间盘已经发生退变，且伴有腰椎不稳、腰椎骨质增生及骨质轻度疏松，而仰卧腰椎旋转扳法的力度更容易掌控，临床效果理想。

5.腰椎小关节紊乱症

从解剖上讲，腰椎的小关节面有软骨覆盖，具有小关节腔，腔内滑膜能分泌少量滑液，便于关节活动。腰椎关节面的排列近矢状位，关节面呈弧形，虽然利于屈伸、侧弯及旋转，但腰椎关节突关节的关节囊较窄小，所以腰椎小关节易发生半脱位或交锁，出现腰椎小关节紊乱症。仰卧旋转扳法是正骨之首务。《医宗金鉴》云："因跌仆闪失，以致骨缝开错，气血郁滞，为肿为痛，宜用按摩法。按其经络以通郁闭之气，摩其壅聚以散郁结之肿，其患可愈。"通过手法施力于局部，整复腰椎小关节错缝移位，纠正失常的骨关节而恢复正常的内平衡；解除软组织痉挛，改善局部血循，促进组织新陈代谢，恢复正常的外平衡。脊柱的内外生理平衡恢复，则其功能亦随之恢复。

第九节　斜扳法

一、手法缘由

斜扳法是运动关节类手法中的扳动类手法，在实施手法前应综合评估病情及手法适应证。与基本推拿手法相比，其用力的原则大不相同。斜扳法在使用时要求"巧力寸劲""稳妥缓和"及"瞬间发力"。该手法具有动作快速、定位准确、咔嗒声等特点。

历代医家对斜扳法的观点不一。在1961年版的《推拿学》和《中医推拿学讲义》教材中，均未提及扳法这一概念；1974年，由原上海中医学院编著的《推拿学》中始有扳法记载，但仅限于肩部和腰部而未涉及颈部；1975年，原上海中医学院编著的《推拿学》首次提出颈项部扳法，但有关描述仅局限于前屈和后伸，尚未记述颈部旋转类手法。目前，颈椎斜扳法操作分为前屈、侧屈、旋转及扳动，临床各家对于操作时需前屈已达成共识，但对于前屈角度的选择则不一致。

临床大多应用定位斜扳法。此类手法适用于肩部和腰部，经过历代医家在原有手法基础的创新，相继运用于颈部、膝部及髋部等。斜扳法是治疗脊柱源性疾病的重要手法，尤其是颈、肩、腰部。斜扳法一般有颈椎斜扳法、肩部斜扳法与腰部斜扳法。

二、手法操作

1.颈椎斜扳法

患者取坐位，颈部放松并略前屈。医者站于其侧后方，一手扶持其颈部，一手托住下颌部（图9-23）。医者两手相反方向用力，先使患者颈部向运动受限侧旋转至弹性限制位；稍做停顿后，再做一瞬间的、小幅度的、有控制的旋转扳动。施力后，不管有无咔嗒声响，手法结束。临床上可根据颈椎病变的不同节段，在不同的颈椎前屈角度下实施扳法。

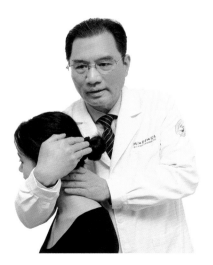

图9-23　颈椎斜扳法

2.肩部斜扳法

（1）肩关节外展扳法：以右肩为例。患者取坐位，右上肢外展位。医者位于患者右后方，右手握其右上臂稍用力牵引，使其向外展；左手按压其肩上方固定，先外展其右肩至有阻力，使肩关节加大外展的扳动〔图9-24(1)〕。

（2）肩关节内收扳法：以右肩为例。患者取坐位，右侧手臂屈肘至胸前。医者立于患者身体后侧，右手扶按于其右肩部予以固定，左手托握其肘部并缓慢地向对侧胸前上托至阻力位时，瞬间加大上托之力，做一定幅度的快速扳动〔图9-24(2)〕。

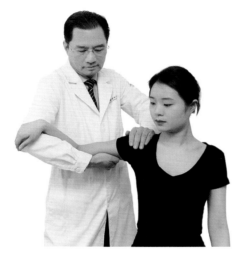 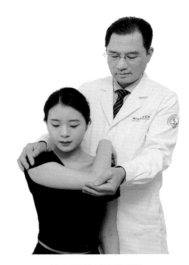

（1）肩关节外展扳法　　　　　　　　　　　　　（2）肩关节内收扳法

图9-24　肩关节斜扳法

3.腰椎斜扳法

患者取健侧卧位，健侧下肢在下、自然伸直，患侧下肢在上、屈膝屈髋，患侧上肢置于身后。医者与患者相对站立，一手手掌（或前臂上段）按于患侧肩前部并向后推，另一手前臂上段按住患侧臀部外上方向前扳，双手协调将腰椎旋转至弹性限制位后，做一有控制的、快速的旋转扳动，扩大旋转幅度3°~5°，常可听到腰椎关节弹响声（图9-15）。在此过程中不必听到"咔嗒声"，到位即止。

三、手法机理

国内外学者对于斜扳法机制的研究颇多，尤其在颈椎、腰椎及胸椎方面有广泛的研究。颈椎、胸椎及腰椎都是脊柱整体轴线上的点和面，其脊柱解剖结构及其周围组织关系为脊柱稳定提供了条件。斜扳法作用机理可归纳为以下几个方面。

1.通过调节力学结构来恢复生物学生理稳态

该手法巧妙地利用了结构力学效应与生物学病理反应，具有定位准确、操作灵活及可控性强的特点，而且还有助于舒缓因紧张而痉挛的软组织，改善痛区的血供，加快无菌性炎症的吸收，及时矫正偏歪的椎体，重新建立新的平衡，从而恢复脊柱的力学平衡。斜扳法是一种耦合运动，剪切力在引起关节位移变化时所产生的作用最为显著。通过在施力关节上引起剪切力改变，进而调整节段病理性错位移动，在一定程度上调节了脊柱"筋出槽、骨错缝"。

2.通过调节脊柱内稳定达到手法治疗目的

斜扳法通过改变椎间盘的压力和周围韧带张力，使髓核内压力明显升高，造成椎间盘后外侧与神经根之间的位移，从而恢复椎间盘的内稳态，使得原本椎间盘压力变小，调整了椎间关节与神经根的位置关系，在一定程度上调节了筋骨失衡的情况。

四、临床应用

1.神经根型颈椎病

颈椎病是脊柱病中较常见的一种疾病，而神经根型颈椎病又是颈椎病中的常见病、多发病。从本病的影像学及临床症状、体征表现上，可以发现多数神经根型颈椎病都伴有不同程度的关节错缝，即颈椎上位椎体与下位椎体位移，而解决这一关键问题就是调整神经根与颈椎间盘的位置关系。神经根型颈椎病的症状均是由于神经根受压引起，神经根受压由突出物直接压迫引起或由于突出物周围广泛炎症、水肿等刺激引起。颈椎斜扳法，可以通过颈椎的被动旋转，调节神经根与突出物之间的关系，从而解除神经根的直接压迫，同时能加速组织炎症及水肿的吸收。

2.寰枢关节半脱位

寰枢关节半脱位发病率近年来呈逐渐上升态势，年轻化趋势越来越明显，这与现代生活方式有密切关系。寰枢关节是位于颅底与脊柱交界处的无椎间盘结构，其关节囊较薄弱，主要依靠韧带维系，能协调完成颈椎的旋转功能，是脊柱活动度最大、最灵活的运动功能单位。其结构的特殊性决定治疗方式的差异性。颈椎椎体错位系因枢椎旋转、倾斜而致与寰椎组成正常位置偏移，引起症状及体征。颈椎斜扳法通过调节颈曲、纠正关节异常、疏通气血经络、解除滑膜嵌顿等作用，恢复脊柱力学平衡，从而达到治疗疾病的目的。

3.肩部疾病

肩部疾病涵盖范围比较广，包括肩部及肩周附近的急性损伤或慢性积累性劳损，尤其以肩周炎最为常见。肩关节本身结构特殊，关节囊大而松弛，主要依靠周围肌肉和韧带维持其稳定，最易产生劳损。肩部斜扳法，不仅可以有效解除疼痛，更有利于肩部功能恢复。其作用机理是通过改善局部血液循环，加强组织代谢，促进炎症渗出物的吸收，软化肌纤维，松解粘连组织以缓解疼痛，增加肩节活动功能，提高肌力，促进肩关节功能康复。

4.腰三横突综合征

腰三横突综合征是脊柱源性疾病中较常见的一种，临床发病率呈逐年上升趋势，成为影响脊柱健康的又一不利因素，主要表现为腰部疼痛及局限性压痛。腰椎斜扳法可以改善局部微循环，其理化环境的变化能促进软组织无菌性炎症的消退，有效恢复脊柱生物力学紊乱，从而达到脊柱平衡与稳定。

第十节 捏脊法

一、手法缘由

捏脊法是小儿推拿常见的治疗手法，运用提、拿、捏、推动作刺激人体背部皮肤，主要循督脉和足太阳膀胱经操作，有调阴阳、培元气、和脏腑的作用，尤善健脾，能明显改善胃肠道功能，故又被称为"捏积法"。捏脊法起源于晋朝，其最早可见的文字记载，源于晋代葛洪的《肘后备急方·治卒腹痛》："拈取其脊骨皮，深取痛引之，从龟尾至顶乃止。未愈，更为之。"在其后1800年的时间里，手法从拈、夹、推、摩到如今的捏脊七法，治疗从卒腹痛到痈疰、夜惊、感寒，再到儿科、呼吸、消化、妇科、骨科、保健中的广泛应用。

二、手法操作

1.两指捏脊法

患儿俯卧，医者两手半握拳，两食指桡侧顶住皮肤，再以拇指前按，合力夹住肌肉提起，而后食指向前，拇指向后退，自龟尾穴起，一直捏至大椎穴，如此反复，捏至第三遍起，每捏3次，将皮肤提起1次（图9-25）。

2.三指捏脊法

患儿俯卧，医者两手半握拳，两拇指桡侧顶住皮肤，再以两手示、中指前按，合力夹住肌肉提起，双手捻动向前，自龟尾穴起，一直捏至大椎穴，如此反复，捏至第三遍起，每捏3次，将皮肤提起1次（图9-26）。

三、手法特点

1.捏脊法手法柔和轻快，安全性高。
2.操作具有节律性及连贯性。

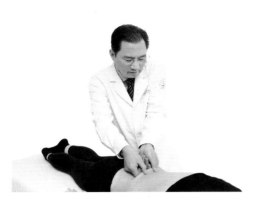

图 9-25　两指捏脊法

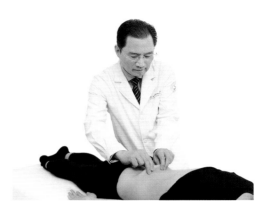

图 9-26　三指捏脊法

四、手法机理

中医学认为，捏脊法可激发膀胱经经气，具有和阴阳，调脏腑，促气血的作用。西医学研究发现，捏脊法可以激活免疫系统，提高免疫功能，可增强消化道中主要消化酶的活性，提高小肠吸收功能，促进食物的消化。同时有研究表明，捏脊法可以通过刺激脊神经使大脑皮层兴奋而调节中枢神经的排尿系统，还可以提高人体内微量元素的含量，降低有害物质的产生。

五、临床应用

捏脊法临床多用于儿科疾病，尤以消化系统疾病为主，如小儿厌食、疳积、腹泻、便秘等。小儿消化功能尚未健全，胃酸及消化酶活力低，喂养不当、饮食失调，都会引起小儿消化吸收功能。研究结果提示，捏脊法有助于改善肠道内环境，改善肠道菌群多样性及菌属结构等。小儿处于生长和发育阶段，物质基础或生理功能都比较幼稚且不完善，捏脊疗法操作简单，具有健脾和胃、促进食欲以及强身健体等功效，最终达到治疗疾病的目的，能为小儿成长发育提供良好的保健基础。临床多用捏脊作为结束手法。

第十一节　整脊疗法

一、手法缘由

中医整脊疗法以中医学理论为基础，用特定的推拿手法作用在错位的脊椎骨上，以调整气血、筋骨，使气血协调并恢复或改善脊柱的力学平衡和功能，从而防治脊柱及相关疾病的学科，是中医推拿学的重要组成部分。中医对整脊的研究历史悠久，早在《素问·骨空论》云："督脉生病治督脉，治在骨上。"《素问·调经论》曰："病在筋，调之筋；病在骨，调之骨。"记载的正是正骨与整脊疗法。以后中医整脊疗法的理论日趋完善，如清代《医宗金鉴·正骨心法要旨》（1742年完成）称："脊梁骨……先受风寒，后被跌打损伤者，瘀聚凝结。若脊筋陇起，骨缝必错，则成伛偻之形。当先揉筋，令其和软；再按其骨，徐徐合缝，背膂始直。"对脊柱病变的病因、临床表现及整脊疗法等做了明确的论述。

西式整脊疗法（又称"脊骨神经医学"），最早在19世纪（1895年），由一个叫Daniel David Palmer（通常称D.D.Palmer）的人创立，是一种以脊椎解剖学、生物力学、X线影像学为基础，并有一套规范、科学矫正手法的独立学科。作为西方的一种传统自然疗法，在理论上与中医理论有相似之处，同时，在它的发展过程中，与西方医学相融合，形成了自身的独立体系。近几年来，随着中西医学交流的加强，西式整脊手法在国内的兴起，中医整脊疗法和西式整脊疗法相互学习，相互借鉴，使中医整脊疗法的治疗范围和治疗思路都取得了进步，不仅在颈、腰椎错位取得了良好的疗效，而且还广泛应用于脊椎病变引起的某些相关性疾病。

整脊手法的理论基础是"半脱位"，"半脱位"是指椎间关节的不完全闭合状态，是椎体间的相对微小位移，大多是在正常功能位的基础上出现的。临床可分为静态和动态，静态是X光片或肉眼可见，普通的静态X光片往往不可见，需摄动态X光片。它与"骨错缝"有些相似，但在学术界争议较大，认为它过分强调脊柱的结构病理变化，而忽视了脊柱的功能病理改变（关节、肌肉的功能失调）。"筋骨并重"是中医正骨与整脊的核心理念：一是强调功能活动，二是重视筋骨并重，筋柔才能骨正，骨正方能筋柔。这一理论同样适用于中医整脊疗法，随着近几年肌骨康复学、运动医学等学科的发展，对骨关节、软组织力学失衡导致脊柱功能的改变问题的研究逐渐深入，更加重视脊柱的结构和功能的病理改变。因此，我们在临床中不光要重点对发生改变的结构（错位的脊椎小关节）进行调整，同时也要重视对脊柱周围软组织（肌肉、韧带）损伤的调整，方能取得良效。正如台湾苟亚博教授所说的"整骨不整肌，根本不懂医；整肌不整椎，病痛一大堆"，就是这个道理。

二、手法操作

1.颈椎调整手法

（1）寰枕关节矫正手法：患者仰卧位，治疗床的床头略低，头部尽可能左旋至90°（以右侧寰枕关节错缝为例）。医者站于治疗床的床头右前方，面向受医者，膝髋微屈，两前臂接近水平位，左手置于患者左侧面颊部，右手拇指置于患者右侧乳突后，其余四指分置于患者右侧面颊部，小指位于其下颌。两手沿颈椎纵轴向上略做牵引，并使头略右侧屈，右手带动患者头部进一步左旋至弹性限制位，略作停顿，做突发而有控制的扳动。操作时注意医者左手稳定，右手发力。左手在使患者头部侧屈时，不可过分上抬；同时避免用力挤压患者耳部，以免产生不适。右手扳动，应轻巧短促、随发随收。

（2）寰枢关节矫正手法：患者呈仰卧位。医生立于患者头顶上侧，左手握住患者的下颌或扶住额角部，右手前臂保持水平位；右手虎口张开，食指掌指关节桡侧从耳后枕骨上下滑至环椎的横突后并紧贴之；然后将患者的枕骨向左侧转到极限，与左手形成相对的力，右手在锁住的极限上轻快地施以有控制的爆发力，听到"咔嗒"一声后术毕。左手操作时，要露出患者的耳朵，并微微有一个向头顶方向的牵引力，让寰枢关节张开以减少阻力，右手发力方向为患者左眼的方向。

（3）中下段颈椎矫正手法（一般指C2～C7节关节错缝）：患者呈仰卧位。医者立于患者头顶上方，右手虎口张开，食指的掌指关节桡侧紧贴错缝颈椎的横突后，左手扶住患者左侧脸颊；两手协同将头慢慢抬起前屈，颈后的肌肉也慢慢拉紧，当拉紧的感觉达到食指时，停止前屈；右手食指向上（相当于患者的前面）拉紧患者皮肤并用力向左侧顶，与左手形成相对的力，使颈椎形成向右的侧弯。当右手的食指感觉到阻力时，停顿食指用力，然后将患者的头向左侧旋转到极限，完成锁定；最后朝右手大拇指的方向施以有控制的爆发力，听到"咔嗒"一声后术毕。操作时，颈椎节段越偏下，患者头颈部前屈的角度越大，一般是屈到放在颈后矫正的那只手的四指，明显感觉到需矫正节段的颈椎棘突开始活动的时候即可。

2.胸椎调整手法

（1）上段胸椎的矫正（一般指T1～T4错缝，以T1左偏为例）：患者呈俯卧位。医者站在患者头顶的上方面向患者，医者右手的豆状骨顶在患者T1的左侧，朝向患者右侧肩峰端，尽可能顶到极限；左手轻扶患者右侧额角，由右侧向后旋，直到与医生右手的力量相对为止，完成T1的锁定；右手在锁定的基础上发力，听到"咔嗒"一声后术毕。顶棘突的手要避免骨头顶骨头所致的疼痛，扶额头的手不发力，发力朝肩峰偏下方向，一定要顺关节面的方向。

（2）中段胸椎的矫正（一般指T3～T10胸椎错缝，以T6左偏为例）：患者呈仰卧位。医者站在患者右侧面向患者，两腿分开，左腿在前、右腿在后，成弓箭步站立。患者的双手交错环抱于胸前，左手在上右手在下；医者左手抓握住患者的右手前臂，同时左手的前臂扣在患者的右手上臂中段，完成双臂的锁定。然后医者左手用力将患者的身体向右侧旋转，同时右手五指并拢，屈曲指间和掌指关节伸到患者身下，将所要矫正的胸椎棘突放在矫正手的手心（就是第2指骨与大鱼际之间），将患者的身体回原放平；此时医生嘱患者做深呼吸，当患者呼气末时，医生以身体的重量下压自己的手臂到极限，向前下方发力，听到"咔嗒"的响声后完成。

操作时注意事项：①锁臂过程和发力是一气呵成，发力时不得松懈。②医生发力时，需配合呼吸闭气，一方面是为了更好的发力，另一方面是为了避免与患者呼气接触。③动作做完立刻松开，让患者做深呼吸。身体较瘦者，其胸前可以抱一枕头。

（3）下段胸椎的卧位矫正法（一般指T9～T12错缝，以胸椎左凸或胸椎棘突左侧偏歪为例）：患者呈右侧卧位。医者面向患者而站，左手轻拉患者下臂使患者背部与床面垂直，然后固定上肩；右手以豆状骨或掌根部作为发力的点，压在患者胸椎侧弯顶点的棘突左侧；身体直立，右手上臂伸直，左腿在前成弓箭步站立；利用身体的重量下压到极限时，双腿屈曲发力，由直立的上臂传导到需矫正的胸椎，听到"咔嗒"一声后术毕。受力的点可以是胸椎的棘突，也可以是胸椎的横突。一般是侧弯的顶侧在上，弯向的一侧在下，矫正床的高度应低于医者髌骨。发力时，医者手臂尽量靠近身体。

3.腰椎调整手法

腰椎矫正手法（腰椎左侧错位为例）：患者呈右侧卧，右肩在前，左肩稍旋后，左肘自然弯曲放至左侧腰间，右手握紧左手腕部，右侧略微屈髋并伸直膝关节，左下肢屈膝屈髋，左足背搁在右膝腘窝处。医者面向患者，左腿在前成弓箭步而站，右侧大腿抵住患者左小腿近膝盖处；左手扶住患者的右手腕部或者左肩，右手豆状骨按住需矫正的腰椎，左手稳定不要推；右手在棘突上直推向前（如脊椎侧弯，一般在凸侧从边上向身体中线方向推），同时身体在大腿上下沉；发力的右手指要与脊柱平行，手指不要伸过脊柱。因腰椎横突较薄弱，所以一般受力点不建议放在横突上。

4.骨盆调整手法

（1）髂骨的矫正（以左侧髂骨前错位为例）：患者呈右侧卧。医者左腿在前呈弓箭步，面向患者站于一侧；发力之手的豆状骨紧贴在坐骨结节上，同时右侧大腿向前紧贴患者垂在床外的左大腿后外侧（患者脚不能触地）并下压，另一手则将患者下肩向前拉，等到发力之手感觉力量到达的时候，完成由上向下的锁定；随即医者左手固定住患者上肩，以头部带动上身突然下坠，瞬间的力量传导到需矫正的点，发力手的手肘部同时向身体侧发力，听到"咔嗒"的响声后完成。髂骨前错位发力点在坐骨结节，后错位发力点在髂后上棘，发力方向均是向前；髂骨外旋发力点在髂骨内缘下方，向外发力；髂骨内旋发力点在髂后上棘上方，向下向内发力。此外，矫正时，患者头部下面放置枕头，使脊柱处于同一水平面，妇女孕、经期手法慎用（下同）。

（2）骶骨的矫正（以骶骨左旋错位为例）：患者呈右侧卧位。医者面向患者立于一侧，一手按在患者上肩向后施力以固定，另一发力的手以豆状骨顶在骶1正中嵴的右侧，尽量靠近髂骨但不接触髂骨，手指的方向与床面成45°角；同时以豆状骨为支点，作顺时针旋转，并向前向内缓缓施力，与上手形成相对的力。当旋转到极限时，在瞬间以头部带动上身下压发力，下压力传到受力的点上，使错位的关节归位，同时听到"咔嗒"的响声。骶骨"点头"错位的发力点在骶尖部，向前、向下发力；"抬头"错位的发力点在骶骨基底部，向前向上发力；骶骨左右旋转的发力点在骶1正中嵴的右侧和左侧，发力方向分别是顺时针和逆时针。此外，定位要准确、发力要短促，不能凭响声作为手法是否成功的依据。

5.耻骨联合调整手法

（1）仰卧复位法：患者呈仰卧位，双侧屈膝屈髋。医者胸部紧贴患者两小腿及膝部前侧，用力下压，使患者大腿尽量紧贴腹部，腰骶部离开床面而致髋膝关节的极度屈曲；然后，两手分别从患者两侧髋骨插入，五指交叉于患者腰骶部，肘窝内侧夹住患者两侧股骨粗隆部。医者在用胸部强力下压屈曲髋膝关节的同时，两肘窝将两侧股骨粗隆向内相对用力挤压，使分离的耻骨合拢。

（2）侧卧复位法：患者呈侧卧位。医者面向患者后背而站，并用一侧膝关节顶住患者骶椎；一手的手掌按压在患者股骨粗隆部，另一手的手掌从患者腘窝后面插入并提托患者两下肢，在向上扳提下肢的同时，按压在股骨粗隆上的手掌协同用力下压股骨粗隆，使分离的耻骨联合合拢。处理耻骨联合分离复位后，不宜马上下地行走，应该在骨盆带保护下休息10~15天。

6.尾骨调整手法

患者呈侧卧位，髋膝屈曲；或者呈俯卧位，骨盆垫高，头和脚略低。医者立于患者身体后侧，双手带好一次性医用手套，外涂凡士林或医用石蜡油润滑，食指轻轻地深入直肠。食指指腹紧贴尾骨的前面，拇指指腹紧贴尾骨的后面，另一只手按在骶骨上稳定骨盆。拇、食二指相对用力一捏即可完成复位。大多数患者是由于跌倒时屁股着地，使尾骨向前错位，拇、食指捏紧尾骨，小心地向后扳即可。若是后脱位就向前扳，左右错位向两边扳。

三、手法机理

脊椎矫正术是应用短杠杆的原理，以快速和具有方向性的爆发力，使错位的脊椎小关节归位，从而恢复关节的活动功能及脊椎的内外平衡，令错位关节周围的软组织痉挛得以舒缓并恢复正常的生理功能。脊椎在整脊手法的作用下，经历三个运动区域，即主动运动区、被动运动区和亚生理区。前二个运动区域都属于生理活动区，而亚生理区是指被动活动的极限至手法完成且未出现损伤的解剖极限范围。一般认为，只有当颈椎过度旋转至亚生理区时，才能表示手法成功。此时，颈椎的旋转活动虽已超过被动运动的范围，但并未超过生理极限，所以并不会造成患者的损伤。目前，临床上会有手法治疗致病情显著加重或出现手法意外的报道，除了未能排除手法的禁忌证外，尚有手法用（发）力不当的问题。

四、临床应用

以上脊椎矫正手法，在排除手法禁忌证的前提下，适合整个脊柱及骨盆的错位调整，可以根据临床实际，对不同节段和部位的错位，选用相应的调整手法。西式矫正技术与中医整脊疗法比较，还是有显著差别的。除了理论体系不同之外，还有发力与杠杆的原理不同。西式脊椎矫正手法以短杠杆手法为主，在所需矫正的椎体处直接点对点发力；而中式整骨手法以长杠杆手法为主，在所需矫正椎体以外的部位间接发力。因此，两者相比较而言，个人认为西式手法精确度更高，安全性更好。此外，脊椎矫正时要注重脊柱的整体功能，因为脊柱的整体性，椎体与椎体之间相互作用，相互依赖。比如，一个椎体错位了，就会在脊柱的其他部位来代偿（继发性错位），从而使脊柱建立一种新的相对平衡，这时就需要找出原发性错位的脊椎并矫正它，这是治疗的关键。矫正发力的原则，是在脊柱的凸侧和椎体间楔形开口侧发力。在枕环、颈胸、胸腰、腰骶等脊柱不同节段的交接部位，是脊柱生理弯曲产生变化的部位，往往也是最容易错位的部位。因此，这些地方是矫正的关键点。比如寰椎、C7、T1、T11、T12、L5、S1、骨盆等，都是需重点矫治的部位。临床中，对比矫正前后，多数时候影像学改变并不明显，但临床的症状却是实实在在地改善了。因此，我们更应强调功能复位而非解剖复位，功能恢复了、症状改善了即达到了目的。

临床中，我们必须依靠影像学检查首先排除手法的禁忌证，尤其是首诊患者，不能仅凭自己的手感和经验。比如骨折后植有内固定或稳定装置、有病理改变或部分先天性发育异常的脊柱相关区域或临近区域，脊柱手法治疗是禁止使用的。此外，孕妇、经期妇女、有出血倾向、皮肤溃破、真性滑脱、癫痫、精神病等患者，有严重的骨质疏松或心脑血管疾病（如三级高血压、颈动脉夹层等）的患者，矫正手法要慎用。

第十二节　揉捏牵转法

一、手法缘由

在治疗小儿肌性斜颈的方法中，西医主要采取手术、超声波、佩戴矫形器具等方法进行治疗，治疗时机以2～12周岁为宜，但小儿肌性斜颈的大部分在1周岁以内就会有不同程度的症状表现。中医推拿手法对于治疗早期的小儿肌性斜颈就具备较好的优势，既安全又使婴幼儿易接受，且疗效肯定。许丽副教授在临床治疗小儿肌性斜颈的经验基础上，根据手法名称特点，总结出"揉捏牵转法"，该治疗方法丰富了小儿肌性斜颈推拿治疗的内涵。

二、手法操作

1.揉推法

患儿呈仰卧位，自然平躺于推拿床上。医者坐在患儿健侧，以涂擦膏作介质，将食、中、无名三指并拢，沿患侧胸锁乳突肌自上而下来回揉推5分钟，频率100～120次/分。在肿块处多做停留，手法上稍加用力。

2.拿捏法

患者体位同上。医者用拇、食指或加中指指腹对捏，拿、弹拨患侧胸锁乳突肌处5分钟，以肿块或痉挛部分为主，频率100～120次/分，其间可与推揉法交替进行。

3.牵拉法

患者体位同上。医者两手虎口张开，一手以拇指及食指、中指固定患侧肩部，另一手扶住患儿枕颞部。双手对抗用力，使患儿头部渐渐向健侧倾斜，逐渐拉长患侧胸锁乳突肌；手法由轻到重，由慢到快，一般1遍牵拉10次，共牵拉4遍。

4.旋转法

患者体位同上。医者站于患侧，嘱家长固定患儿健侧肩膀。医者两手虎口张开，以拇指扣住患儿上颌骨，余四指自下颌骨处捧住患儿头部，使其向患侧旋转，逐渐拉长患侧胸锁乳突肌；手法由轻到重，由慢到快，10次为1遍，共做4遍。

5.掌揉法

最后以掌揉法放松患儿颜面部肌肉。

早期进行干预，并配合按揉斜方肌等背部肌肉，从整体进行治疗，以揉捏手法为主。

三、手法特点

1.手法将局部揉捏与整体牵转相结合，既改善患侧胸锁乳突肌挛缩情况，又使患儿颈部活动度得到恢复，从而达到临床治愈的目的。

2.手法安全、温和、刺激小，患儿配合度高，便于临床应用。

四、手法机理

1.揉推法和拿捏法直接作用于纤维化挛缩的胸锁乳突肌，可松解局部肿块，改善血液循环，达到活血化瘀、消肿散结的作用。牵拉法可拉长患侧胸锁乳突肌，改善歪头症状。旋转法则能被动旋转患儿头部，使患侧旋转角度到位，恢复患侧颈部活动度。

2.从中医整体观念出发，既注重患侧局部胸锁乳突肌的治疗，又重视患侧面部肌肉、背部肌肉力量的改善，减少代偿性症状的发生。

五、临床应用

小儿肌性斜颈是新生儿及婴幼儿时期较为多见的骨骼肌肉系统疾病，由于胸锁乳突肌纤维化或挛缩导致头颈偏斜，主要表现为头部向患侧倾斜、颜面转向健侧，患侧胸锁乳突肌可触及肿块，主动及被动转头角度两侧不对称。"揉捏牵转法"主要作用于患侧胸锁乳突肌。揉推法和拿捏法可以舒筋活络，松弛挛缩的肌肉，改善肌肉缺血状态，使肿块逐渐减小甚至消失。牵拉法和旋转法则利用手法的作用力使歪斜的头面部得到纠正，并能有效改善患侧颈部的旋转角度。

第十章　针刀疗法

第一节　概　述

一、针刀缘由

基于对中医学和西医学的深刻认识并通过不断的对理论思考和临床探索，朱汉章于1976年设计出了将针灸针和手术刀融为一体的医疗器械，命名为"针刀"。其由针刀柄、针刀体和刀刃三部分组成，刀刃端呈线形刃口，称"刀口线"，其方向与针刀柄一致。传统的中医针刺治疗时，用金属做的针刺入人体穴位进行治病，无须切开皮肤就可以达到人体深层部位而不损伤人体的组织形态，但它对人体内的病变组织不能进行切开、剥离、松解等手术治疗；而针刀则是以针的方式刺入人体，并在体内发挥刀的切开、剥离、松解作用，是对中医学针刺疗法和西医学外科手术疗法的一种有机融合。20世纪70年代以来，越来越多的医务工作者将针刀运用于慢性软组织损伤等疾患的治疗，并取得了显著的疗效。在广大学者及医务工作者的共同努力下，逐渐形成了较为完善的针刀医学理论体系，成为目前颇具中医特色且广受患者接受的新型治疗方法。

二、针刀分类

1. Ⅰ型针刀

Ⅰ型针刀（图10-1）适用于治疗各种软组织损伤等疾病，根据其尺寸不同分为四种型号，分别为Ⅰ型1号、Ⅰ型2号、Ⅰ型3号、Ⅰ型4号。

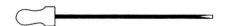

图 10-1　Ⅰ型针刀示意图

（1）Ⅰ型1号针刀：全长15cm，针刀柄长2cm，针刀体长12cm，刀刃长1cm，针刀柄为一长方形或扁平葫芦形，针刀体为圆柱形，直径1mm，刀刃为齐平口，末端扁平带刃，刀口线为1mm；同时要使刀口线和刀柄在同一平面内，以便于刀刃刺入人体后从刀柄的方向辨别刀口线在体内的方向。

（2）Ⅰ型2号针刀：结构模型和Ⅰ型1号相同，只是针刀体长度比Ⅰ型1号短3cm，即针刀体长度为9cm。

（3）Ⅰ型3号针刀：结构模型和Ⅰ型1号相同，只是针刀体长度比Ⅰ型1号短5cm，即针刀体长度为7cm。

（4）Ⅰ型4号针刀：结构模型和Ⅰ型1号相同，只是针刀体长度比Ⅰ型1号短8cm，即针刀体长度为4cm。

临床上还有多种其他规格，如针刀体直径有12mm、6mm、4mm等之分，以满足不同治疗需要。

2. Ⅱ型针刀

Ⅱ型针刀（图10-2）适用于深层大范围软组织松解等治疗。全长12.5cm，针刀柄长2.5cm，针刀体长9cm，刀刃长1cm。针刀柄为一梯形葫芦状；针刀体为圆柱形，直径3mm；刀刃为楔形，末端扁平带刃，刀口线为1mm，刀口线和刀柄在同一平面内，刀口为齐平口。

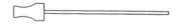

图 10-2　Ⅱ型针刀示意图

3. 超微针刀

超微针刀（图10-3）的刀柄扁平，刀身长1.8cm，刀口线和刀柄在同一平面内；刀口的磨口分两次打磨而成，第一次打磨的斜面长约1cm，使进入人体深度的针体部分变得非常扁平，进针时可明显减缓患者的痛感。一般进针深度0.3～0.5cm，只达浅筋膜层，医疗风险小。

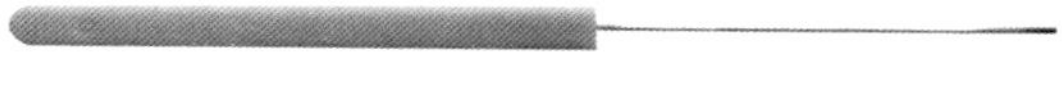

图 10-3　超微针刀示意图

4. 注射针刀

注射针刀（图10-4）是在针刀松解同时注射麻醉药物、封闭药物及神经营养药物等，根据长短分为两种。

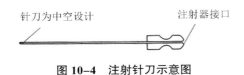

图10-4　注射针刀示意图

（1）长型注射针刀：全长10cm，针刀柄长2cm，针刀体长7cm，刀刃长1cm。针刀柄为一扁平葫芦状；针刀体为圆柱形，直径2mm；刀刃为楔形，末端扁平带刃，刀口为斜口。刀口线和刀柄在同一平面内，刀口为齐平口。从针刀柄、体到刀刃端均为中空设计，针刀柄端有一注射器接口，可接注射器。

（2）短型注射针刀：全长7cm，针刀柄长2cm，针刀体长4cm，刀刃长1cm，其他结构与长型注射针刀相同。

5.芒针刀

芒针刀（图10-5）主要适用于眼角膜和其他黏膜表面的治疗。根据尺寸不同分为3种型号，分别记作1号、2号、3号。

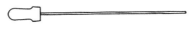

图10-5　芒针刀示意图

（1）芒针刀1号：全长10cm，针刀柄长2cm，针刀体长7cm，刀刃长1cm。针刀柄为一扁平葫芦状；针刀体为圆柱形，直径0.5mm；刀刃为楔形，末端扁平带刃，刀口线为0.4mm，刀口线和刀柄在同一平面内，刀口为齐平口。

（2）芒针刀2号：结构模型和芒针刀1号相同，只是针刀体长度短3cm，即针刀体长度为4cm。

（3）芒针刀3号：结构模型和芒针刀1号相同，只是针刀体长度短5cm，即针刀体长度为2cm。

6.其他型针刀

根据疾病部位及种类不同，需要特制的针刀对病变部位进行松解治疗，如髋关节弧形针刀（图10-6）：全长32cm，针刀柄长10cm，针刀体长20cm，刀刃2cm。针刀柄为一梯形葫芦状，直径2cm；针刀体为圆柱形，直径5mm；针刀刃部为弧形，末端扁平带刃，刀口线3mm，刀口线和刀柄在同一平面内，刀口为齐平口。其他还有弧刃针等，不再赘述。

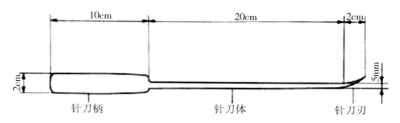

图 10-6　髋关节弧形针刀示意图

第二节　理论基础

一、人体弓弦力学解剖基础

1.人体弓弦力学解剖系统概述

人体弓弦力学解剖系统是以骨骼为弓，以连接骨骼的关节囊、韧带、肌肉、筋膜等为弦，完成人体运动功能的力学解剖系统。

一副完整的弓箭由弓、弦、箭三部分组成（图10-7），弓与弦的连结处称为"弓弦结合部"。一副完整弓弦的力学构架是在弦的牵拉下，使弓按照弦的拉力形成一个闭合的静态力学系统。弦相当于物理学的柔体物质，主要承受拉力的影响；弓相当于物理学的刚体物质，主要承受压力的影响。射箭时力学构架是在弦的拉力作用下，使弓随弦的拉力方向产生形变，最后将箭射出。

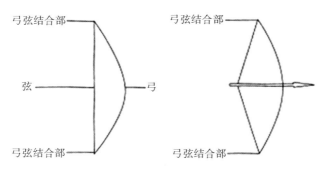

图 10-7　弓弦组成示意图

骨与骨之间的连结装置称"骨连结"，骨连结常分为直接连结和间接连结。直接连结是指骨与骨之间借纤维结缔组织或软骨相连，其间无间隙，不能活动或仅有少许活动，如椎弓间的黄韧带连接、前臂骨之间的骨间膜连接、颅骨之间的骨缝连接等；间接连结又称"关节"，骨与骨之间借膜性囊互相连接，其间有腔隙，有较大的活动性。人类在漫长的进化过程中，人体骨连结方式类似弓箭形状的力学连接，故将其命名为"人体弓弦力学解剖系统"，通过这个系统，人体能够保持正常的姿势和完成各种运动生理功能。

2. 人体弓弦力学解剖系统分类

人体弓弦力学解剖系统（图10-8）可分为四肢弓弦力学解剖系统、脊柱弓弦力学解剖系统、脊-肢弓弦力学解剖系统及内脏弓弦力学解剖系统。根据其解剖功能不同，每个弓弦力学解剖系统又可分为若干子系统。如四肢弓弦力学解剖系统，可分为肘关节弓弦力学解剖系统、腕关节弓弦力学解剖系统、手部关节弓弦力学解剖系统、膝关节弓弦力学解剖系统、踝关节弓弦力学解剖系统、足部关节弓弦力学解剖系统等；脊柱弓弦力学解剖系统，可分为颈段弓弦力学解剖系统、胸段弓弦力学解剖系统、腰段弓弦力学解剖系统、骶尾段弓弦力学解剖系统等；脊-肢弓弦力学解剖系统，可分为肩关节弓弦力学解剖系统、髋关节弓弦力学解剖系统等。单关节弓弦力学解剖系统是基本结构单位。

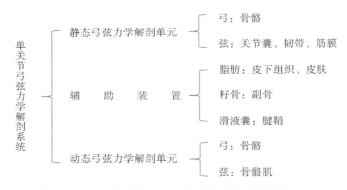

图10-8　单关节弓弦力学解剖系统组成构架示意图

（1）单关节弓弦力学解剖系统：是包括一个骨连结的解剖结构。由静态弓弦力学解剖单元、动态弓弦力学解剖单元和辅助装置三部分组成（图10-8）。静态弓弦力学解剖单元（或称为"静态单元"）是维持人体正常姿势的力学解剖结构，其弓为连接关节两端的骨骼，弦为附着在两骨骼之间的关节囊、韧带或/和筋膜，关节囊、韧带或/和筋膜在骨骼的附着处称为"弓弦结合部"；动态弓弦力学解剖单元（或称为"动态单元"）是以肌肉为动力，使人体骨关节产生主动运动的力学解剖结构，其弓为连接关节两端的骨骼，弦为骨骼肌。动、静态单元共用一个弓（骨骼），只是弦不同。静态单元是动态单元的基础，维持人体静态力学平衡，如站姿、坐姿、卧姿；动态单元是静态单元的表现形式，维持人体主动运动功能。两者相互作用，不可分割。辅助装置包括两个部分：一是保证人体弓弦力学解剖系统发挥正常功能的解剖结构，如脂肪、皮下组织、皮肤等；二是辅助特定部位的弓弦力学解剖系统发挥正常功能的结构，如籽骨、副骨、滑液囊、腱鞘等。

（2）四肢弓弦力学解剖系统：由静态弓弦力学解剖单元和动态弓弦力学解剖单元及辅助装置组成。静态弓弦力学解剖单元由弓（肱骨、尺桡骨、腕骨、掌骨、指骨、股骨、髌骨、胫腓骨、跗骨、趾骨）和弦（相应关节囊、韧带、筋膜）组成；动态弓弦力学解剖单元是在静态弓弦力学解剖单元基础上加上附着在肱骨、尺桡骨、腕骨、掌指骨、股骨、髌骨、胫腓骨、跗趾骨上的骨骼肌组成。

（3）脊柱弓弦力学解剖系统：由静态弓弦力学解剖单元和动态弓弦力学解剖单元及辅助装置组成。静态弓弦力学解剖单元以颅骨、脊柱为弓，连接这些骨骼的关节囊、韧带、筋膜为弦，其功能是维持脊柱的正常位置。脊柱动态弓弦力学解剖单元是在脊柱静态弓弦力学解剖单元的基础上，加上附着于颅骨以及脊柱的骨骼肌组成。颅骨通过枕骨与颈椎连接，头面部通过连接在脊柱及肩胛骨的软组织进行力学传导，所有头面部的异常应力可影响脊柱及肩胛骨的力学平衡，反之亦然。

（4）脊-肢弓弦力学解剖系统：躯干是人体的主干，四肢是人体的外延部分。人体要完成运动功能，脊柱与四肢必然有力学传导，否则人体的运动就会不协调、不统一。脊柱与四肢的力学传导是通过脊-肢弓弦力学解剖系统完成的。它以肢带骨（锁骨、肩胛骨、髋骨）和脊柱为弓，以连接这些骨骼的软组织为弦，从力学解剖结构上将脊柱与四肢连接起来，保证了脊柱与四肢运动的统一和协调。从形状上看，脊-肢弓弦力学解剖系统类似斜拉桥的结构（图10-9），斜拉桥的桥塔相当于脊柱，桥面相当于肢带骨，连接斜拉桥的拉索相当于连接脊柱和肢带骨的软组织。桥塔和桥面相当于弓，拉索相当于弦。根据斜拉桥的原理，桥塔两侧是对称的斜拉索，通过斜拉索将桥塔和桥面连接在一起。脊柱与肢带骨的连接类似于斜拉桥的原理，脊柱两侧的骨骼肌、韧带、筋膜等软组织的正常应力是维持脊柱和肢带骨的正常力学传导的必要元素，如果这些软组织受到异常的拉应力，就会造成脊柱的移位。当

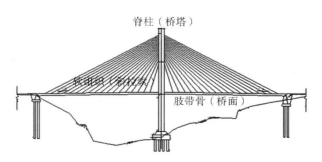

图 10-9 脊 - 肢弓弦力学解剖系统示意图

脊柱一侧的软组织的拉应力异常，脊柱就会向拉力大的一侧倾斜，在影像学上就会表现出脊柱在矢状面、冠状面、垂直面出现单一或者多方向的移位；一侧软组织的拉应力异常引起的脊柱移位，必然会引起对侧软组织的拉应力异常。

（5）内脏弓弦力学解剖系统：内脏弓弦力学解剖系统由静态弓弦力学解剖单元和动态弓弦力学解剖单元组成。内脏静态弓弦力学解剖单元以脊柱、胸骨、肋骨、髋骨为弓，以内脏连接这些骨骼的韧带、筋膜为弦，其功能是维持各内脏的正常位置。内脏动态弓弦力学解剖单元由内脏静态弓弦力学解剖单元加上内脏和连接于脊柱、胸骨、肋骨、髋骨的骨骼肌组成。根据力学常识，内脏器官在体内不是悬空的，否则全部内脏就会因为重力的作用全部集中于腹腔中。因此，各内脏一定是通过纤维结缔组织（如韧带、筋膜、肌肉等）直接或间接将内脏连接在脊柱、胸廓或骨盆等骨骼，通过软组织将内脏分别悬吊（固定）在颅腔、胸腔、腹腔和骨盆，这就构成了以骨骼为弓，以连接内脏和骨骼的软组织为弦的内脏弓弦力学解剖系统。

（6）弓弦力学解剖系统的相互关系：四肢弓弦力学解剖系统、脊柱弓弦力学解剖系统、脊–肢弓弦力学解剖系统及内脏弓弦力学解剖系统既是独立的力学解剖结构，完成各自系统内的力学传导，维持各自系统内的力学平衡；同时，各系统之间又相互渗透、相互作用，使人体成为一个完整的力学解剖系统。如内脏弓弦力学解剖系统与脊柱弓弦力学解剖系统及脊–肢弓弦力学解剖系统紧密相关。因为脊柱弓弦力学解剖系统、脊–肢弓弦力学解剖系统、内脏弓弦力学解剖系统都有一个共同的弓——脊柱，所以脊柱弓弦力学解剖系统是否正常，不仅与脊柱弓弦系统本身有关系，还与脊–肢弓弦力学解剖系统及内脏弓弦力学解剖系统有直接关系。脊柱的力学异常，除了引起脊柱本身的病变以外，还会引起内脏的病变。

二、病因学基础

慢性软组织损伤的病因病理学说可谓众说纷纭，在国内外较有影响的有以下几种：

1.无菌性炎症学说

任何刺激作用于机体，只要有一定的强度和时间，并超越了机体的防御能力，都可引起炎症。一般致炎因子可分为四类：①生物性因子，如细菌、病毒、立克次体、真菌、螺旋体、寄生虫等致病微生物；②物理性因子，如高温、低温、放射线，以及各种机械损伤；③化学性因子，如酸、碱等腐蚀性化学物质和战争毒气等；④过敏性因子，如花粉、皮毛、鱼、虾及其他粉尘可作为过敏原引起变态反应性炎症。此外，某些感染后，抗原抗体复合物也可引起炎症。

慢性软组织损伤的炎症反应，致炎因子主要是非生物因子，也即由非细菌之类的致炎因子所致，故称为"无菌性炎症"。慢性软组织损伤引起的无菌性炎症多为慢性，一般在急性发作期才有局部疼痛加剧现象。其炎症的局部症状在体表表现不突出，也不易看到，因为血管充血、氧合血红蛋白增多而呈现的红色，只在表皮下的慢性软组织损伤疾病的急性发作期才可偶尔见到，轻度者病灶处皮肤可见红晕，只有在触诊时才可触知块状、条索状肿物；热也是在触诊时才偶可触知。其最主要的局部症状为痛（或麻、酸、胀），功能障碍表现也最为明显。慢性软组织损伤都是损伤后没有完全愈复，之后变为不完全愈复，成为经久不愈的慢性疾病，也即慢性软组织损伤主要病理机制是慢性无菌性炎症。

2. 闸门学说

闸门学说或称"闸门控制学说"，是1965年Melzack和Wall在特异学说和形式学说的基础上，为疼痛控制所提出的。其基本论点是：粗纤维和细纤维的传导都能激活脊髓后角上行的脑传递细胞（T细胞），但又同时与后角的胶质细胞（SG细胞）形成突触联系。当粗纤维传导时，兴奋SG细胞，使该细胞释放抑制递质，以突触前方式抑制T细胞的传导，形成闸门开放效应；而细纤维传导则抑制SG细胞，使其失去对T细胞的突触前抑制，形成闸门开放效应。另外，粗纤维传导之初，疼痛信号在进入闸门以前先经背索向高位中枢投射，中枢的调控机制在通过下行的控制系统作用于脊髓的闸门系统，也形成关闭效应，故产生快痛；细纤维的传导使闸门开放，形成慢性钝痛并持续增强。

3. 激发中心学说

激发中心学说是近20年来国外在研究慢性软组织损伤疾病的病理机制中提出的一种学说。该学说认为，慢性软组织损伤疾病的一些顽固性痛点处有一个疼痛的激发中心，这个激发中心是该种疼痛的根源，如果设法将这个激发中心破坏，疼痛就可消失。

4. 筋膜间室综合征学说

在肢体中，骨和筋膜形成的间室内，因各种原因造成组织压升高，由于间室容量受筋膜的限制，压力不能扩散而不断升高，致使血管受压损伤，血液循环受阻，供应肌肉、神经组织的血流量减少，严重者发展为缺血坏死，最终导致这些组织功能损害，由此产生一系列证候群，统称为"筋膜间室综合征"。各种致病因素、急性损伤（如骨折、严重软组织撕裂和挫伤、血管损伤或手术误伤等）和慢性损伤（如软组织劳损、肌肉疲劳、某些出血性、神经性疾病、药物刺激、肾性或医源性原因等）均可导致本病的发生。其病理变化产生了一个共同的结果，即筋膜包围的间室内组织压力不断升高，以致压迫血管，妨碍血液循环，肌肉和神经因此而缺血，甚至坏死。

5.骨纤维管卡压综合征学说

骨纤维管是不少神经血管等结构的重要通道，损伤等各种原因导致骨纤维管变狭窄，进而卡压了经过的神经、血管、肌肉等结构，可出现错综复杂的临床症状，如脊神经后支卡压、梨状肌综合征、股外侧皮神经卡压综合征、腓总神经卡压综合征、腓浅神经卡压综合征、踝管综合征等都属于骨纤维管卡压综合征的范围。

6.痹证学说

慢性软组织损伤疾病属于中医痹证范围。痹者，闭也，闭塞不通之义。外伤日久，再"寒温不时"，则"气血凝结，与故邪相袭"，闭而不通而为痹，此即暴力外伤后遗的软组织损伤疾病；对于劳损引起者，《素问·宣明五气》云："久视伤血，久卧伤气，久坐伤肉，久立伤骨，久行伤筋，是谓五劳所伤。"现代所说的劳损，也即慢性软组织损伤。关于痹证的临床症状，《素问·痹论》中说："痹，或痛，或不痛，或不仁……"又说："痛者，寒气多也，有寒故痛也；其不痛不仁者，病久入深，荣卫之行涩，经络时疏，故不痛，皮肤不营故为不仁。"不仁，就是知觉不灵、麻木之义，与慢性软组织损伤的痛、麻等症状完全一致。

7.筋出槽学说

皮肤、皮下组织、肌肉、肌腱、筋膜、韧带、关节囊、滑液囊及神经、血管等软组织在中医学中统称为"筋"。筋出槽，就是指这些软组织在损伤后离开原来的正常位置，故中医学有筋转、筋歪、筋走、筋翻等具体名称。软组织损伤的各种疾病，中医学统称为"伤筋"，筋出槽为其重要的病理变化。

8.气滞血瘀学说

慢性软组织损伤所表现的疼痛，中医学认为主要是由于"气滞血瘀"所引起的，即所谓"不通则痛"。慢性软组织损伤疾病没有显著肿胀，皮肤颜色大都正常，不像急性损伤那样伤肿严重，病情严峻急迫，疼痛剧烈；而是慢性隐痛，有的时发时止，休息后减轻，劳作后加重，此即为气血凝滞、流通不畅使然。

9.肌筋紧张学说

损伤日久，局部发生一连串生物物理学和生物化学变化，在自我修复过程中，局部缺氧缺血，软组织挛缩，"大筋变短，小筋变粗""不松则痛"。

三、针刀疗法的病理基础

1.慢性软组织损伤的病理机制

（1）慢性软组织损伤病理过程：通常将软组织损伤后的愈合过程分为炎症反应期、细胞增殖分化期和组织修复重建期。慢性软组织损伤后，人体对受损软组织进行修复和重建通常有3种类型：一是损伤组织完全修复；二是损伤组织大部分修复；三是损伤组织自身无修复能力，必须通过纤维组织的粘连、瘢痕和挛缩进行修复。针刀医学将慢性软组织损伤的病理过程归结为四个方面，即粘连、瘢痕、挛缩和堵塞。

①粘连：粘连是部分软组织损伤或手术后组织愈合时必然经过的修复过程，是人体自我修复的一种生理功能；另一方面，在急慢性软组织损伤后，组织的修复不能达到完全再生、复原，而在受伤的组织中形成的粘连（包括瘢痕和/或挛缩）可能会压迫神经、血管，产生相关组织器官的功能障碍，从而引发一系列临床症状，此时粘连就成为慢性软组织损伤中的病理因素。通常粘连可表现为肌束膜间粘连、肌外膜间粘连、肌腱间粘连、腱周围结构之间粘连、韧带与关节囊之间粘连、肌腱韧带与附着骨之间粘连、骨间粘连、神经与周围软组织间粘连等多种形式。

②瘢痕：损伤后组织的修复要经过炎症反应期、细胞增殖分化期和组织修复重建期才能完成。在炎症反应期和细胞增殖分化期后，损伤处会产生肉芽组织，其成分主要为大量的成纤维细胞，这些细胞分泌胶原蛋白，在局部形成胶原纤维，最终成纤维细胞转变为纤维细胞。随着胶原纤维大量增加，毛细血管和纤维细胞则减少，随之肉芽组织变为致密的瘢痕组织。3周后，胶原纤维分解作用逐渐增强；3个月后则分解、吸收作用明显，可使瘢痕在一定程度上缩小变软。在软组织损伤的自我修复过程中，肌肉、肌腱纤维及关节囊等组织往往再生不全，代之以结缔组织修复占主导地位，于是出现的瘢痕也不能被完全吸收。从病理学角度看，瘢痕大都是结缔组织玻璃样变性，病变处呈半透明、灰白色，质地坚韧，纤维细胞明显减少，胶原纤维组织增粗，甚至形成均匀一致的玻璃样物。当这种瘢痕没有影响到损伤组织本身或其周围组织、器官功能时，是人体的一种自我修复过程；如果瘢痕过大、过多，造成了组织器官的功能障碍时，就成为一种病理因素。

③挛缩：软组织损伤以后引起粘连和瘢痕，以代偿组织、器官的部分功能。如果损伤较重，粘连和瘢痕不足以代偿受损组织的功能，特别是骨关节周围的慢性软组织损伤，由于关节周围应力集中，受损组织就会变厚、变硬、变短，以弥补骨关节的运动功能需要，这就是挛缩。瘢痕是挛缩的基础，挛缩是粘连、瘢痕的结果。它们都因为使相关弓弦力学系统平衡失调，从而成为一种病理因素。

④堵塞：软组织损伤后，正常组织代谢紊乱，微循环障碍，局部缺血缺氧，在损伤的修复过程中所形成的粘连、瘢痕、挛缩，使局部血供减少，代谢产物堆积，影响到组织器官的修复，使相关弓弦力学系统平衡失调，从而成为一种病理因素。

（2）网眼理论：慢性软组织损伤不是一个点的病变，而是以人体弓弦力学解剖系统为基础，形成以点成线、以线成面、以面成体的立体网络状的一个病理构架。

我们将其形象地比喻为一张渔网，渔网的各个结点就是弓弦结合部，相当于软组织在骨骼的附着点，是粘连、瘢痕和挛缩最集中、病变最重的部位，是慢性软组织损伤病变的关键部位；连接各个结点的网线就是弦（软组织）的行径路线。由于软组织的附着部位不同，同一骨骼又有不同软组织附着，且这些软组织的行径路线也是各不相同，因此就形成了以软组织在骨骼的附着点为结点，以软组织的路线为网线的立体网络状病理构架。

慢性软组织损伤是人体对软组织损伤的自我修复和自我代偿的结果。当人体某一软组织受到异常应力的作用后，首先在病变部位造成局部的出血、渗出，人体会通过自身的调节系统，利用粘连、瘢痕对损伤部位进行修复。如果这种修复是完全的、彻底的，人体就能恢复正常的动态平衡状态；如果人体不能通过粘连、瘢痕和挛缩对抗异常应力，就会引起软组织挛缩，导致这个软组织的力平衡失调。由于同一骨平面有多个软组织的附着，一个软组织损伤后，就会引起周围软组织的粘连和瘢痕，导致周围软组织的受力异常。而同一骨平面所附着的软组织的行径路线各不相同，又会引起这些多个软组织的粘连、瘢痕和挛缩，从而引起一个以点成线、以线成面、以面成体的网络状病理构架。

2. 脊柱区带理论

脊柱区带上至上项线，下至尾椎末端，外至竖脊肌外侧缘及骶髂关节线（项部棘突中线旁开2cm，胸腰骶部在棘突中线旁开3cm），包括脊神经后内外支、自主神经、椎旁交感神经节及脊髓投影线所在区域，脊柱相关疾病多发生在该区。

中医学很早就认识到了脊柱区带的功能，如华佗夹脊穴治疗顽固性内脏疾病就是一个非常好的例证。脊柱区带能引起相关内脏出现病理性改变的相关组织有肌肉、韧带、关节囊、神经和骨性组织。脊柱区带和内脏自主神经连接的主要组织结构有交通支、窦椎神经等。通过这些组织结构就会将脊柱区带信息传递到有关内脏的自主神经，从而引起内脏功能改变，导致许多脊柱区带相关疾病及临床疑难病。

脊柱区带相关疾病的发生有内因、外因之分，两者相互关联。外因可分为直接暴力、间接暴力、慢性劳损、感受风寒湿邪等；内因主要与年龄、体质、解剖结构、职业等有关。肌肉、韧带、筋膜、关节囊等软组织在脊柱区带内是极易劳损的，根据慢性软组织损伤的病因病理可以推知，损伤后在自我修复过程中形成新的病理因素，即粘连、挛缩、瘢痕和堵塞，这四大病理因素在适当的深度和部位极有可能卡压、牵拉区带内的神经末梢，造成这些神经末梢功能障碍，通过和内脏自主神经相连接的通道直接影响内脏器官的功能。从解剖学角度看，自主神经节大多位于脊柱的两侧及前方，如果出现小关节紊乱、椎体移位等骨性改变，必然牵拉和挤压有关的自主神经节，同样引起自主神经功能障碍，从而导致相关脏器的病变。

以上学说都从不同角度揭示了慢性软组织损伤的病因病理变化过程，但各有偏颇。近年来有学者研究认为，各种原因引起人体相关弓弦力学系统解剖结构的形态变化，导致弓弦力学解剖系统的力平衡失调是导致慢性软组织损伤疾病的根本原因。粘连、挛缩、瘢痕、堵塞是慢性软组织损伤疾患的四大病理过程。针刀治疗疾病从恢复软组织及骨关节等动态平衡着手，结合运用针之"调节阴阳、疏通经络"与刀之"切割、分离、铲剥、松解"等作用，以"针刀为主、手法为辅、康复理疗、配合药物"为治疗原则，在各种慢性软组织损伤及有关内脏疾病中取得了显著的疗效。

第三节　针刀基本刀法与应用

一、针刀常用刀法

1.纵行疏通法

针刀体以皮肤进针点为中心，刀刃端在体内沿刀口线方向做纵向运动，主要以刀刃及接近刀刃的部分刀体为作用部位。其运动距离以厘米为单位，范围根据病情需要而定。进针刀至剥离处组织处，实际上已经切开了粘连等病变组织。如果疏通阻力大，可以沿着肌或腱等病变组织的纤维走行方向切开，可顺利进行纵行疏通。

2.横行剥离法

横行剥离法一般是在纵行疏通法的基础上进行的。针刀体以皮肤进针点为中心，刀刃端在体内垂直刀口线方向做横向运动。横行剥离使粘连、瘢痕等组织在纵向松解的基础上进一步加大其松解度。其运动距离以厘米为单位，范围根据病情需要而定。

纵行疏通法与横行剥离法是针刀手术操作中最基本和最常用的刀法，临床上常将这两种方法结合使用，简称"纵疏横剥法"。

3.提插切割法

当刀刃到达病变部位后，切割第一刀；然后针刀向上提0.5cm，再向下插入0.5cm，切割第2刀。一般如此提插3刀为宜。此法适用于粘连面积大的病变。如切开棘间韧带以及挛缩的肌腱、韧带、关节囊等。

4.骨面铲剥法

针刀到达骨面后，刀刃沿骨面或骨嵴将粘连的组织从骨面上铲开，以针刀下有松动感为度。此法适用于骨质表面或骨质边缘的软组织（肌肉肌腱起止点、韧带及筋膜的骨附着点等）病变。

5.注射松解剥离法

此法应用注射针刀，在针刀刺入过程中，同时注射局麻药，可将局部麻醉和针刀手术同时进行。

二、刀法基本操作

1.持针刀姿势

持针刀的姿势关系到针刀操作是否正确有效。与针灸针及手术刀不同，针刀对方向性的要求非常严格，在人体内可以根据治疗要求随时变换方向；而且针刀是一种闭合性的手术器械，对各种疾病治疗的刺入深度都有不同的规定，因此持针刀的姿势就要求既便于掌握方向，又便于转动方向，更能有效控制刺入的深度。

常用的持针姿势：以医者的食指和拇指捏住针刀柄（刀柄的方向就是刀口线的方向）；中指托住针刀体，置于针刀体的中上部位；无名指和小指置于施术部位的皮肤上，作为针刀体在刺入时的一个支撑点，以控制刺入深度。在针刀刺入皮肤的瞬间，无名指和小指的支撑力与拇指、食指刺入力的方向是相反的，以防止针刀在刺入皮肤的瞬间因惯性作用而刺入过深。在刺入较深部位时，需要使用长型号的针刀，其基本持针姿势与前述相同，只是需要用押手拇指和食指捏紧针刀体下部，一方面起扶持作用，另一方面起控制作用，防止在刺手刺入时，由于针刀体过长而发生"弓"形变，导致方向改变。

2.进针刀的四步规程

（1）定点：在确定病变部位、正确掌握该处的解剖结构后，于进针刀部位用记号笔做一标记，局部消毒后覆盖无菌小洞巾。

（2）定向：将刀刃压在进针刀点上，使刀口线与重要血管、神经及肌腱等走向平行。

（3）加压分离：持针刀手的拇指、食指捏住针刀柄，其余三指托住针刀体，稍加压力但不使刀刃刺破皮肤，使进针刀点处形成一个线形凹陷，将浅层神经和血管分离在刀刃两侧。

（4）刺入：继续加压，快速刺破皮肤，匀速推进，到达病灶部位。

三、针刀术前准备及术后处理

1.针刀术前准备

（1）针刀手术室的设置：针刀治疗是一种闭合手术，与普通手术一样，必须在无菌手术室进行。手术室基本条件应包括手术区域划分为非限制区、半限制区和限制区，区域间标志明确；配备麻醉剂、呼吸机、手术床、无影灯、气管插管、人工呼吸等设备；配备常用急救药品，如中枢神经兴奋剂、强心剂、升压药、镇静药、止血药、阿托品、地塞米松、氨茶碱、静脉注射液、碳酸氢钠等；采用紫外线或化学气体熏蒸法进行空间消毒；为了防止手术室空间存在的飞沫和尘埃所带的致病菌，应尽可能净化手术室空气。

（2）针刀手术的无菌操作

①手术环境：建立针刀治疗室（手术室），室内紫外线空气消毒60分钟；治疗台上的床单要定期换洗、消毒；每日工作结束时，应彻底洗刷地面；每周彻底大扫除一次。

②手术用品消毒：针刀、骨科锤、手套、洞巾、纱布、外固定器、穿刺针等需高压蒸汽消毒。

③医生、护士术前必须洗手：用普通肥皂先洗一遍，再用洗手刷蘸肥皂水（或专用消毒洗手液）交替刷洗双手，先指尖，然后手、腕、前臂、肘部、上臂下二分之一，每次刷洗不少于3分钟，特别注意指甲缘、甲沟和指蹼等处；继以清水冲洗，手指朝上，肘朝下，从手指冲向肘部，洗3次；用无菌毛巾擦干双手后折叠成三角形，放置于腕部，并使三角形底边朝近端，另一只手拉住毛巾下垂的两角旋转向近端移动，直到上臂10厘米处；再将毛巾翻过来，用同样的方法擦干净另一只手；取5～10mL专用消毒液，仔细搓擦手、臂、指尖及指缝处，保持湿润，稍干后穿手术衣、戴手套；保持拱手姿势，以背或臀部开门进入手术间，手臂不应下垂，也不可接触未经消毒的物品。

④术野皮肤充分消毒：选好治疗点，用棉棒蘸紫药水（或用专用记号笔）在皮肤上做一记号；然后用2%碘酒棉球在记号上按压一下以防止记号脱落；以记号为中心开始逐渐向周围5cm以上范围涂擦，不可由周围再返回中心，重复3次；待碘酒干后，用75%酒精脱碘2次（若用0.75%碘伏消毒皮肤则不用酒精脱碘）；覆盖无菌洞巾，使进针点正对洞巾的洞口中央。

⑤医生、护士的无菌操作：应穿手术衣，戴无菌帽子、口罩及手套；术中护士传递针刀等器具时，均应严格按照无菌操作规程进行。

⑥及时更换针刀：一支针刀只能在一个治疗点使用，不可用于多个治疗点，以防不同部位之间的交叉感染；连续给不同患者进行针刀治疗时，应更换无菌手套和手术衣。

⑦参观针刀操作人员：不可太靠近医者或者站得太高，也不可随意在室内走动，以减少污染机会。

⑧治疗完毕：迅速用无菌敷料覆盖针口，嘱患者3天内不可在施术部位洗擦，

以保持针口干燥，3天后可去包扎。

（3）患者体位的选择：针刀治疗时患者的体位选择以患者舒适、便于医者操作为原则，常用的体位有以下几种。

①俯卧位：患者俯卧于治疗床上，腹部可根据需要垫软枕，适用于脊柱区、四肢后区等的针刀治疗。

②俯卧低头位：患者俯卧于治疗床上，胸部置软枕，头部突出于床缘，尽量收紧下颌，低头，适用于头颈部的针刀治疗。

③仰卧位：患者平卧于治疗床上，项部加软枕，头后仰，适用于颈前外侧区、胸腹部、四肢前区等的针刀治疗。

④侧卧位：患者侧卧于治疗床上，下肢屈曲90°。

⑤坐位：患者取端坐位，适用于颈项部、肩背部、上肢等针刀治疗，颈项部针刀治疗时可根据实际需要采用低头位。

⑥端坐颈椎牵引位：患者坐在颈椎牵引椅上，在脊椎牵引下进行针刀松解治疗，主要适用于需要多方位整体针刀松解的严重颈椎病患者。

⑦俯卧腰椎牵引位：患者俯卧于治疗床上，在腰椎牵引下进行针刀松解，适用于脊柱侧弯及严重的腰椎管狭窄症患者的针刀治疗。

（4）针刀手术的麻醉选择：关于针刀治疗是否需要麻醉，一直存在着争论。有学者认为，针刀手术前进行局部麻醉后，针刀进入体内刀下就没有"感觉"了，不利于针刀手术的进行；且认为针刀手术时间短，也没有必要麻醉。另一些学者则认为，针刀手术属于闭合性手术，且需要分次松解，虽然针刀刃只有0.8mm，但刺入皮肤时，患者痛感强烈，需要做局部麻醉后方可实施针刀手术。

一般而言，针刀手术建议在麻醉下进行，常可选择以下几种方式。

①局部浸润麻醉：由针刀医者完成，选用1%利多卡因，一次总量不超过200mg。适用于单一的、局部的慢性软组织损伤及部分骨质增生患者，如腰椎间盘突出症、腰椎管狭窄症、颈椎病等。

②神经阻滞麻醉：需请麻醉科医师实施。适用于强直性脊柱炎、类风湿性关节炎、骨性关节炎、创伤型关节炎引起的上下肢关节强直，肢体外伤、手术后的瘢痕松解及股骨头缺血性坏死等。

③全身麻醉：需请麻醉科医师实施，适用于强直性脊柱炎、类风湿性关节炎所引起的脊-肢联合畸形等。

2.针刀术后处理

（1）全身情况的观察：针刀术后应卧床1～2小时，注意观察患者生命体征变化。如出现异常，应及时进行相应的处理。

（2）预防针孔感染：针刀术后应立即用无菌敷料覆盖针孔，保持干燥清洁，防止感染，72小时候可去除敷贴。

（3）术后用药：必要时，连续3天口服抗生素，预防感染。

四、针刀异常情况的处理与预防

1.晕针刀

晕针刀是指在针刀治疗过程中或治疗后半小时左右，患者出现头晕头昏、心慌、恶心、肢冷汗出、意识淡漠等现象。西医学认为，晕针刀多为"晕厥"现象，是由于针刀的强烈刺激，使迷走神经兴奋，导致周围血管扩张、心率减慢、血压下降，从而引起脑部短暂的或一过性供血不足而出现缺血反应。晕针刀本身不会给机体带来器质性损害，如果在晕针刀早期（患者反应迟钝、表情呆滞或头晕、恶心、心慌等）及时采取应对措施，一般可避免发生严重晕针刀现象。据统计，在接受针刀治疗的患者中，晕针刀发生率为1%~3%，男女之比约为1:1.9。

（1）发生原因

①体质因素：有些患者属于过敏体质，血管、神经功能不稳定，多有晕厥史或针刺、肌肉注射后的类似晕针史，采用针刀治疗时很容易出现晕针刀现象。

②精神因素：恐惧、精神过度紧张是不可忽视的原因。特别是对针刀不了解、惧怕针刀的患者。对针刀治疗过程中出现的正常针感（酸、胀、痛）和发出的响声（如针刀在骨面剥离的"嚓嚓"声，切割硬结的"咯吱、咯吱"声，切割筋膜的"嘣、嘣"声）等往往会使患者情绪紧张加剧。

③体位因素：正坐位、俯坐位、仰靠坐位等体位下行针刀治疗时，晕针刀发生率较高，卧位治疗时晕针刀发生率低。

④刺激部位：在肩背部、四肢末端等处治疗时，针刀剥离刺激量大，针感强，易出现晕针刀。

⑤环境因素：严冬酷暑、天气变化、气压明显降低时，针刀治疗易致晕针刀。

（2）临床表现

①轻度晕针刀：轻微头痛、头晕，上腹及全身不适，胸闷，泛恶，精神倦怠，打呵欠；站起时有些摇晃或者短暂意识丧失。

②重度晕针刀：突然昏厥或摔倒，面色苍白，大汗淋漓，四肢厥冷，口唇乌紫，双目上视，大小便失禁，脉细微。

（3）处理方法

①立即停止治疗，将针刀一并迅速拔出，用无菌敷料覆盖针刀施术部位。

②让患者平卧，头部放低，松开衣带，注意保暖。

③立即给予温开水，静卧休息。在上述处理的基础上，选取水沟、合谷、内关等腧穴进行指压或针刺。

④重者应给予吸氧或做人工呼吸、静脉推注50%葡萄糖10mL，或采用其他急救措施。

（4）预防措施

①对于初次接受针刀治疗和精神紧张者，应先做好解释沟通工作。

②选择合适持久的体位，尽量采用卧位。

③针刀治疗时，要密切注意患者的整体状况，如有晕针刀征兆，立即停止针刀治疗。

2.断针刀

在针刀手术操作过程中，针刀突然折断没入皮下或深部组织里，是较常见的针刀意外之一。

（1）发生原因

①针具质量不好，韧性较差。

②针刀反复或多次使用，在应力集中处也易发生疲劳性断裂。针刀操作中借用杠杆原理，以中指或环指做支点，手指接触针刀处是针刀受剪力最大的部位，也是用力过猛容易造成弯针或断针刀部位。

③长期使用消毒液，造成针身腐蚀锈损；或因长期放置而发生氧化反应，致使针刀体生锈；或术后不及时清洁刀具，针刀体上附有血迹而发生锈蚀，操作前又疏于检查。

④患者精神过度紧张，肌肉强烈收缩；或针刀松解时，针感过于强烈，患者不能耐受而大幅度改变体位。

⑤针刀插入骨间隙、刺入较硬较大的变形软组织中，以及治疗部位肌肉紧张、痉挛而发生滞针刀时，仍强行大幅度摆动针刀体或猛拔强抽。

（2）临床表现：针刀体折断，使残端留在患者体内；或部分针刀体露在皮肤外面，或全部残端陷没在皮肤、肌肉之内。

（3）处理方法

①医者保持冷静，嘱患者不要恐惧，保持原有体位，防止针刀残端向肌肉深层陷入。

②若皮肤外尚可见针刀体残端，用镊子钳出。

③若残端与皮肤相平或稍低，但仍能看到残端时，可用拇、食两指按压针刀孔两侧皮肤，使残端露出皮肤，再用镊子将针刀钳出。

④当针刀残端完全没入皮下时，若残端下面是坚硬的骨面，可用力下压针刀孔

两侧皮肤，借骨面将残端顶出皮肤；若残端下是软组织，可捏住该部位肌肉将残端向上托出；若残端很短，埋入人体深部，在体表无法触及，应采用外科手术方法取出。手术宜就地进行，不宜搬动体位，必要时可借助X线定位。

（4）预防措施

①术前要认真检查针刀体有无锈蚀、裂纹，刚性和韧性是否合格，不合格者须剔除。

②在做针刀操作时，患者不可随意改变体位。

③针刀刺入人体深部或骨关节内，应避免用力过猛；针刀体在体内弯曲时，不可强行拔出针刀。

④医者应常练指力，熟练掌握针刀操作技巧，做到操作手法稳、准、轻、巧。

3.出血

针刀刺入人体内探寻病变部位，切割、剥离病变组织，而细小的毛细血管无处不在，出血是不可避免的。刺破大血管或较大血管引起大出血或造成深部血肿的现象也屡见不鲜，不能不引起临床工作者的高度重视。

（1）发生原因

①对施术部位血管分布情况了解不够，或对血管分布情况的个体差异估计不足而盲目下刀。

②在血管比较丰富的地方施术时，不按照进针刀四步规程操作，也不问患者感受，强行操作，一味求快。

③血管本身病变，如动脉硬化使血管壁弹性下降，壁内因附着粥样硬化物而致肌层受到破坏，管壁变脆，受到突然的刺激容易破裂。

④血液本身病变，如有患者血小板减少，凝血时间延长，血管破裂后出血不易停止。凝血功能障碍（如缺少凝血因子）的患者，一旦出血，常规止血方法难以奏效。

⑤某些肌肉丰厚处，深部血管刺破后不易被发现，针刀术后又行手法治疗或在针孔处再行拔罐，造成血肿或较大量的出血。

（2）临床表现

①浅表血管损伤：针刀起出，针孔迅速涌出色泽鲜红的血液，多为刺中浅部较小动脉血管；若是刺中浅部小静脉，针孔溢出的血多是紫红色且偏黑发暗。有的血液不流出针孔而淤积在皮下，形成青色瘀斑或局部肿胀，活动时疼痛。

②肌层血管损伤：针刀治疗刺伤四肢深层的血管后，多造成血肿。损伤较重，血管较大者，则出血量也会较大，使血肿非常明显，致局部神经、组织受压而引起相应症状，可表现为局部疼痛、麻木及活动受限等。

③椎管内血管损伤：针刀松解黄韧带等结构时，如果用力过猛，刺入过深，可刺破椎管内血管，除导致椎管内出血外，还易在椎管内形成血肿而压迫脊髓。因压迫部位不同而表现出不同的脊髓节段压迫症状，严重者可致截瘫。

（3）处理方法

①浅表血管出血：用消毒棉球压迫止血。针刀松解后，在手足、头面、后枕等小血管丰富处无论出血与否，都应常规按压针孔3～5分钟。若少量出血导致皮下青紫瘀斑者，可不必特殊处理，一般均可自行消退。

②深部血肿：一般较小的血肿无需特殊处理，经过1～2周后多能自行吸收。若局部肿胀、疼痛明显后仍继续加重，可先做局部冷敷止血或肌注止血敏；48小时后，局部热敷、外擦活血化瘀药物等以加速瘀血的消退和吸收。较大的血肿可在B超定位下穿刺抽除，同时局部用弹力绷带加压包扎。穿刺治疗无效，血肿不消或继续增大者，可切开引流并止血。

③有重要脏器的部位出血：椎管内、胸腹腔内出血较多或不易止血者，应立即进行外科手术止血。

（4）预防措施

①熟练掌握治疗局部解剖学知识，掌握周围血管的确切位置及其体表投影。

②术前应耐心询问患者病情，详细了解病史，常规检查凝血时间。

③严格按照进针刀规程操作，施术过程中密切观察患者反应。医者认真体会针刀下感觉，若针刀下有弹性阻力感、患者主诉针刀下刺痛，应将针刀稍稍提起，略微改变一下进针方向再行刺入；若施术部位在骨面，松解时刀刃不能离开骨面，更不可大幅度提插切割。

4.周围神经损伤

（1）发生原因

①解剖知识不全面，立体概念差，没有充分考虑人体生理变异。

②麻醉后实施针刀手术，特别是在肌肉丰厚处，如在腰、臀部治疗时，针刀刺中神经干，患者没有避让反应或者反应不明显而被忽视。

③盲目追求快针，强刺激，采用重手法操作而致损伤。

④针刀术后，用手法矫形时过于粗暴，夹板固定太紧、时间太长。

（2）临床表现

①在针刀进针、松解过程中，突然有触电感或出现沿外周神经末梢或逆行向上放散的一种麻木感，若有损伤，多在术后1日左右出现异常反应。

②轻者可无其他症状，较重者可同时伴有该神经支配区的麻木、疼痛、温度觉改变或相应功能障碍。

根据损伤神经的不同，其临床表现也各有特点：

坐骨神经损伤：腘绳肌无力而使膝关节主动屈曲困难，小腿外侧、足部皮肤疼痛或感觉障碍，肌肉麻痹，出现垂足畸形，趾、踝关节屈伸活动障碍。

腓总神经损伤：足不能主动背屈及外翻，自然状态表现为足下垂。行走困难，行走时需要高抬脚，落下时足尖下垂先着地，足跟后着地，否则容易跌倒。小腿前外侧、足背部皮肤感觉障碍。

（3）处理方法

①出现神经刺激损伤现象，应立即停止针刀操作。若患者疼痛、麻木明显，可局部先以麻醉药、类固醇类药、B族维生素等配伍封闭。

②24小时后给予热敷、理疗、口服中药，按照神经分布区进行针灸治疗。

③局部轻柔按摩，在医生指导下加强功能锻炼。

（4）预防措施

①严格按照进针刀四步规程操作。病变部位较深者，治疗时宜摸索进针刀；若刺中条索状坚韧组织，或患者有触电感而沿神经分布路线放射时，应迅速提起针刀，稍移动针刀位置后再进针刀或松解。

②在神经干或其主要分支循行路线上治疗时，不宜局麻后行针刀治疗，也不宜针刀术后向手术部位注射药物，如普鲁卡因、氢化可的松、酒精等，否则可能导致周围神经损害。

③术前要检查针刀，如发现有带钩、毛糙、卷刃等情况时应立即更换。

④术后手法治疗一定不能粗暴，特别是在腰麻或全麻下的手法矫形，患者没有应有的避让反应等，最易造成损伤。

⑤针刀操作时，忌大幅度提插。但需注意的是，刺伤神经出现的反应与刺中经络引起的循经感传现象有着明显的区别，不可混淆。刺伤神经出现的反应是沿神经分布线路放射，有触电感，其传导速度异常迅速，并伴有麻酥感；刺中经络或松解神经周围变性软组织时，患者的感觉则是酸胀、沉重，偶尔也有麻酥感，传导线路是经络线路，其传导速度缓慢，术后有舒适感。

5.气胸

针刀引起创伤性气胸是指针具刺穿了胸腔，伤及肺组织，气体积聚于胸膜腔，出现呼吸困难等现象。

（1）发生原因：针刀刺入胸部、背部和锁骨等附近的穴位过深，针具刺穿了胸腔且伤及肺组织，气体积聚于胸膜腔而造成气胸。

（2）临床表现：患者突感胸闷、胸痛、气短、心悸，严重者呼吸困难、发绀、出冷汗、烦躁、恐惧，到一定程度会发生血压下降、休克等危象。

检查：患侧肋间隙变宽，胸廓饱满，叩诊呈鼓音，听诊肺部呼吸音减弱或消失，气管可向健侧移位。如气窜至皮下，局部可出现握雪音（捻发音）。X线胸部透视可见肺组织被压缩现象。

（3）处理方法：一旦发生气胸，应立即出针刀，让患者采取半卧位休息；要求患者心情平静，切勿因恐惧而翻转身体。一般肺萎陷在20%以下，不伴有呼吸困难者，可自然吸收；同时需要密切观察，随时对症处理，如给予镇咳消炎药物，以防止肺组织因咳嗽扩大创孔，加重漏气和感染。对严重病例，如出现呼吸困难、发绀、休克等现象者，需组织抢救，如胸腔排气、少量慢速吸氧、抗休克等。

（4）预防措施：针刀治疗时，医者必须思想集中，为患者选好适当体位；注意选穴，根据患者体型肥瘦来掌握进针深度，施行手法的幅度不宜过大；对于胸背部等施术部位，最好平刺或斜刺，且不宜太深，以免造成气胸。

6.内脏损伤

（1）发生原因：主要是医者缺乏解剖知识，对施术部位和其周围脏器的解剖关系不熟悉，加之针刀刺入过深而引起的后果。

（2）临床表现：刺伤肝、脾时，可引起内出血，患者可感到肝区或脾区疼痛，有的可向背部放射；如出血不止，腹腔内聚血过多，会出现腹痛、腹肌紧张，并有压痛及反跳痛等急腹症的症状。刺伤心脏时，轻者可出现强烈的刺痛，重者有剧烈的撕裂痛，引起心外射血，可立即导致休克、死亡。刺伤肾脏时，可出现腰痛、肾区叩击痛，出现血尿；严重时，血压下降、休克。刺伤胆囊、膀胱、胃、肠等脏器时，可引起局部疼痛、腹膜刺激征或急腹症等症状。

（3）处理方法：损伤严重或出血明显者，应密切观察，注意病情变化，特别是要定时检测血压。对于休克、腹膜刺激征者，应立即采取相应措施，不失时机地进行抢救。

（4）预防措施：掌握重要脏器部位的解剖结构，明确躯干部施术部位的脏器组织。操作时，凡有脏器组织、大的血管、粗的神经处，都应改变针刀进针方向，避免深刺；同时注意患者体位，避免因视角产生的谬误。肝、脾、胆囊肿大及心脏扩大的患者，胸、背、胁、腋等部位尤不宜深刺。

五、针刀疗法的适应证和禁忌证

1.针刀治疗的适应证

针刀治疗的适应证范围比较广泛，涉及内、外、妇、儿科及诸多杂病，现罗列比较成熟的适应证如下：①各种慢性软组织损伤性疾病；②骨质增生性疾病与骨关节疾病；③神经卡压综合征；④与脊柱相关的慢性支气管炎、功能性心律失常、慢性胃炎等内科疾病；⑤与脊柱相关的痛经、月经不调、慢性盆腔炎等妇科疾病；⑥先天性斜颈、"O"形腿、"X"形腿等儿科疾病；⑦鸡眼、胼胝、带状疱疹后遗症等皮肤科疾病。

2.针刀治疗的禁忌证

临床常见针刀治疗的禁忌证如下：①凝血机制异常者；②施术部位有红肿、灼热、皮肤感染、肌肉坏死，或深部有脓肿者；③有心、脑、肾等脏器衰竭者；④患有糖尿病、皮肤溃破不愈合者；⑤高血压病血压不宜控制者；⑥严重代谢性疾病，如肝硬化、活动性肺结核患者；⑦施术部位有重要血管神经或重要脏器，而施术时无法避开者。

第四节　超声引导下的精准针刀治疗

传统针刀治疗都是在"盲视"下进行，医者多依靠体表标志、解剖层次、手感和经验等来定位及判断针刀是否顺利抵达治疗点，缺少精准性和安全性。随着放射影像引导的推广应用，针刀治疗的准确性得到了明显的提高，但由于放射影像学对软组织辨认的局限性、X线对医患双方的潜在伤害，X线设备工作环境的特殊性等都使放射影像引导技术的推广应用受到一定的限制。近年来，超声引导技术逐渐得到重视，超声引导技术具有价格便宜、移动方便的特点，对医患双方无潜在伤害，特别是对骨骼软组织及神经等显像清晰，具有很大的优势，是针刀治疗非常重要的辅助技术之一。

一、超声影像基础

1.超声波

超声波（ultrasonic wave）是指频率在2万赫兹以上的机械震动波，简称"超声（ultrasound）"。能够传递超声波的物质，称为"超声介质"，包括各种液体、气体和固体。声波在介质内传播的过程中，由于介质的黏滞性、热传导性、分子吸收以及散射等因素，导致声能减少和声强减弱的现象，称为"声衰减（acoustic attenuation）"。在绝大多数软组织中，引起声衰减的主要原因是声吸收。在人体组织中，声衰减程度的一般规律是骨组织（或钙化组织）＞肌腱（或软骨）＞肝脏＞脂肪＞血液＞尿液（或胆汁）。组织中含胶原蛋白和钙质越多，声衰减越大；体液内含蛋白成分多时，声衰减大。在超声诊断的频率范围内，生物软组织的声衰减系数大多与频率成正比，超声波频率越高，分辨力越好，但衰减越强，穿透力越差；反之，频率越低，分辨力越差，但衰减越弱，穿透力越强。超声波在传声介质中的传播特点是具有明确指向性的束状传播，这种声波能够成束地发射并用于定向扫描人体组织。

2.超声仪

超声仪主要有主机、探头和各种配件组成。

（1）主机：主机为带有显示器的处理器。

（2）探头：超声探头是发出和接受超声波的器件。大多数超声仪中的探头既是发射器，又是接收器。发射时，探头将电能转换成声能；接收时，又将声能转换成电能。因此，探头又称为"超声换能器"。根据发出超声波的频率不同，超声探头可分为低频探头和高频探头；根据外形，可分为线阵探头和凸阵探头。各种探头的特点和用途各不相同。低频探头（2～5MHz）穿透力强，清晰度低，可显示度深，显示面积较大，适用于检查较深部位结构；高频探头（6～13MHz）穿透力弱，清晰度高，显示深度浅，精确，各向异性低，适用于检查浅部结构。

二、正常组织超声图像特点

1.肌腱

超声波检查肌腱时，首先进行纵切面扫描，声束垂直于肌腱，以便观察肌腱的纤维结构。纵切面检查结束后，可进行横切面检查，动态扫描有利于观察肌腱的活动情况。由于肌腱主要由平行的胶原纤维组成，纵切面超声显示肌腱内部呈多条细线状平行排列的纤维束高回声（图10-10）；肌腱横切面可显示为圆形（如肱二头肌长头腱）、椭圆形（如跟腱）等形态（图10-11）。有腱鞘的肌腱，由于腱鞘内含有少量

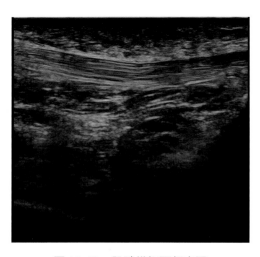

图 10-10　肌腱纵切面超声图

液体，横切面腱鞘显示为肌腱周围的无回声晕环（图10-12）。无腱鞘肌腱，超声显示为肌腱周围的线性偏高回声（图10-13）。

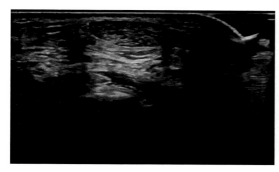

（1）跟腱短轴切面

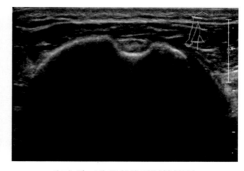

（2）肱二头肌长头腱短轴切面

图 10-11　肌腱短轴切面超声图

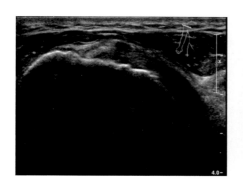

图 10-12　有腱鞘肌腱超声图

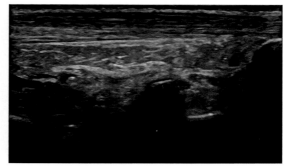

图 10-13　无腱鞘肌腱超声图

2. 骨骼肌

正常骨骼肌整体回声低于肌腱和皮下组织，其中肌束呈低回声，肌束外周包绕的肌束膜、外膜、肌间隔及薄层纤维脂肪组织等均呈较强的线状或条状高回声。纵切面骨骼肌束呈羽状、带状或梭状排列（图10-14）；横切面呈低回声，肌束间可见网状、带状及点状强回声分隔（图10-15）。

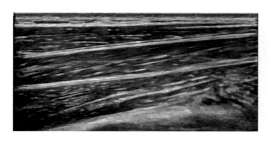

图 10-14　骨骼肌纵切面超声图

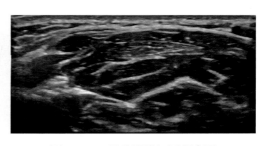

图 10-15　骨骼肌横切面超声图

3.韧带

韧带由排列规则的纤维样结缔组织组成，与肌腱结构不同之处在于韧带内相互交织的纤维较多，致使其组织结构和超声表现不如肌腱规则。绝大多数韧带超声上均显示为连接相邻骨之间均匀的带状偏高回声，厚度2～3mm（图10-16）。

4.滑囊

滑囊多数独立存在，少数与关节相通，大小从几毫米到几厘米不等。滑囊壁分为2层，外层为薄而致密的纤维结缔组织，内侧为滑膜内皮细胞，有分泌滑液的功能。正常的滑囊壁非常薄，超声难以分辨。超声显示的呈线状高回声的滑囊壁为滑囊液体与滑囊周围组织的界面回声。滑囊内液体呈低回声，一般不超过2mm（图10-17）。皮下滑囊位置表浅，超声检查时，探头一定要轻放，不要加压，且局部可涂一层较厚的耦合剂，以利于滑囊清晰显示。

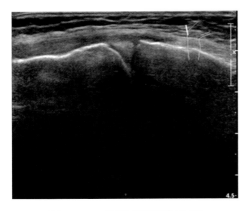

图 10-16   韧带纵切面超声图

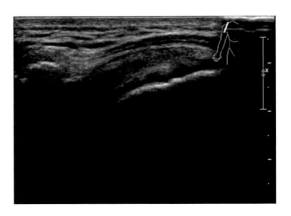

图 10-17   滑囊超声图

5.周围神经

周围神经由神经纤维组成，许多神经纤维集合成神经束，若干神经束组成神经干。周围神经一般含三层结缔组织膜，即神经内膜、神经束膜和神经外膜。多数神经与血管伴行或行走于骨纤维管内，超声检查时可利用神经附近的血管、骨骼等结构进行定位。检查时，可先在横切面显示神经，然后顺神经走行纵向追踪探查。正常周围神经纵切面超声显示为束状结构，内部可见多条平行排列的低回声带，并以线状高回声相间隔（图10-18）。低回声带为神经束，在神经内纵行排列；线状高回声为神经束之间的神经束膜。横切面周围神经呈网状结构，其中低回声的神经束呈圆形，神经干周围被高回声的神经外膜所包绕（图10-19）。

6.软骨

软骨由软骨组织及其周围的软骨膜构成。软骨组织由软骨基质和软骨细胞构

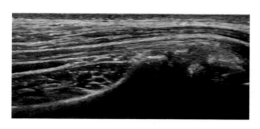

图 10-18　神经纵切面超声图

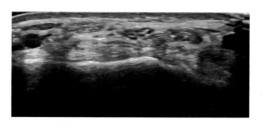

图 10-19　神经横断面超声图

成。根据软骨基质内所含纤维不同，可将软骨分为透明软骨、纤维软骨和弹性软骨等三种。透明软骨超声显示为覆盖在关节面的条形无回声带，其深面为软骨下骨，呈平滑的线状强回声，后方伴声影，浅层为边界清晰、光滑锐利的细线状高回声，为软骨与其牵扯软组织之间的界面回声。纤维软骨由于其内纤维成为较多，其超声上呈偏高回声，如膝关节半月板、肩关节盂唇等（图 10-20）。

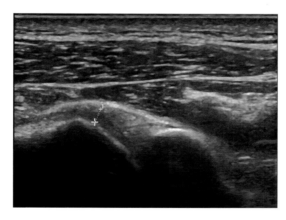

图 10-20　软骨（肩关节后盂唇）超声图

7.骨组织

骨组织分骨密质和骨松质，前者分布于长骨的骨干、扁骨的内外板、短骨和不规则骨的表层，长骨骨密质厚而致密，由规则排列的骨板和骨细胞组成。骨松质由交织成网状的杆状或片状骨小梁构成，主要见于长骨骨骺和其他骨的内部。绝大部分超声波在骨表面被反射和吸收，难以穿透骨质，所以正常骨得不到完整的超声图像。在成人仅可见探头侧的骨皮质回声，骨髓内结构与正常骨膜不能显示（图 10-21）。婴幼儿的骨组织未发育成熟，骨化不完全，有时可部分显像。正常骨皮质为连续性良好、平直光滑、致密的强回声带，其后方伴有声影（图 10-22）。骨髓如能显像则呈弱回声。骨骺端膨大，皮质较薄而光滑，其表面关节软骨为低回声。骨松质显示为带有散在点状强回声的弱回声区。

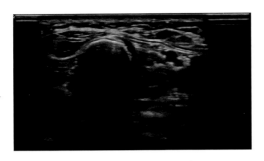

图 10-21　成人骨组织超声图

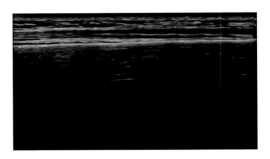

图 10-22　正常骨皮质回声超声图

三、针刀在组织内成像特点

目前临床常用针刀的刀体直径有 0.4mm、0.6mm、1.0mm、1.2mm 不等，由于较粗的针刀具有相对大的表面积，能产生更加明显的声阻抗，同时也更容易将超声束反射回探头。因此，越粗的针刀在声像图上表现为更高的回声，更容易在超声图上显示。从理论上讲，用于治疗的针刀越粗越好，但实际上太粗的针刀在穿刺过程容易导致患者更多的不适或并发症。因此，在选择针刀粗细时，必须保证患者的舒适性和安全性的基础上尽量提高针刀的显示率。根据笔者的经验，一般选择直径 0.6mm 或 1.0mm 为宜。

针刀在组织内成像方式有多种，目前临床上常用的有两种方式：平面内成像（in-plane，IP）和平面外成像（out-of-plane，OOP）。平面内成像是指针刀在探头下方平行于探头压迹的长轴中间位置插入，在声像图上表现为一条高回声的直线（图 10-23），其优点是便于观察针刀刺入路径，清晰的进针层次，明确治疗目标；缺点是进针路径相对较长，针刀容易偏离超声成像的平面，较易导致并发症和延长操作时间。针体产生的伪像可能会影响对组织层次结构的观察。平面外成像是指针刀在探头下方垂直于探头压迹的中间位置进针，在声像图上表现为一个高回声的点（图 10-24），其缺点是较难引导针刀抵达靶向治疗点，有时候较难确定声像图上的高回声光点到底是针尖还是针体。此外，还可以采用斜面内成像，即在探头的短轴上显示靶向治疗点解剖结构而在探头的常州上显示针刀体，这种成像方式允许操作者在观察靶向治疗点和周围结构的同时，对移动和操作的针刀进行连续的观察。一些二维或者三维超声仪能够实时显示不同平面上的图像，操作者可同时在两个或者更多平面上观察靶向治疗点的解剖结构和针刀的位置，可以大大提升治疗的精准度。

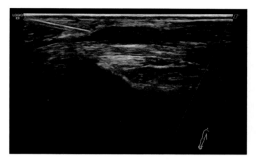

图 10-23　平面内成像超声图

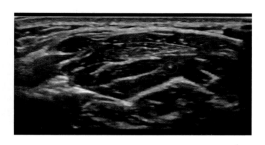

图 10-24　平面外成像（有标识）超声图

四、常见脊柱部位的超声引导技术

1.颈后肌群（筋膜）

（1）局部解剖要点：颈后部肌群包括颈浅肌群（斜方肌、菱形肌）和颈深肌群（颈夹肌、最长肌、颈髂肋肌、头半棘肌和颈半棘肌等）。斜方肌位于项部及上背部皮下，起于上项线、枕外隆凸、项韧带、第7颈椎棘突、全部胸椎棘突及其棘上韧带，止于锁骨外侧1/3、肩峰和肩胛冈。颈夹肌起于上部胸椎和第7颈椎棘突及项韧带，止于第1~3颈椎横突后结节。颈夹肌的浅面为斜方肌和头夹肌，深面为竖脊肌。项部筋膜分浅筋膜和深筋膜，后者又可分浅、深两层。深筋膜浅层与颈前外侧部的深筋膜浅层相移行，又称"封套筋膜"，分两层包裹斜方肌形成斜方肌鞘，内侧附着于项韧带和第7颈椎棘突。深筋膜深层又称"项筋膜"，位于项部斜方肌、菱形肌和上后锯肌的深面，头夹肌、颈夹肌和头半棘肌的表面，上方附着于上项线，下方移行于腰背筋膜，内侧附着于项韧带、第7颈椎和上位6个胸椎棘突。

（2）超声引导定位：患者取俯卧位或坐位，颈项部放松，确定治疗点，常规皮肤消毒、局麻，超声探头置于痛点附近，部分患者可在肌肉内发现一圆形低回声小结节，当有较大肌筋膜触发点时。超声可发现受累肌有局部增厚处，即是相应针刀治疗点。对于超声影像无异常发现者，针刀如能引发局部抽搐反应，或明显酸胀感，表示针尖已抵达相应治疗点。

2.颈椎关节突关节

（1）局部解剖要点：颈椎关节突关节，又称"颈椎小关节"或"颈椎椎间关节"。除了寰枕关节和寰枢关节外，其余的颈椎关节突关节均由相邻锥体的上下关节突构成，均为有关节囊的真性关节。关节囊分布区域有丰富的神经，其内同样有滑膜层，各种损伤会产生关节滑膜炎症与粘连，出现疼痛。每个颈椎关节突关节均受两个脊髓节段的神经支配，即同一个脊髓节段和上一个脊髓节段的脊神经后内侧支支配。

寰枕关节和寰枢关节不受内侧支支配，而是受颈1神经和颈2神经前支支配。

（2）超声引导定位：患者取俯卧位或坐位，先通过手指触诊，确定治疗椎体的棘突；常规皮肤消毒、局麻，将超声探头与纵轴平行置于枕骨水平，确定颈1棘突（颈1后弓后方有一退化的棘突，即后结节）；颈2棘突有分叉，容易辨认，然后往尾侧依次计数颈椎节段。确定相应颈椎椎体后，超声探头从后正中线（棘突线）稍移动至旁边（治疗侧），可以清楚辨认椎弓板，及其外侧特征性波浪状或锯齿状关节突的影像，将超声探头紧贴颈椎向内侧或外侧轻柔缓慢摆动，以获得一个清晰可见的位于上下关节突两个高回声区域之间的低回声区，即为治疗点，采用平面内成像在探头的下方以小关节为靶点从尾侧向头端方向进针，抵达关节突关节后即可进行相应操作。

（3）注意事项：由于颈椎关节突关节邻近脊髓及神经根，本操作必须由对局部解剖非常熟悉并有丰富治疗经验的医生来完成。即使是熟练的临床医生，也有可能发生误伤神经根以及误入蛛网膜下隙、硬膜下隙或硬膜外隙的情况。此外，该区域血管丰富且紧邻椎动脉，尽管彩色多普勒技术可以帮助临床医生提高识别椎动脉与其他血管结构，即便是小剂量局麻药注入椎动脉也会导致癫痫样发作。由于该区域与大脑和脑干相邻，术中发生由局麻药造成的共济失调也不罕见。一些患者还诉说经过关节突关节针刀治疗后，头痛和颈部疼痛曾有一过性的加剧。

3. 第2颈椎横突

（1）局部解剖要点：颈椎横突是颈肌的附着点，以颈2横突为例作一介绍。第2颈神经从椎间孔穿出，其后支分为内侧支、外侧支、上交通支、下交通支和头下斜肌支。内侧支与来自第3颈神经的纤维共同组成枕大神经、枕小神经和耳大神经，这些神经是传导颈源性头痛的主要神经。外侧支分布到头最长肌、头夹肌和头半棘肌。在横突的结节间沟，第2颈神经后支的上交通支与第1颈神经后支相接，其下交通支向下进入第2~3颈椎关节突关节，与第3颈神经后支相连接；第1~3颈神经后支界交通支相连形成神经环（或称"颈上神经丛"）。

（2）超声引导定位：患者取俯卧位，也可坐位（面向椅背骑跨在椅上，椅背课放一薄枕，患者两臂交叉状伏椅背）。常规皮肤消毒、局麻，超声探头横向置于颈2水平，可清楚显示棘突、椎板和椎管，向患侧外移可显示横突、椎动脉和颈动脉。利用平面内成像引导针刀刺向颈2横突，超声可清楚显示针尖位置，触及骨面后即可进行相应操作。

4. 棘上（间）韧带

（1）局部解剖要点：棘上韧带起于第7颈椎棘突，止于第5腰椎棘突，自上而下附着于各椎骨棘突上的索状纤维组织，起保持躯干直立姿势以及限制脊柱过度前区等作用。腰部的棘上韧带较强壮，但腰5～骶1处常缺如或较为薄弱，脊柱前屈位受外力或持续静力时容易损伤。棘间韧带位于相邻两个棘突之间的较深处，较薄，其深面为黄韧带。棘上、棘间韧带由脊神经后支的神经末梢分布，损伤后可通过脊神经后支传入中枢引起疼痛。

（2）超声引导定位：患者取俯卧位，常规皮肤消毒、局麻，超声探头与脊柱平行置于压痛最明显处，显示棘上、棘间韧带，利用平面内成像，针刀沿探头短轴方向进针，抵达治疗点后进行相应操作。

5.胸腰筋膜

（1）局部解剖要点：腰背部的深筋膜分浅深两层。浅层薄弱，上续胸廓背面的深筋膜浅层，侧方连接腹前外侧壁的深筋膜，下附着于髂嵴，并和臀筋膜延续，内侧附于各腰椎棘突、骶中棘和棘上韧带。深层发达，与背部深层筋膜相续，呈腱膜状，称为"胸腰筋膜"或"腰背筋膜"，在腰部明显增厚分前、中、后3层。后层覆于竖脊肌表面，与背阔肌和下后锯肌腱膜愈着，向下附着于髂嵴和骶外侧嵴，内侧附于腰椎棘突、棘上韧带和骶正中棘，外侧在竖脊肌外侧缘与中层愈合，形成竖脊肌鞘。中层位于竖脊肌与腰方肌之间，向上附于第12肋下缘，向下附于髂嵴，内侧附于腰椎横突尖及横突间韧带，外侧在腰方肌外侧缘与前层愈合，形成腰方肌鞘，上部附于第12肋和第2腰椎横突之间的部分增厚形成腰肋韧带。前层又称腰方肌鞘，覆盖于腰方肌前面，内侧附于腰椎横突尖，向下附于髂腰韧带和髂嵴后份，上部增厚形成内、外侧弓状韧带，前层在腰方肌外侧缘处同中、后层愈合，形成筋膜板，由此向外侧方，是腹前外侧肌的起始腱膜。

（2）超声引导定位：患者取俯卧位，腹下垫枕，确定治疗点，常规皮肤消毒、局麻，超声探头长轴与脊柱平行（或视实际需要采用与脊柱垂直等角度），辨认清楚相应的筋膜层次，针刀沿探头短轴方向进针，抵达相应筋膜层进行操作。

6.腰椎关节突关节

（1）局部解剖要点：腰椎关节突关节又称"小关节"，由相邻椎骨的上下关节突组成，内有滑膜，外被致密的关节囊所包裹，前有黄韧带加强。关节囊具有丰富的神经支配，当腰椎关节突关节损伤或并发炎症时，可成为腰痛的来源。关节间隙多呈向后内开放的弧形。成人前1/3近冠状位，关节软骨厚；后2/3呈矢状位，软骨较薄，在腰椎自上而下逐渐由矢状位趋于冠状位。下关节突与躯干横截面几乎呈垂直位，弯腰时上下关节突的冠状位部分承重，并限制椎骨前移；矢状位部分则起导向作用并限制旋转幅度。关节突关节与椎间盘组成复合关节，对椎间盘起协同和保护作用。支配关节突关节的神经来自本节段及上节段脊神经后支的内侧支。

（2）超声引导定位：患者取俯卧位，腹下垫枕，确定治疗点，常规皮肤消毒、局麻，超声探头长轴与脊柱平行，在患侧找到腰椎上下关节突关节处，针刀沿探头短轴方向进针，抵达关节突关节水平时进行相应操作。

7.腰椎横突

（1）局部解剖要点：腰椎横突在生长发育过程中由肋部和横突部愈合形成，较薄，呈带状，与腹壁外形相适应。腰椎横突有众多大小不等的肌肉附着，相邻横突之间有横突间肌，横突尖端与棘突之间有横突棘肌，横突前侧有腰大肌及腰方肌，L2横突前尚有膈肌，横突背侧有竖脊肌，尚有腹内、外斜肌和腹横肌借胸腰筋膜起于L1~L4横突。腰神经后支自椎间孔发出后，其外侧支穿横突间韧带骨纤维孔后，沿横突的背面和上面走行，并穿过起于横突的肌肉至其背侧。L3横突最长，其次为L2、L4横突，L5横突最短并向后方倾斜。L3横突弯度大，活动多，所受杠杆作用最大，受到的拉应力也最大，损伤机会较多。

（2）超声引导定位：患者取俯卧位，腹下垫枕，确定治疗点，常规皮肤消毒、局麻，超声探头长轴与脊柱平行，在患侧找到相应腰椎横突，针刀沿探头短轴方向进针，抵达横突水平时进行相应操作。

8.腰椎椎间管外口

（1）局部解剖要点：腰椎椎间孔实际为一管道，下部腰椎由于椎弓根增宽更为明显。椎管前为椎体后面及椎间盘，后为黄韧带及椎间关节，上下分别为椎上切迹和椎下切迹，内口多呈卵圆形，外口多呈钥匙扣形，少数呈三角形。椎间管内常有纤维隔，连于椎间盘纤维环与椎间关节之间。将椎间管分为上、下两管，上管通过腰神经根，腰动脉椎管内支及椎间静脉上支，下管通过椎间静脉下肢。椎间管外口中上部另有一纤维隔，连于椎间盘纤维环及横突与横突间韧带，将外口分为上、下2孔，腰神经由下孔通过，在高位腰椎外口，纤维隔位置高且薄，但在低位腰椎，位置低而坚厚，呈膜状，将外口中部大部分封闭，纤维隔的作用是分隔脊神经与血管，对管壁较薄的椎间静脉起保护作用，又不至于压迫神经根。但如果有外侧型椎间盘突出、骨质增生或转移性肿瘤等时，可因纤维隔的存在而加重神经根受压。椎间管外口与神经根的面积相差悬殊，第1腰神经根只为同序数椎间管的1/12，即使第4~5腰神经根粗，也只为同序数椎间管的1/5~1/4，似有较大活动空间。实际上椎间管内、外口下，只留一缝隙，有效空间很小，特别在内口，盘黄间隙较窄者更是如此。另外，由于椎间管内存在有纤维隔，神经根被支持固定在一个比较窄小的孔道内，又因为同时动静脉通过，有效空间更为减少。

（2）超声引导定位：患者取俯卧位，腹下垫枕，常规皮肤消毒、局麻，将超声探头与脊柱平行，在患侧找到相应关节突关节处，针刀沿探头短轴方向进针，当针尖抵达关节突关节附近时，再进针1~2mm，即为椎间孔外口处。注意进针刀前注射局麻药时，常规回抽确定无血或脑脊液后再行相应治疗操作。

9.骶后孔/骶管裂孔

（1）局部解剖要点：骶后孔位于骶骨背面，与骶前孔相对，有骶神经后支及血管通过，相当于八髎穴位所在。通常第1骶后孔与后正中线相距3cm，第1～2及第2～3之间距均为2.5cm，第3～4之间距为2cm，第4骶后孔至骶骨下缘的距离为2cm。骶骨背侧面正中为一纵行隆起，为棘突愈合的遗迹，称"骶正中嵴"。骶后孔的外侧，有4个隆起形成的一断续的粗线，称为"骶外侧嵴"，为横突愈合的遗迹。骶正中嵴的下端突出，称为"骶角"，相当于S5的下关节突，与尾骨角相关节，背面形成一缺损，呈"∧"形，居两骶角之间，称"骶尾间隙"，又称"骶管裂孔"，其后方为骶尾韧带覆盖。骶管裂孔为骶管的下口，有时可完全闭塞。

（2）超声引导定位

骶后孔注射：患者取俯卧位，腹下垫薄枕，暴露骶尾部，为使臀部肌肉放松，可嘱患者足跟朝向外侧。确定骶正中嵴及拟穿刺部位，常规皮肤消毒，低频超声探头横向放置在骶正中嵴上方，骶正中嵴的背侧在超声图像上呈现高回声的线状结构，向下弯向骶管裂孔。然后将探头逐渐向尾侧及侧方移动，直到看见第一个骶后孔，超声图像上为一圆锥形凹陷，其表面覆盖的韧带有时也能看见。骶外侧动脉的骶孔支沿骶前孔的内侧下行，可通过多普勒识别该血管以帮助识别骶后孔。在识别第一骶后孔后，探头慢速向尾端移动，以识别第2-4骶后孔，确定穿刺点后，利用平面内技术向目标骶后孔内侧进针，直到针尖穿过韧带到达骶管内。针尖穿过骶后孔表面覆盖的韧带时会有一个突破感，如触及骶管骨质，则需轻轻退针，使针尖离开骨膜。仔细回抽无脑脊液和血液后再予以注射。拔出针后，按压注射点，防止血肿形成。

骶管裂孔注射：患者取俯卧位，腹下垫薄枕，暴露骶尾部，为使臀部肌肉放松，可嘱患者足跟朝向外侧。确定骶管裂孔和骶角，常规皮肤消毒，将高频超声探头横向置于下骶部，然后逐渐向尾部移动直至骶角被探及，骶角及其声影经典的超声表现恰似两位修女走在大街上的画面，位于两修女之间的骶管裂孔是进入硬膜外间隙的通道。在两修女颈部之间是骶尾韧带，超声下是强回声的带状结构。骶尾韧带下是低回声的骶管，骶管的底部表现为线状强回声影。辨认出骶角、骶管裂孔及骶尾韧带后，将探头转为纵向放置，缓慢向头侧移动直至超声探头到达骶管裂孔的顶部，利用平面内技术，选择距超声探头1cm处皮肤作为穿刺点，以45°角进行穿刺，逐渐进针至骶尾韧带上方，回抽无脑脊液和血液后进行注射，最后拔出穿刺针，局部按压穿刺部位以免血肿形成。

（3）注意事项：由于骶管内富有无瓣静脉丛，存在感染血源性扩散的可能性，因此脓毒血症和局部注射部位感染是绝对禁忌证。虽然误穿硬脊膜的发生概率很小，仍需仔细回抽观察，确定无脑脊液。来源于骶外侧动脉的骶支经骶孔的下外侧穿过每个骶孔，其内侧即毗邻神经根，所以血管内注射的风险依然存在。硬膜外静脉扩张的患者（如临产妇和腹腔内巨大肿瘤的患者），该并发症发生率更高。硬膜外静脉内注射局部麻醉药可能会导致局麻药中毒，穿刺针损伤骶外侧动脉的骶孔支可能会导致出血，这种出血常常使自限性的，但有增加操作后疼痛的风险。不可控的出血可能会沿骶神经流入硬膜外，形成硬膜外血肿压迫脊髓，快速进展导致截瘫。

骶管裂孔穿刺主要并发症是由于穿刺点临近直肠而导致的感染，须严格无菌操作且小心确认相关解剖结构；约25%患者注射后疼痛一过性加重，建议提前告知患者；要避免进针太深，或者将局麻药和激素注入骶管硬膜外间隙以外的部位，以免导致感觉和运动障碍。

10.骶髂关节

（1）局部解剖要点：骶髂关节是滑膜关节，由骶骨和髂骨的耳状面组成，其中骶骨的关节面由透明软骨覆盖，而髂骨的关节面由纤维软骨覆盖。关节中存在不规则的凹陷和凸起，影像学上表现为不规则的关节面。关节间隙随着年龄的增长而变窄。与关节的骨性结构相比，骨后及骨间韧带是维持关节强度的主要因素。主要有骶髂前韧带、骶髂后韧带、骶髂骨间韧带等。韧带和骶髂关节本身接受L3～S3的神经支配，以L4和L5为主。骶髂关节承担躯干的重量，易发生拉伤或关节炎。

（2）超声引导定位：患者取俯卧位，髋关节下垫薄枕，常规皮肤消毒、局麻，将弧形低频超声探头置于骶正中嵴的横断面上，骶正中嵴表现为高回声，形似蝙蝠头，伴随的声影如同其展开的披肩。定位骶正中嵴后，缓慢将超声探头向外侧移动，直至可见患侧髂骨内侧缘，骶髂关节即位于骶骨外侧缘与髂骨内侧缘之间，确认关节间隙后，采用平面外成像方式以25°角穿刺，抵达关节边缘或关节间隙内后进行相应治疗。

（3）注意事项：骶髂关节针刀或注射治疗主要并发症是感染，也可能出现皮肤瘀斑和局部血肿形成，要注意无菌操作和尽可能避免损伤局部血管。部分患者治疗后会发生一过性疼痛加重，建议提前告知患者此类可能性。

五、腰椎间盘突出症超声引导下的精准针刀治疗

1.腰椎间盘突出症的针刀治疗机理

腰椎间盘突出与腰椎间盘突出症显然是有所区别的。前者在影像学上能证实腰椎间盘突出，但没有表现出相应症状，一般只予观察和预防，不做针对性治疗；后者除了在影像学上证实腰椎间盘突出之外，临床上有相应的根性神经痛，应积极治

疗。腰椎间盘突出的程度与临床表现程度呈一定的正相关，但不完全一致。一般认为保守治疗要使突出的腰椎间盘回纳，是相当困难的，但使腰腿痛症状消失的成功率却相当高。临床上一般把腰腿痛症状消失作为腰椎间盘突出症临床治愈的重要指标。

基于针刀治疗侧重点的不同，可以将腰椎间盘突出症分为三种类型：肌源性型、关节突型和神经根型，不同类型针刀治疗的思路显然不同。一般地说，针刀是很难进入椎管的，对突出的椎间盘很难直接地有所作为，但针刀可以有效地解除引起腰腿痛的一些环节使腰腿痛症状缓解或者消失，这为临床实践所证实。根据笔者临床体会，综合国内外有关对腰椎间盘突出症的治疗研究文献，认为针刀治疗腰椎间盘突出症的机制至少可以从以下四个方面来阐述：腰骶部骨骼肌及筋膜等肌源性相关因素、腰椎后关节及腰神经后内侧支、椎间孔的纤维隔和神经多卡机制。

（1）腰椎间盘突出症的肌源性相关因素：腰椎的稳定性取决于椎骨结构的完整性和椎间盘生理功能的正常，以及依赖于韧带、肌肉及筋膜的系统作用，其中任何一个环节遭到破坏都可造成腰椎失稳。骨性结构以及椎间盘结构往往会引起广大医务工作者包括患者的充分重视，但是与此相反，肌源性因素却常常被忽视。腰骶部骨骼肌由浅入深，主要有背阔肌、竖脊肌、下后锯肌、横突棘肌、横突间肌以及位于腰椎前方的腰大肌、腰方肌等。此外，还应包括胸腰筋膜以及棘上韧带、棘间韧带、黄韧带、前纵韧带、后纵韧带等结构，这些都是维持腰骶部结构稳定的重要肌源性因素。我们姑且不论腰腿痛是由腰椎间盘突出所致还是由肌源性因素所致或者两者兼而有之，但有一点可以肯定的是，当腰椎间盘突出之后，由于局部结构的改变、腰椎的失稳、机体的代偿等，将会导致以上骨骼肌、筋膜、韧带等软组织结构出现失衡，表现为腰骶部肌肉紧张，触之可有条索状结节样结构，腰部肌肉酸胀明显；长期固定在某个姿势时，症状往往加重等。1981年，Peck率先报道了腰部慢性骨筋膜间隔综合征可能是引起腰痛的主要原因。从临床来看，腰椎间盘突出症中的肌源性疼痛很可能与深部的横突棘肌（半棘肌、多裂肌、回旋肌）、横突间肌等相关，表现出的是深部隐痛。针刀治疗时，一方面可以消除紧张肌肉中的条索状结节样结构，同时也可以释放腰部肌筋膜间隔中过高的压力，从而将调整肌源性因素重新回归平衡，相应症状也随之消除。

（2）腰椎间盘突出症时的腰椎后关节及腰神经后支的病理改变：椎间盘与其相应的一对关节突关节（腰椎后关节）"三位一体"，构成一个功能单位。腰椎间盘突出后，椎间隙狭窄，上下关节突错移，可引起腰椎后关节的病变，同时椎间孔上下径和前后径均减少，神经根除受到椎间盘的挤压外，还可由于后关节的原因进一步受到压迫。有证据表明，神经根受到单纯的机械压迫只引起该神经支配区的麻木，只有在伴有神经根周围无菌性炎症时，才出现典型的腰腿痛。这些炎症可因腰椎后关节外伤导致的创伤性滑膜炎而引起。腰椎后关节属滑膜关节，与其他滑膜关节一样，损伤后可引起充血、水肿、积液等炎症反应；形成慢性滑膜炎时，可肥厚、增生、挛缩。针刀治疗腰椎间盘突出症的思考点之一，是如何使神经根及周围无菌性炎症得到有效控制。临床上可见无症状的腰椎间盘突出症患者或有腰腿痛经治疗症状缓解或消失的患者，可因"闪腰"而症状复发或加重，影像学检查腰椎间盘突出并未加重。某些患者突出的椎间盘已经钙化，进一步外突的可能性已经不大，但因为腰部损伤而症状出现。可见，腰椎后关节的损伤和继发的无菌性炎症是腰椎间盘突出症状产生的重要原因之一。

脊神经出椎间孔后，立即分为三支——脊膜支、前支和后支。脊神经后支分出后向后行，经骨纤维孔至横突间肌内侧缘分为内侧支（后内侧支）和外侧支（后外侧支）。后内侧支较细，自后支分出后，行经横突间韧带内侧缘与下位椎骨上关节突根部外侧缘之间，绕上关节突的外侧缘走向后下内侧方，横过横突的后面，进入乳突和副突之间的骨纤维管，从外上斜向内下方，至椎板后面，再向下越过 1~3 个椎骨，分布于椎间关节连线内侧方的结构，如棘肌、多裂肌、黄韧带、椎间关节囊、棘上韧带、棘间韧带等。

脊神经后内侧支通过的骨纤维管位于腰椎乳突与副突之间的骨沟处，由前、后、上、下四壁构成。前壁为乳突副突间沟，后壁为上关节突副突韧带，上壁为乳突，下壁为副突。管的前、上、下壁为骨质，后壁为韧带。后内侧支在此狭窄区域内曲折走行，如管的入口呈裂隙状，或上关节突副突韧带骨化，使骨纤维管变成一个完整的骨管，失去退让余地，均易使脊神经后内侧支遭受挤压而引起腰腿痛；后内侧支在走行过程中紧邻椎间关节及横突间韧带，又须通过骨纤维管，故腰椎后关节病变、韧带损伤或骨纤维孔内径的改变，均可能刺激、压迫该神经而引起后正中旁一侧疼痛和压痛，疼痛还可放射至椎间关节、黄韧带、棘间韧带和棘上韧带等部位。

后外侧支在下位椎骨横突背面进入竖脊肌，然后在肌的不同部位穿胸腰筋膜浅出，斜向外下行。第 1-3 腰神经的后外侧支参与组成臀上皮神经，跨越髂嵴后部达臀区上部，有时由于外伤等因素可引起腰腿痛。腰部横突间韧带较发达，呈膜状，内下方有腰神经后支通过，该韧带增生肥厚时也可压迫该神经。

腰椎间盘突出时，突出椎间盘所处的腰椎后关节的损伤和继发的无菌性炎症，可刺激腰神经后内侧支及后外侧支而诱发症状。其慢性无菌性炎症改变，导致局部组织粘连、挛缩、增生、瘢痕，可卡压、牵拉该神经，也可引起腰腿痛。由于腰椎后关节及其附近的腰神经后内、外侧支所处部位较安全，易于针刀到达和操作。

因此，从腰椎后关节及腰神经后内、外支着手是针刀治疗腰椎间盘突出症的一个方面。

（3）腰椎间孔内的纤维隔在腰椎间盘突出症中的意义：神经根离开椎管内脊髓到椎间孔外口要经过骨纤维管道，包括两个部分，即侧隐窝和由它向前外下方延伸的椎间孔神经管。侧隐窝的外界是椎弓根，后壁是上关节突，椎板和黄韧带共同构成顶部，前方是由上下椎体的后外侧部以及相邻的椎间盘共同构成的底部。椎间孔神经管上下界为椎弓根上下缘，顶部由黄韧带构成，黄韧带后是关节突关节。椎间孔管内不仅通过神经根，而且有椎间动静脉通过，以及保护血管的结缔组织；同时存在一些纤维隔，连接在椎间盘纤维与横突及横突间韧带，将外口分为上、下两孔，脊神经根由下孔通过。椎间孔外口与神经根的面积看起来似乎悬殊甚大，特别是纵向较横向尤为明显，似乎有较大的活动空间，但实际上椎间孔外口为钥匙眼形，有效空间很小。同时椎间孔内存在有纤维隔，神经根被固定在一个比较窄小的孔道内（骨纤维管）；又因为这里有动静脉通过，所以有效空间更小。

从以上可以看出，脊神经根自离开椎管到椎间孔受到侧隐窝和椎间孔两部分影响。当侧隐窝随着时间的推移逐渐狭窄时，神经根本身应该有能力向内侧（椎管内）移位而保持顺利通行。而纤维隔这一类组织发生变性，可使神经根无法向其内侧（椎管内）移行而受到侧隐窝的挤压。椎间孔四面邻骨，有效空间小，神经根又被纤维隔固定。当椎间盘突出引起局部病理变化时，尤其在下位腰椎，由于固定神经根的纤维隔位置低而坚厚，其间通过的神经根没有能力保护自己免受炎症侵袭（因为神经根缺少周围神经所具有的神经束膜和外膜，动静脉网也不丰富）。由此可见，椎间孔内"纤维隔"这一特殊结构在腰椎间盘突出引起腰腿痛症状中具有重要的临床价值。

从上述应用解剖可知，神经根是被固定于椎间管外口处的，不仅神经根与椎间孔管口周围的结缔组织结合，而且由椎间管的纤维隔与椎间盘和横突间韧带连在一起，这些组织的结合使神经根在椎间孔管外口处更少有活动性。因此，神经根的活动性是以椎间孔外口为枢纽的。当椎间盘突出已经产生明显临床症状时，即表示神经根蠕变至程度最大也不能缓解突出椎间盘的挤压。此时，只有解除神经根的受压，才能缓解或消除症状。当针刀松解了椎间孔外口与神经根外膜的固定处和纤维隔后，增加了神经根的蠕变长度，从而使神经根的血运得到改善，神经根水肿也会消退，症状也将会随之缓解。

（4）神经多卡损伤机制在腰椎间盘突出症中的意义

①神经纤维的生理功能

神经纤维的几个基本概念：神经元是神经系统的结构和功能单位，由胞体和突起两部分组成，突起又有树突和轴突之分。一个神经元一般只有一个轴突，轴突内的细胞质称为"轴浆"。轴突和感觉神经元的长树突，统称为"轴索"；轴索外面包有髓鞘或神经膜，称为"神经纤维"。习惯上根据神经纤维有无髓鞘，分为有髓神经纤维和无髓神经纤维两种。实际上，所谓无髓神经纤维也有一薄层髓鞘，并非完全无髓鞘。神经纤维的功能除了传导兴奋，即传导神经冲动外，还具有运输有机物质的功能，后者又称"轴浆运输"。

神经纤维的轴浆运输：神经元是一种分泌细胞，但又不同于一般分泌细胞，其分泌部位通常位于轴突末端，而远离胞体所在部位。胞体具有高速合成蛋白质的结构，而核糖体却几乎不存在于轴突和神经末梢内，所必需的蛋白质都是在胞体内合成，然后经过轴浆流动的运输过程，将这些蛋白质运输到神经末梢。用同位素标记的氨基酸注射到蛛网膜下隙中，可观察到注射物质首先被神经元胞体摄取，出现在胞体中；然后依次在轴突的近端和远端轴浆内出现，说明轴浆是在流动的。实验还表明，轴突内轴浆的流动是双向的，既可以从胞体流向轴突末梢，也可从轴突末梢流向胞体。如果轴突中断，不仅远侧部分的轴突将发生变性，而且近侧部分的轴突，甚至胞体也将发生变性。目前知道，自胞体向轴突末梢的顺向轴浆运输分两类：一类为快速轴浆运输，是指具有膜的细胞器（线粒体、递质囊泡和分泌颗粒等）的运输；另一类是慢速轴浆运输，指的是由胞体合成的蛋白质所构成的微管和微丝等结构不断向前延伸，其他轴浆的可溶性成分也随之向前运输。此外，还有自末梢到胞体的逆向轴浆运输。

②慢性周围神经卡压的病理变化：周围神经由神经纤维及其相应的雪旺细胞、结缔组织纤维管结构（内膜、束膜、外膜）和神经内微血管三部分组成。当神经受到压迫时，上述各种组织成分都将受到干扰，出现神经鞘膜组织的微循环障碍、微血管通透性增加、神经内膜水肿及内源性化学炎性介质的释放等。

神经正常生理功能的维持，需要有正常的血液供应。早期神经受压后，局部缺血，导致血-神经屏障破坏，微循环障碍，使轴突发生轴浆运输的缺氧性阻滞，也将导致神经内水肿。因为毛细血管血流受阻而迟缓，最终将引起神经纤维过敏和自发放电，外膜毛细血管开始渗出，导致外膜水肿；随着血流进一步减慢，缺血逐渐加重，束间毛细血管开始渗出，出现束间水肿，束间压力增高，使神经微环境和神经纤维营养发生变化。一旦压力解除，这些变化可逐渐恢复。如果继续发展至中期，结缔组织变化，外膜增厚，束间结缔组织增生。随着神经嵌压程度进行性加重和时间延长，后期有髓纤维出现瓦勒变性，神经内、外膜发生纤维化，束间形成粘连，以及永久性瘢痕。

③双卡综合征及多卡综合征：周围神经受到卡压性损伤，可引起疼痛、感觉和

运动障碍、营养功能障碍。单一部位神经的卡压，由于临床症状和体征相对比较典型，容易诊断。而多个部位的卡压常产生模糊、不典型的临床表现，诊断较为困难。国内外学者已经注意到，一条神经的近侧受到卡压或损伤，除了引起相应的临床症状外，还可使该神经的远侧对卡压性损伤的易感性增强，原来并不引起神经损伤的压力，即可使该神经受到卡压性损伤，并称为"神经双卡综合征"。如有学者发现，臂丛神经损伤患者容易并发腕管综合征。临床上尚可见到一根神经多处受到卡压性损伤的情况，如陈德松在《周围神经卡压性疾病》中描述的那样，可称为"神经多卡综合征"。临床上多种疾病中存在着神经多卡性损伤，如颈椎病、腰椎间盘突出症、腰椎管狭窄症等，如能从神经多卡损伤机制及卡压对神经轴流的影响角度观察，可较好地解释不少临床现象，由此合理地演绎可扩大对该类疾病的治疗思路。

④神经多卡损伤机制在腰椎间盘突出症中的意义：从临床角度看，腰椎间盘突出症的关注重心不在椎间盘突出的性质及程度，而是对神经根的损害及引起腰腿痛的程度。腰椎间盘突出症引起腰腿痛的原因较多，而机械性压迫仍是被广泛重视的主要病理机制。因此，腰椎间盘突出应属于一种慢性神经卡压症。从临床角度看，其中存在着"多卡"机制。

从临床表现看，腰椎间盘突出症引起的神经痛，并不是沿整条神经根纤维程度均衡的疼痛，而是以其分支途径易卡压处疼痛为常见。如：①腰脊神经后支及后内侧支在途经横突根部及副突、乳突间骨纤维管时易受卡压，临床产生腰椎旁疼痛。②L4、L5、S1神经根之纤维组成臀上神经，而臀上神经在跨过坐骨大孔支上缘后，反折向上易受卡压，临床上出现臀部疼痛和臀中肌内侧肌束的紧张及压痛。③腓浅神经斜穿腓骨支表面，易受卡压，临床常出现小腿外侧麻木疼痛。对腰椎间盘突出症来说，上述三个部位是引起患者腰腿痛的常见原因。可以这样理解，突出椎间盘对神经根的压迫是原发性卡压，而后者三个部分可理解为继发性卡压。当原发性卡压与继发性卡压对神经轴流的影响达到一定程度，即出现相应临床表现。

腰椎间盘突出症患者，如在早期进行手术摘除髓核，术后腰腿痛症状消失常较彻底；而病程较久者，手术髓核摘除后，不少患者常残留部分症状，且常在上述三个部位，并称为"手术后综合征"，常令医者不知其原因而深感迷茫、遗憾。若从多卡综合征观点则可解释之。在腰椎间盘突出症早期，继发性卡压点表现为急性神经炎改变，当作为原发卡压原因的椎间盘被摘除后，由于病理性轴流得到纠正，神经纤维抗压力性亦得以纠正，继发性卡压征象亦随之消失。而腰椎间盘突出症之病程久者，由于继发性卡压点呈慢性炎性改变，局部产生粘连、增生、瘢痕等，虽原发性卡压解除，而继发卡压点由于自身的病理改变，局部神经卡压表现未能随之解除，因此尚有症状"残留"。

实验表明，神经轴流是双向性的。依上所述，可以这样假设：上位卡压可影响下位轴流，下位卡压亦可影响上位轴流；上位卡压的纠正可改善下位轴流，而下位卡压的纠正亦可改善上位轴流。保守疗法治疗腰椎间盘突出症有效，已经被临床所证实。其机制是多方面的，如从上述机制来解释，可以认为像针灸、推拿、理疗、体疗等方法都具有促进轴流，提高神经纤维对卡压耐受性的作用，从而起到预防或减轻继发性卡压点的形成，进一步改善整条神经纤维的轴流而使临床症状减轻或消失。

2.腰椎间盘突出症超声引导下精准针刀治疗方案

（1）适应证与禁忌证

①适应证：针刀治疗可选用于各类各期的腰椎间盘突出症，重要的是医者如何判定患者的具体病理改变并制定相应的治疗方案。针刀也可与其他治疗方法相配合，如推拿、牵引、药物等。针刀还可以作为其他疗法如手术、大推拿后残留症状的进一步改善。

②禁忌证：凝血机制异常者；施术部位有红肿、灼热、皮肤感染、肌肉坏死，或深在部位有脓肿者；有心、脑、肾等脏器衰竭者；患有糖尿病、皮肤破溃不宜愈合者；高血压病血压不易控制者；严重代谢性疾病，如肝硬化、活动性肺结核等；施术部位有重要神经、血管，或重要脏器，施术时无法避开者。

（2）针刀腰椎后关节囊及腰神经后内侧支松解术

①适应证：腰椎间盘突出症，并有腰椎后关节病变及腰神经后内侧之卡压者。

②临床特点：腰痛明显，突出椎间盘相应的一侧或两侧后关节压痛，伴放射痛或不伴放射痛；相应棘突压痛，屈髋屈膝试验阳性。

③针刀治疗步骤

步骤一：患者俯卧，局部常规皮肤消毒，铺无菌巾，戴消毒手套。

步骤二：超声引导下进行1%利多卡因局部浸润麻醉，达腰椎后关节附近。

步骤三：右手持4号针刀，在超声引导下，从病变椎间隙棘突旁开1.5～2cm插入针刀；在按压局部的左手拇指的帮助下，刀口线顺骶棘肌纤维走向，摆动式逐渐深入，达椎板及后关节。以左手拇指为支点，紧贴骨面，将后关节囊后外侧及椎板周围的软组织，连同腰脊神经后内侧支推剥开。探索到关节突关节最隆突处外下方之副突，将附着的乳突副突间韧带推剥开。再自后关节最隆突下方约0.5cm处，紧贴骨面，向上将附着的关节囊推剥开一部分。

步骤四：出针刀，无菌敷料覆盖针口，按压5分钟。

步骤五：患者侧卧，做腰部斜扳手法，左右各1次。

步骤六：术后患者卧床休息3日，1星期内避免腰部剧烈活动。

（3）针刀腰椎间孔外口纤维隔松解术

①适应证：腰椎间盘突出症，并有神经根紧张性损伤者。

②临床特点：患者腰腿痛明显，相应椎旁压痛、放射痛明显，患肢直腿抬高试验阳性，足背伸试验阳性。

③针刀治疗步骤

步骤一：患者俯卧，局部常规皮肤消毒，铺无菌巾，戴消毒手套。

步骤二：在超声引导下进行1%利多卡因局部浸润麻醉，达横突根部。

步骤三：在病变椎间隙，棘突旁开3cm左右，参考X线片，确定进针点。右手持3号针刀（针刀口不宜太锋利），在超声引导下，刀口线顺骶棘肌纤维走向，摆动式逐渐深入，探索达横突根部。以左手拇指为支点，紧贴横突骨面，做横突根部附着结构推剥松解手法。针刀头滑过横突上缘，向内侧45°，谨慎摆动式向深方探索，达椎间孔外口，紧贴骨面，做适当推剥松解手法。

步骤四：出针刀，无菌敷料覆盖针口，按压5分钟。

步骤五：患者仰卧，休息20分钟，证实无不良反应后，做患下肢直腿抬高手法10次。

步骤六：术后患者卧床休息3日，1星期内避免腰部剧烈活动。

④注意点：做椎间孔外口松解有一定的风险。①局部浸润麻醉时必须回抽，证实无血液或脑脊液时方可注射；②针刀进入椎间孔后，可能刺破硬膜囊；③向深部时，有可能损伤腹主动脉或下腔静脉；④局部浸润过深、过量，可能阻滞脊神经、腰椎交感神经节，可出现下肢温热感，故须卧床休息20分钟观察，以防意外。

（4）针刀臀上神经松解术

①适应证：腰椎间盘突出症兼有臀上神经卡压者。

②临床特点：患者腰臀腿痛明显，行走时明显感觉臀部"吊筋"，并可引及大腿外侧、小腿外侧；自髂后上棘向下向外各一指处定一点，该点与髂后上棘作一连线，用拇指做深层触摸，可明显触摸到该线处有一紧张条索状结构，压痛明显，并与患者所诉之"吊筋"一致。

③针刀治疗步骤

步骤一：患者俯卧，上述连线之中下1/3交点为进针点，局部常规皮肤消毒，铺无菌巾，戴消毒手套。

步骤二：在超声引导下进行1%利多卡因局部浸润麻醉达髂骨。

步骤三：左手拇指触摸并固定该痛性条索状物；右手持3号针刀，超声引导下进针刀，刀口线顺臀大肌纤维摆动式深入，达该条索状物，顺该条索状物走向，做多点切开其致密筋膜；再顺该条索走向摆动深入达髂骨，紧贴髂骨做横向推剥松解。

步骤四：出针刀，无菌敷料覆盖针口，按压5分钟。

步骤五：患者仰卧，做极度屈髋屈膝动作5次，被动蹬腿5次。

步骤六：术后1周内避免剧烈活动。

④注意点：做髂骨面松解时，针刀必须紧贴髂骨面做推剥手法，不能行切割手法，防止损伤臀上神经及伴行的臀上动静脉。

（5）针刀坐骨神经（胫神经）松解术

①适应证：腰椎间盘突出症兼有坐骨神经（胫神经）卡压者。

②临床特点：患者主诉坐骨神经（胫神经）行走路径一致的"吊筋"、麻痛，行走时明显呈间歇性跛行；梨状肌下孔、臀下横纹、腘窝、小腿中央承山穴附近等坐骨神经（胫神经）行走沿线上有明显压痛和向下放射痛。

③针刀治疗步骤

步骤一：患者俯卧；医者在上述压痛点中确定最痛的1～2点作为进针刀点，局部常规皮肤消毒，铺无菌巾，戴消毒手套。

步骤二：在超声引导下进行1%利多卡因局部浸润麻醉。

步骤三：右手持4号针刀，超声引导下顺肌纤维走向进针刀并做深筋膜多点切割松解。如患者有下肢窜麻感，说明针刀碰到了坐骨神经（胫神经），此时停止操作，退针少许并调整针刀方向再行进针松解。

步骤四：出针刀，无菌敷料覆盖针口，按压5分钟。

步骤五：做患足抗阻力背伸、跖屈、外翻、内翻各5次。

步骤六：术后1周内减少行走。

（6）针刀腓浅神经松解术

①适应证：腰椎间盘突出症兼有腓浅神经卡压者。

②临床特点：患者主诉小腿外侧及足部"吊筋"、麻痛，行走时明显呈间歇性跛行；腓骨小头与外踝连线中1/3处有明显压痛和向下放射痛，并与患者主诉之"吊筋"相符。

③针刀治疗步骤

步骤一：患者侧卧，患侧在上，健侧下肢伸直，患侧下肢稍屈，搁于健肢；在上述连线之中1/3处确定最痛的1～2点作为进针刀点，局部常规皮肤消毒，铺无菌巾，戴消毒手套。

步骤二：在超声引导下进行1%利多卡因局部浸润麻醉。

步骤三：右手持4号针刀，在超声引导下顺腓骨走向进针刀并做深筋膜多点切割手法，再深入达腓骨，紧贴腓骨作横向推剥。

步骤四：出针刀，无菌敷料覆盖针口，按压5分钟。

步骤五：做患足抗阻力背伸、跖屈、外翻、内翻各5次。

步骤六：术后1周内减少行走。

腰椎间盘突出症患者病理改变部位常有多处，相应症状表现也常合并出现，一般每次治疗部位以1~2处为宜，治疗操作得当，经治疗后的部位症状多有明显改善。5~7日后，可在其他部位治疗。已经治疗部位如仍存留症状，可在2~3周后在其附近再做治疗。如在同一部位治疗2~3次后效果不显，不宜多次反复治疗，应进一步查找原因。要获得满意效果，对病变部位的正确把握、适当的治疗操作是关键。

第十一章 刺灸疗法

第一节 针刺法

一、概述

针刺法是以中医理论为指导，运用针刺防治疾病的一种方法。其作为我国古老的中医特色疗法之一，有2000多年运用经验，因疗效显著，已经在世界各地广为人们所接受。针刺疗法根据中医理论，采用不同类型的毫针对人体的腧穴进行直接的刺激，对增强身体机能、疏通经络、调和阴阳、扶正祛邪、防病治病等方面具有相当不错的医疗保健作用。针刺法最早见于《灵枢·九针十二原》："凡用针者，虚则实之，满则泻之，邪盛则虚之，宛陈则除之。"《素问·调经论》云："刺法言，有余泻之，不足补之。"并提出了徐疾、迎随、呼吸、开阖等具体的针刺补泻方法。针刺在应用之前需要体位选择、腧穴揣定、消毒等。

1.体位选择

选择合适的体位，对于腧穴的正确定位、针刺的施术操作、持久的留针或结合其他疗法的应用以及防止晕针、滞针、弯针甚至折针等具有重要的意义。针刺时，体位大致分为卧位和坐位。仰卧位，适宜取头、面、胸、腹部腧穴和上下肢的部分腧穴；侧卧位，适宜取身体侧面少阳经腧穴和上、下肢的部分腧穴；俯卧位，适宜取头、项、脊背、腰骶部腧穴和下肢背侧及上肢的部分腧穴；仰靠坐位，适宜取前头、颜面和颈前等部位的腧穴；侧伏坐位，适宜取头部的一侧、面颊及耳前后部位的腧穴；俯伏坐位，适宜取后头和项、背部的腧穴。除上述常用体位外，临床上对某些特殊情况可根据具体要求采取不同的体位。在针刺处方选穴时，也应考虑到腧穴与体位的关系。一般情况下，尽可能选取用一种体位能完成针刺治疗的所有腧穴。如因治疗要求和某些腧穴定位的特点而必须采用两种不同体位时，应根据患者的体质、病情等具体情况灵活掌握。此外，医者也应注意根据施术要求选择合适的体位。

对初诊、精神紧张或年老、体弱、病重的患者，应尽可能采取卧位，以防止患者感到疲劳或晕针等。在针刺施术和留针过程中，应嘱患者不可移动或改变体位，以免妨碍针刺操作或发生弯针、滞针。

2.腧穴揣定

腧穴的定位正确与否，直接关系到针刺的疗效。为了求得定穴准确，可用手指指甲在所选腧穴处按压、揣摸，以探求患者的感觉反应，这种取定腧穴的方法，称为"揣穴"。《针灸大成》指出："凡点穴，以手揣摸其处，以法取之，按而正之，以大指爪切掐其穴，于中庶得，进退方有准。"一般情况下，按压腧穴的酸胀感比较明显。

3.消毒

针刺治病一定要有严格的无菌观念，切实做好消毒工作，避免发生不必要的事故。针刺前的消毒包括医者的双手、针刺部位、治疗室等。

（1）医者手指消毒：在针刺施术前，医者应先用肥皂水将手洗刷干净，待干后再用75%乙醇棉球擦拭，或用免洗手消液消毒，之后方可持针操作。持针施术时，医者应尽量避免手指直接接触针身，如某些刺激需要触及针身时，应以消毒干棉球作隔物，以确保针身无菌。

（2）针刺部位消毒：在患者需要针刺部位的皮肤上用医用消毒碘伏擦拭消毒，或先用2%碘酊涂擦，稍干后再用75%乙醇棉球擦拭脱碘。擦拭时，应从中心点向外绕圈消毒。当穴位皮肤消毒后，切忌接触污物，保持洁净，防止重新污染。

（3）治疗室内的消毒：针灸治疗室内的消毒，包括治疗台上的床垫、枕巾、毛毯、垫席等物品，要按时换洗晾晒，如采用一人一用的消毒垫布、垫纸、枕巾则更好。治疗室也应定期消毒净化，有良好的换气装置，保持空气流通，环境卫生洁净。

二、针刺特色技术

1.毫针技术

毫针法又称"体针法"，是指通过针刺人体的穴位，起到疏通经络、行气活血、调理脏腑、协调阴阳等作用。

（1）进针法

①单手进针法：用右手拇、食指持针，中指端紧靠穴位，指腹抵住针体中部；当拇、食指用力时，中指也随之屈曲，将针刺入腧穴。此法适宜较短毫针的进针。

②双手进针法

指切进针法：用左手拇指或食指端切按在腧穴位置的旁边；右手持针，紧靠左手指甲面，将针刺入腧穴。此法适宜短针的进针。

夹持进针法：用左手拇指和食指持消毒棉球，并夹住针身下端，将针固定在所刺腧穴表面；右手持针，将针刺入腧穴。此法适宜长针的进针。

舒张进针法：用左手拇指和食指将针刺部位的皮肤向两侧撑开，使皮肤紧绷；右手持针，将针从拇指和食指的中间刺入。此法适宜皮肤松弛部位腧穴的进针。

管针进针法：将针插入比针短3mm左右的小针管内，左手将针管固定在所刺腧穴表面；右手食指对准针柄一击，将针刺入皮肤，再去掉针管后，将针刺入腧穴。此法适宜儿童和惧怕针者的进针。

（2）针刺角度和深度：掌握正确的针刺角度、方向和深度，可增强针感、提高疗效、防止意外发生。

①针刺的角度：是指进针时，针身与皮肤表面所形成的夹角。它是根据医者针刺时所要达到的目的和腧穴所在位置而定，一般可分为3种。

直刺：针身与皮肤表面呈90°，垂直刺入皮肤。适宜身体大部分腧穴。

斜刺：针身与皮肤表面呈45°，倾斜刺入皮肤。适宜肌肉浅薄处或内部有重要脏器，或不宜深刺、直刺的腧穴。

平刺：针身与皮肤表面呈15°或沿皮刺入皮肤。适宜皮薄肉少部位的腧穴。

②针刺的深度：是指进针时，针身刺入皮肤的深浅度。主要由腧穴所处的部位决定，其次要考虑患者的年龄、性别、体质、病情等。一般来说，年老、体弱、小儿、新病、头面、胸腹、皮薄肉少处宜浅刺。

（3）基本行针手法：是指将针刺入腧穴后所施行的手法，有提插法和捻转法。

①提插法：由浅层向深层刺入为插，由深层退至浅层为提，如此反复操作。提插的频率和时间可根据患者的体质、病情等灵活掌握。

②捻转法：是指将针刺入腧穴的一定深度后，施行前后捻转针体的手法。可根据腧穴部位、患者的情况，决定捻转角度大小、频率快慢、时间长短。一般应在180°左右，不能单向捻转，防止肌纤维缠绕针身，造成滞针和疼痛。

（4）针刺补泻：《灵枢·经脉》中说："盛则泻之，虚则补之，热则疾之，寒则留之，陷下则灸之，不虚不盛以经取之。"在《备急千金要方》中也说："凡用针之法，以补泻为先。"可见补泻手法是针刺治疗中的一个重要环节，并且在治疗中还应该"观虚实与肥瘦，辨四时之浅深"，"迎随顺逆，须晓气血而升沉"。在各种补泻手法中，应该先选择捻转补泻、提插补泻、平补平泻手法，而其他补泻手法可根据患者病情而定。

①捻转补泻

补法：针下得气后，结合拇指向前，食指向后。捻转角度小，用力轻，频率慢，操作时间短。

泻法：针下得气后，结合拇指向后，食指向前。捻转角度大，用力重，频率快，操作时间长。

②提插补泻

补法：针下得气后，先浅后深，重插轻提。提插幅度小，频率慢，操作时间短，以下插用力为主。

泻法：针下得气后，先深后浅，轻插重提。提插幅度大，频率快，操作时间长，以上提用力为主。

（5）针刺注意事项

①患者在饥饿、劳累、大汗、疲劳等情况下，不宜立即进行针刺。身体虚弱，气血亏虚的患者不宜进行强刺激手法。患者在精神过度紧张时，应先做思想工作，使之精神放松后再针，不宜立即进行针刺。

②怀孕期妇女，有自发性出血或损伤后出血不止者，或患有传染病者，或皮肤有感染、溃疡者，均不宜针刺。

③对胸、胁、背等脏腑所居之处腧穴，不宜直刺、深刺。针刺项部的风府、哑门等穴以及背部的腧穴，要注意掌握一定的角度，不宜大幅度提插、捻转和长时间留针，以免伤及重要的器官，产生严重的不良后果。

④针刺腹部的腧穴时，要求患者先排空小便，并掌握适当的针刺方向、角度、深度，以免误伤膀胱等器官，出现意外。

2.电针技术

电针法是毫针刺入腧穴得气后，用电针仪输出脉冲电流，通过毫针作用于人体经络腧穴，以治疗疾病的一种方法。电针法是毫针与电流两种刺激的结合，不但可以提高针刺的治疗效果，部分替代手法捻针，还可以扩大针刺的治疗范围。电针法已经成为临床普遍使用的治疗方法。

（1）操作方法：按毫针刺法进针，患者有酸、麻、胀、重等感觉后，调节电针仪的输出电位至"零"；再将电针仪的两根输出导线分别连接在同侧肢体的两根毫针针柄上。开启电针仪的电源开关，选择适当波型（密波，其脉冲频率一般大于30Hz，能降低神经应激功能；疏波，其脉冲频率常小于30Hz，刺激作用较强，能引起肌肉收缩，提高肌肉、韧带张力；其他还有疏密波、断续波等）。慢慢旋转电位器由小至大逐渐调节输出电流到所需量值（患者有麻刺感，局部肌肉有抽动，即是所需的强度）。

（2）临床应用：电针的适应范围和毫针刺法基本相同，可广泛应用于脊柱及相关的各种疾病的治疗；也可用于针刺麻醉。电针治疗的脊柱相关优势病种包括头痛、三叉神经痛、坐骨神经痛、肩周炎、风湿性关节炎、类风湿性关节炎、腰肌劳损、骨质增生、关节扭挫伤、脑血管病后遗症、耳鸣、耳聋等。

3.火针技术

火针法是将特制的金属针具烧红，并迅速刺入机体一定的部位或腧穴，给予一定的热性刺激，并迅速退出以治疗疾病的方法。火针，古称"燔针"。火针法，称为"焠刺"。《灵枢·官针》曰："焠刺者，刺燔针则取痹也。"明代吴鹤皋说："焠刺者，用火先赤其针而后刺，此治寒痹之在骨也。"本法具有温经散寒、活血化瘀等作用，临床常用于治疗风寒湿痹等疾病。

（1）取穴：火针选穴宜少而精，多以"以痛为输"的局部取穴法为主。针对脊柱疾病，通常可在脊柱两侧或肢体寻找阳性点作为针刺部位。

（2）操作方法

①消毒：火针针刺前要对刺针局部进行严格消毒，可先用碘酒再以乙醇脱碘的消毒方法，也可用碘伏。

②烧针：是使用火针的关键步骤。《针灸大成·火针》明确指出："灯上烧，令通红，用方有功。若不红，不能去病，反损于人。"因此，在使用火针前必须将针烧红，可先烧针身，后烧针尖。火针烧灼的程度有三种，根据治疗需要，可将针烧至白亮、通红或微红。若针刺较深者，需将针烧至白亮，速进疾出，否则不易刺入，也不易拔出，而且剧痛；若针刺较浅者，可将针烧至通红，速入疾出，轻浅点刺；若针刺表浅者，可将针烧至微红，在表皮部位轻浅而稍慢地烙熨。

③刺针：可用左手拿点燃的酒精灯，右手持针，尽量靠近施治部位，烧针后对准穴位垂直点刺，速入疾出。也可刺入后不立即拔针，留针5～15分钟后再出针。出针后，用无菌干棉球按压针孔，以减少疼痛并防止出血。

（3）临床应用：本法主要用于痹证、阳痿、痛经、网球肘、腱鞘囊肿、疳积和疣等。

第二节　灸　法

灸法是指利用艾叶等易燃材料或药物，点燃后在穴位上或患处进行烧灼或熏熨，借其温热刺激及药物的药理作用，以达到防病治病目的的一种外治方法。

灸法是针灸疗法中的重要组成部分。灸法同针法一样，都是建立在脏腑、经络、腧穴等理论基础上，通过刺激腧穴来调整经络与脏腑的功能而起到防病治病作用的，因而其临床适应范围也是非常广泛的。但由于灸法的刺激因素、作用方式等与针法有着明显的不同，又有着与针法不同的作用与操作特点，因此灸法在临床适应范围的选择上多有侧重。

一、施灸材料

1.艾及艾制品

（1）艾、艾叶与艾绒：艾为菊科多年生灌木状草本植物，自然生长于山野之中，我国各地均有生长，古时以蕲州产者为佳，特称"蕲艾"。艾在春天抽茎生长，茎直立，高60~120cm，具有白色细软毛，上部有分枝，气味芳香。茎中部的叶呈卵状三角形或椭圆形，有柄，羽状分裂，裂片椭圆形至椭圆状披针形，边缘具有不规则的锯齿，表面深绿色，有腺点和极细的白色软毛，背面布有灰白色绒毛，7~10月开花。艾便于采集，价格低廉，几千年来一直为针灸临床所应用。艾叶中纤维质较多，水分较少，同时还有许多可燃的有机物、醚与离子成分等。

艾绒是艾叶经加工制成的淡黄色细软的绒状物。用艾绒作施灸材料有两大优点：一是便于搓捏成大小不同的艾炷，易于燃烧，气味芳香；二是燃烧时热力温和，能穿透皮肤，直达组织深部。

艾绒的制作：多于每年阴历3~5月间，采集肥厚新鲜的艾叶，放置日光下曝晒干燥；然后放在石臼中，用木杵捣碎，筛去杂梗和泥沙；再晒再捣再筛，如此反复多次，就成为淡黄色洁净细软的艾绒。艾绒按加工（捣筛）程度不同，分粗细几种等级，临床根据病情的需要而选用，如施艾炷灸时宜用细艾绒、制艾卷时多用粗艾绒。

（2）艾制品

①艾炷：艾炷即以艾绒为材料制成的圆锥形或圆柱形的小体。圆锥形艾炷为传统形式，至今仍广泛应用；圆柱形艾炷为现代生产的新式艾炷。

艾炷的大小，古代多以物比喻，最小者如黍米大，最大者如鸡卵大，常用者如麦粒大、黄豆大、蚕豆大。现代分为大、中、小三号。大艾炷的高和炷底直径均为1cm，如蚕豆大；中号艾炷的高和炷底直径均为0.5cm，如黄豆大或半个枣核大；小号艾炷的高和炷底直径均为0.3cm，如麦粒大。施灸时，每燃烧一个艾炷即成为一壮。圆柱形艾炷有商品销售，形似铆钉，也有大小号之分。

②艾条：又称"艾卷"，是用艾绒为主要成分卷成的圆柱形长条。根据内含药物的有无，又分为纯艾条（清艾条）和药艾条两种。一般长20cm，直径约1.5cm。因其使用简便，不起泡，不发疮，无痛苦，患者还可以自灸，故临床应用广泛。

2.其他材料

灸法除了艾绒以外，还有其他一些物质可作为施灸的材料，包括一些天然的易燃物质如灯心草、桑枝、桃枝、硫黄、竹茹等；特制的灸材，如药锭、药捻及黄蜡等；一些刺激性较强的药物，如毛茛、斑蝥、白芥子等，作为天灸的材料，本书放在穴位贴敷疗法中；一些作为辅助灸材，如生姜、大蒜、附子、豆豉及食盐等。

二、灸法的分类

灸法的种类十分丰富，一般依据施灸材料可分为艾灸法和非艾灸法两大类。凡以艾叶为主要施灸材料的均属于艾灸法。艾灸法是灸法的主体，临床应用最为广泛，依据操作方式的不同，又可分为艾炷灸、艾条灸、温针灸、温灸器灸及较为特殊的艾灸法，临床上以艾炷灸和艾条灸最为常用。在使用艾炷灸时，根据艾炷是否直接置于皮肤穴位上燃灼的不同，又分为直接灸和间接灸两法。非艾灸类如灯火灸、黄蜡灸、药锭灸、药捻灸、药线灸、药笔灸等。

1.艾灸类

（1）艾炷灸：将艾炷放在穴位上施灸，称为"艾炷灸"。艾炷灸可分为直接灸和间接灸两种。

①直接灸：又称"着肤灸""明灸"，是将艾炷直接放在皮肤上点燃施灸的方法。根据施灸的程度不同，灸后有无烧伤化脓，又分为化脓灸（瘢痕灸）和非化脓灸（非瘢痕灸）。

②间接灸：也称"隔物灸""间隔灸"，是将艾炷与皮肤之间衬隔某种物品而施灸的一种方法。本法根据所隔物品的不同，可分为数十种。所隔物品大多为药物，既可用单味药物，也可用复方药物。药物性能不同，临床应用的范围也有所异。临床常用的有隔姜灸、隔盐灸、隔蒜灸、隔附子饼灸等。

（2）艾条灸：又称"艾卷灸"，是用特制的艾条在穴位上熏烤或温熨的施灸方法。如在艾绒中加入辛温芳香药物制成的药艾条施灸，称为"药条灸"。艾条灸有悬起灸和实按灸两种。

①悬起灸：是将点燃的艾条悬于施灸部位之上的一种灸法。一般艾火距皮肤2～3cm，灸10～15分钟，以灸至皮肤温热红晕而又不至烧伤皮肤为度。悬起灸的操作方法又分为温和灸、回旋灸和雀啄灸。

②实按灸：多采用药物艾条，古代的太乙针、雷火针等多为此法。施灸时，先在施灸腧穴或患处垫上布或纸数层，然后将药物艾卷的一端点燃，趁热按到施术部位上，使热力透达深部。由于用途不同，艾绒里掺入的药物处方各异。

（3）温针灸：是针刺与艾灸相结合的一种方法。适用于既需要针刺留针，又需施灸的疾病。

操作方法：在针刺得气后，将针留在适当的深度，在针柄上穿置一段长约1.5cm的艾卷施灸，或在针尾搓捏少许艾绒点燃施灸，直待燃尽。除去灰烬，再将针取出。此法是一种简便易行的针灸并用方法，其艾绒燃烧的热力，可通过针身传入体内，使其发挥针与灸的作用，达到治疗目的。应用此法，须防止艾火脱落，烧伤皮肤或衣物。灸时嘱患者不要移动体位，并在施灸的下方垫一纸片，以防艾火掉落，烫伤皮肤。

（4）温灸器灸：温灸器是便于施灸的器械。常用的有三种类型，即温灸盒、温灸筒、温灸架。温灸盒是一种特制的盒形灸具，内装艾卷或无烟艾条，每次灸15～30分钟。温灸筒为筒状的金属灸具，常用的有平面式和圆锥式两种。平面式底部面积较大，布有许多小孔，内套有小筒，用于放置艾绒施灸。圆锥式底面收小，只有一个小孔，适用于点灸某一个穴位。温灸架为架形的灸具，将艾卷的一端点燃，插入灸疗架的上孔内灸15～30分钟。

2.非艾灸类

除了上述艾条灸外，还可以根据疾病的需要选择灯火灸、黄蜡灸、药锭灸、药捻灸、药线灸、药笔灸等非艾条灸。

三、特色灸法

1.艾条灸

操作前准备治疗盘、艾条、火柴、弯盘、小口瓶、必要时备浴巾、屏风等。根据病情，实施相应的灸法。

（1）温和灸：点燃艾条。将点燃的一端，在距离施灸穴位皮肤3cm左右处进行熏灸，以局部有温热感而无灼痛为宜。一般每处灸5～7分钟，至局部皮肤红晕为度。

（2）雀啄灸：将艾条点燃的一端，在距离施灸部位2～5cm之间，如同鸟雀啄食般，一下一上不停地移动，反复熏灸，每处灸5分钟左右。

（3）回旋灸：将艾条点燃的一端，距施灸部位3cm左右，左右来回旋转移动，进行反复熏灸，一般可灸20～30分钟。

施灸过程中，随时询问患者有无灼痛感，及时调整距离，防止烧伤。观察病情变化及有无体位不适。施灸中应及时将艾灰弹入弯盘，防止烧伤皮肤及烧坏衣物。施灸完毕，立即将艾条插入小口瓶，熄灭艾火。清洁局部皮肤后，协助患者衣着，安置舒适卧位，酌情开窗通风。

2.艾炷灸

操作前准备治疗盘、艾炷、火柴、凡士林、棉签、镊子、弯盘、酌情备浴巾、屏风等。间接灸时，备姜片、蒜片或附子饼等。

（1）直接灸（常用无瘢痕灸）：先在施灸部位涂以少量凡士林，放置艾炷后点燃，艾炷燃剩至2/5左右，患者感到灼痛时，即用镊子取走余下的艾炷，放于弯盘中，更换新炷再灸，一般连续灸5~7壮。

（2）间接灸（常用隔姜灸、隔蒜灸、隔盐灸和隔附子饼灸）：施灸部位涂凡士林，根据病情，放上鲜姜片或蒜片或附子饼1片（事先将鲜姜或独头蒜切成约0.6cm厚的薄片，中心处用针穿刺数孔；附子饼是附子研末以黄酒调和而成，厚0.6~0.9cm，中心处用粗针穿刺数孔），上置艾炷，点燃施灸。当艾炷燃尽或患者感到灼痛时，则更换新炷再灸，一般灸3~7壮。达到灸处皮肤红晕，以不起泡为度。艾炷燃烧时，应认真观察，防止艾灰脱落，以免灼伤皮肤或烧坏衣物等。施灸完毕，清洁局部皮肤，协助患者衣着。整理床单元，安置舒适体位，酌情通风。

3.温针灸

先取长度在1.5寸以上的毫针，刺入穴位得气后留针，并将纯艾绒的艾团，或取约2cm长的艾条一段套在针柄之上。无论艾团、艾条段，均应距皮肤2~3cm，再从其下端点燃施灸。在燃烧过程中，如患者觉灼烫难忍，可在该穴区置一硬纸片以稍减火力。每次如用艾团可灸3~4壮，艾条段则只须1~2壮。

4.铺灸

铺灸是在继承传统隔蒜灸法的基础上变化而来，是一种新型艾炷间接灸法。其艾炷大、火力足、灸治时间较长，在灸温、灸量上都有所增强，而且施术面广；施灸部位可涉及多个腧穴，功效非一般灸法所及。因铺灸常选在背腰部督脉施灸如长蛇状，故也被称为"督灸"或"长蛇灸"。

操作时，先将300~600g生姜或大蒜捣烂如泥，挤去部分汁液，将姜泥或蒜泥做成厚约1.5cm、宽约4cm，长度能覆盖督脉大椎穴至腰俞穴的长方形隔灸饼。再取适量艾绒做成高约4cm，横截面为三角形的长条艾炷，使艾炷的底宽略窄于隔灸饼的宽度，长度略短于隔灸饼的长度。令患者取俯卧位，将隔灸饼平移至施术部位上，可用棉皮纸将周围封固，然后将该长条艾炷置于隔灸饼中央，并在上端点燃施灸（可用棉签蘸取少量酒精均匀涂滴于艾炷上角以助燃）。待患者有灼热感或难以忍受时，医者取下燃尽的艾绒，保留隔灸饼，更换艾炷续灸。每次施灸3壮，3~6次为一疗程。

中医学认为，督脉总任六阳经，为"阳脉之海"。铺灸于督脉处，可用于治疗风、寒、湿邪侵袭，或阳虚寒凝所致的疾病，如颈椎病、腰痛、痹证、风湿性关节炎、强直性脊柱炎等多种脊柱相关疾病。

四、临床应用

灸法的应用范围非常广泛，可以治疗经络体表的病证，也可以治疗脏腑器官的病证；可以治疗多种慢性病证，也可治疗一些急证、危重病证；既能治疗虚寒证，也能治疗某些实热证。灸法可应用于临床上绝大多数病证的治疗及辅助治疗，尤其对风寒湿痹、寒痰喘咳、肩凝症，以及脏腑虚寒、元阳虚损引起的各种病证，应用广泛，疗效较好。近几十年来，也有用于慢性肝炎、恶性肿瘤、艾滋病等辅助治疗，对于改善症状、减轻放化疗毒副作用等有一定的治疗效果。

第三节 拔罐法

拔罐法，古称"角法"，在帛书《五十二病方》中已有记载。起初多用于外科疮疡的吸血排脓，随着医疗经验的不断积累，罐具和拔罐的方法得以不断改进和创新，近年来拔罐法与电、磁、光、药等理化物质有机结合，拓宽了适应范围，内外妇儿各科都有其适应证，在脊柱相关疾病的临床治疗中，应用也十分广泛。

拔罐是以罐为工具，利用燃烧、抽吸、蒸汽等方法造成罐内负压，使罐吸附于腧穴或体表的一定部位，以产生良性刺激，达到调整机体功能、防治疾病目的的外治方法。

一、罐具种类与拔罐法分类

1.罐具种类

（1）竹罐：用直径3～5cm、坚固无损的细毛竹，截成6～10cm长的竹筒，一端留节作底，另一端作罐口。经锯段、去皮、取圆、锉底、磨细、见光、磨口、煮管、取膜等工艺，制成管壁厚度为2～3mm，中间呈腰鼓形的竹罐。它的优点是取材容易、制作简便、轻巧价廉、不易摔碎，缺点是容易燥裂、漏气、吸着力不大。

（2）陶罐：由陶土烧制而成，罐的两端较小，中间略向外展，形同腰鼓，口径的大小不一，口径小的略短，口径大的则较长。特点是吸力大，但较重，且落地易碎。

（3）玻璃罐：玻璃罐采用耐热质硬的透明玻璃制成，多呈球形，口边微厚而略向外翻，按大小分为各种型号。优点是质地透明，使用时可以窥见罐内皮肤的瘀血、出血等情况，便于掌握拔罐的程度。缺点也是容易破碎。

（4）抽气罐：根据罐与抽气器连结为一体，抽气罐又分为连体式与分体式两类。连体式今多不用，分体式有注射器式抽气罐、橡皮排气球抽气罐、电动抽气罐等种类，目前临床最常用的是带有活塞嘴的分体式透明塑料罐。抽气罐的优点是可以避免烫伤，操作方法容易掌握。不足之处，是没有火罐的温热刺激。

2.拔罐的操作技法

（1）火罐法：是利用燃烧时消耗罐中部分氧气，并借火焰的热力，使罐内的气体膨胀而排除罐内部分空气，造成罐内负压，借以将罐吸着于施术部位的皮肤上。火罐法吸拔力的大小与罐具的大小和深度、罐内燃火的温度和方式、扣罐的时机与速度，以及在扣罐时空气再进入罐内的多少等因素有关。如罐具深而且大，在火力旺时扣罐，罐内热度高、扣罐动作快，下扣时空气再进入罐内少，则罐的吸拔力大；反之则小。根据临床治疗需要而灵活掌握，常用的有以下几种方法。

①闪火法：用止血钳或镊子等夹住95%乙醇棉球，一手握罐体，罐口朝下；将棉球点燃后，立即伸入罐内摇晃数圈，随即退出，速将罐扣于应拔部位。此法比较安全，不受体位限制，是较常用的拔罐方法。操作时，须注意不要烧罐口，以免灼伤皮肤。

②投火法：将易燃的软质纸片（卷）或95%乙醇棉球点燃后投入罐内，迅速将罐扣于应拔部位。若燃烧后罐内剩余纸条的长度大于罐口直径稍多时，此法即便是用于仰卧位拔罐，也不致灼伤皮肤。

③贴棉法：将直径1~2cm的95%乙醇棉片贴于罐内壁，点燃后迅速将罐扣于应拔部位。此法多用于侧面拔，需防乙醇过多、滴下烫伤皮肤。

（2）水罐法：将竹罐放入水中或药液中煮沸2~3分钟，然后用镊子将罐倒置（罐口朝下）夹起，迅速用多层干毛巾捂住罐口片刻，以吸去罐内的水液，降低罐口温度（但保持罐内热气），趁热将罐拔于应拔部位；然后轻按罐具30秒左右，令其吸牢。此法适用于任何部位拔罐，其吸拔力小、操作需快捷。

（3）抽气法：先将抽气罐紧扣在应拔部位，用抽气装置将罐内的部分空气抽出，使其吸拔于皮肤上。有注射器抽气罐法、按压抽气罐法、橡皮排气球抽气罐法及电动抽气罐法等种类。此法适用于任何部位拔罐。

二、拔罐疗法

操作前准备治疗盘、火罐（玻璃罐、竹罐、陶罐）、止血钳、95%酒精、打火机、小口瓶，必要时备毛毯、屏风、垫枕。根据拔罐方法及局部情况，备纸片、凡士林、棉签、0.5%碘伏、干棉球、三棱针或梅花针、纱布、胶布等。根据患者病情，分别选择不同的拔罐方法。

1.点火

选用下列方法之一，将火罐吸附于所选部位上。

（1）闪火法：用长纸条或用镊子夹95％酒精棉球一个，用火将纸条或酒精棉球点燃后，伸入罐内中段绕一周（切勿将罐口烧热，以免烫伤皮肤），迅速将火退出，立即将罐按扣在所选部位或穴位上。

（2）贴棉法：用大小适宜的95％酒精棉一块，贴在罐内壁中段（不要过湿），点燃后迅速按扣在应拔的部位。

（3）投火法：用易燃烧纸片或95％酒精棉球（拧干）一个，点燃后投入罐内，迅速将罐按扣在应拔的部位，此法适用于侧位横拔。

2.拔罐

根据病情需要，可分为下列几种拔罐方法。

（1）坐罐法：又名留罐法、定罐法。将罐吸附在皮肤上不动，直至皮肤呈现瘀血现象为止，一般留置5～10分钟，此法适用于镇痛治疗。

（2）闪罐法：即将罐拔住后，立即起下，如此反复多次地拔住起下，至皮肤潮红充血或瘀血为度。多用于局部肌肤麻木、疼痛等症。

（3）走罐法：又称"推罐法"。即拔罐时先在所拔部位的皮肤及罐口上，涂一层凡士林等润滑油，再将罐拔住；然后医者用右手握住罐子，向上、下或左、右需要拔的部位，往返推动，至所拔部位的皮肤红润、充血，甚或瘀血时，将罐取下。此法适宜面积较大、肌肉丰厚部位，如脊背、腰臀、大腿等部位的酸痛、麻木、风湿痹痛等症。

（4）刺血拔罐法：在患部常规消毒后，先用梅花针叩打，或用三棱针浅刺出血后再行拔罐，留置5～10分钟，起罐后消毒局部皮肤。拔罐后右手扶住罐体，左手以拇指或食指从罐口旁边按压一下，待空气进入罐内即可将罐取下。起罐后，如局部有水泡或拔出脓血，应清洁局部皮肤，作常规消毒，外涂所需药物，必要时覆盖消毒敷料。多用于瘀血所致的疼痛、扭伤等。

三、临床应用

拔罐法的适应范围非常广泛。多数能够针灸、推拿、中医药治疗的各科疾病，都可以使用拔罐疗法，尤其对于各种疼痛类疾病、软组织损伤、急慢性炎症、风寒湿痹证，以及脏腑功能失调、经脉闭阻不通所引起的各种病证均有较好的疗效。

第十二章　脊柱导引法

第一节　脊柱功

一、概述

脊柱功是吕立江教授为了防治脊柱疾病，在古代功法基础上总结而成的一套锻炼脊柱功能的功法。经过多年临床实践，证实其是一套行之有效的脊柱病防治功法。其功法特点是根据脊柱的解剖特点和生理功能，立足于中医的整体观念，针对不同的脊柱疾病而设计。脊柱功锻炼时，强调松静驻立，动作舒展大方，左右上下，使脊柱得到全面伸展。其特点是动作简洁，容易掌握，不受场地限制，久练效果显著。

二、习练动作

1.预备式

两脚与肩同宽，自然静立，悬头松肩，虚腋垂手，呼吸自然，全身放松（图12-1）。

2.望月观星

两手慢慢从两侧提起，双手叉腰，拇指朝后，含胸拔背，松腰收臀；头部慢慢后仰，仰至观望天空，含视日、月、星、辰（即似看非看）片刻（图12-2）。

3.左顾右盼

双手叉腰，两肩保持不动，头向左尽力转动，眼看左后方，再向右尽力转头，眼观右后方，转动幅度尽量

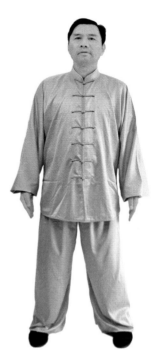

图 12-1　预备式

求大，速度尽量求慢，重复七次。左转时呼气，头转正时吸气，右转时呼气，头转正时吸气（图12-3）。

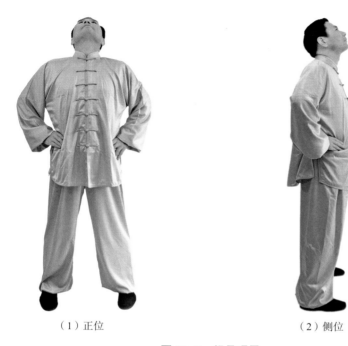

（1）正位　　　　　　　　　　　　（2）侧位

图 12-2　望月观星

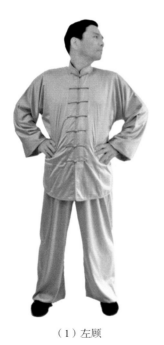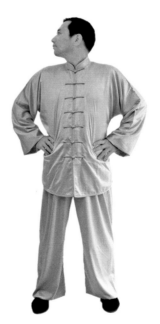

（1）左顾　　　　　　　　　　　　（2）右盼

图 12-3　左顾右盼

4.颈项相争

双手从腰间慢慢上提，双手十指交叉握住枕后，两手臂尽力外展，头项用力向后，双手用力前推，手臂与颈项对抗用力。反复七次，放松复原（图12-4）。

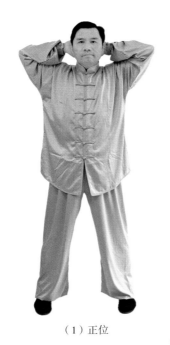

（1）正位　　　　　　　　　　　　　　　　　（2）背位

图 12-4　颈项相争

5.仙鹤点水

两手慢慢上提至腰间；两手从腰间向前划弧，手背相对，手心向外，向前伸展；伸尽时，下颌同时前伸，意想下颌似仙鹤之嘴，点饮前方仙水；然后缩颈回收，反复七次（图12-5）。

6.轮转双臂

左脚向前跨一大步，呈弓箭步，前弓后箭；右手变手掌，向前划弧，以右肩关节为中心轮转手臂，意念想象展臂弧度由小到大，直至无穷。摇转7次，呼吸自然，右式与左式相同，但方向相反（图12-6）。

7.引气归元

收式，双手向两侧捧气贯顶，引气回归下丹田（脐下3寸，《抱朴子》谓"在脐下二寸四分"。《医心方》卷二十七说："脐下三寸为命门宫，此下丹田也。"）。每天早晚各练一次，每次练20～40分钟，只要持之以恒，练习3个月以上，必见成效（图12-7）。

三、呼吸与意念

呼吸与意念要求从自然呼吸开始，平静呼吸，久练后做到呼吸深、长、细、匀，绵绵不断。意念采用观想法，随动作意想日月星辰或仙鹤点水，不求意守。

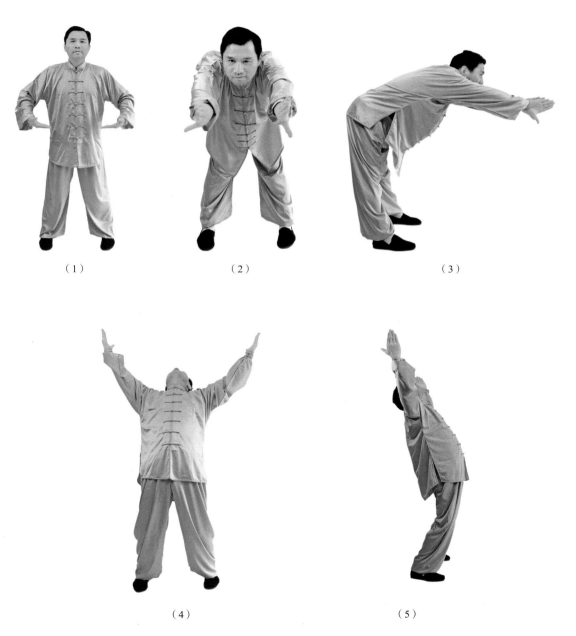

（1）　　　　　　　　（2）　　　　　　　　　　　　（3）

（4）　　　　　　　　　　　（5）

图 12-5　仙鹤点水

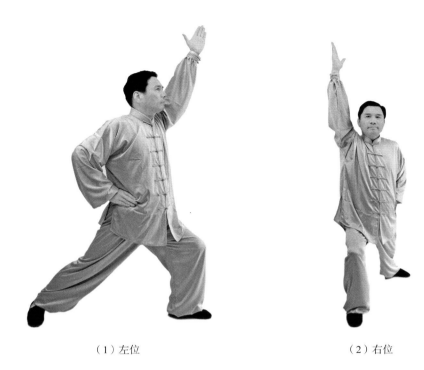

（1）左位　　　　　　　　　　　（2）右位

图 12-6　轮转双臂

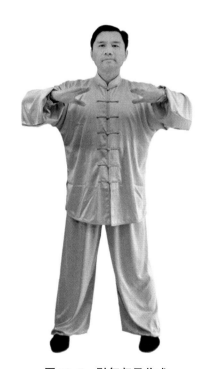

图 12-7　引气归元收式

四、临床适用

练习本功法能拔伸脊柱，调整曲度，舒筋缓急。适宜颈肌劳损，颈椎曲度消失，肩部酸痛，肩关节粘连，颈背舒展不利，脊背凝滞发冷，四肢麻木酸楚，腰背酸胀等患者。如有转颈头晕和高血压的患者，在练习时，幅度要小或慎练此法。

第二节　八段锦

一、概述

八段锦为我国经典传统功法之一，由八段如"锦"缎般优美、柔顺的动作组成，最早见于宋代洪迈《夷坚志》中，是修炼"精、气、神"的保健养生功，不仅仅是人们防治疾病的常练功法，也是强身健体、增强体力的常练功法之一。本功法共八节，结合功法动作和功效特点，每节均冠以七字名称，以便于记忆和习练。

练习前为预备式：双脚并拢，自然站立；肩臂松垂于体侧；头项正直，用意轻轻上顶，下颌微内收，眼向前平视；勿挺胸，勿驼背，腹部内收勿前凸，腰部直立宜放松。精神内守，神态安宁，呼吸自然。以下每个习练动作均有预备式，方法均相同。

二、习练动作

1.双手托天理三焦

（1）交叉上举：接预备式，左脚向左平跨一步，与肩同宽；双手腹前交叉；眼看前方［图12-8（1）］。

（2）直体翻掌：上体抬起，双手沿身体中线上提至胸前，翻掌上托至头上方，双臂伸直上顶，提踵，抬头，眼视手背［图12-8（2）］。

（3）侧分前俯：双手向体侧左右分开下落，成侧平举，掌心向上；之后，双膝伸直，上体前俯，双手翻掌向下，在膝部下方十指交叉互握。

（4）收式：脚跟落地，双手侧分下落，左脚收回，并步直立。

2.左右开弓似射雕

（1）马步平举：左脚向左平跨一大步，屈膝下蹲成马步，双手提至侧平举。

（2）右盘合抱：双臂屈肘交叉于胸前，右手在外，双掌心向里；同时重心左移，右脚屈膝提起，脚踝盘在左大腿上，右脚下落。

（3）左推拉弓：右手握拳，屈肘向右平拉；左手成八字状，拇指向上，掌心朝外，缓缓用力向左推出，高与肩平（图12-9）。

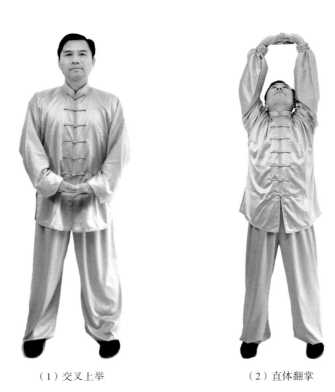

（1）交叉上举　　　　　　　　　　（2）直体翻掌

图 12-8　双手托天理三焦

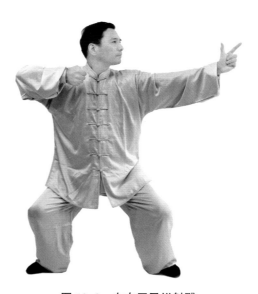

图 12-9　左右开弓似射雕

（4）收式：双手经体侧下落，左脚收回，并步直立。以上为左式动作，后接右式动作。右式与左式动作相同，唯左右相反。

3.调理脾胃须单举

（1）开步上举：左脚向左平开一步，与肩同宽；双掌仰掌向上，十指相对，从体前上托，至胸平。

（2）上举下按：左手翻掌上举，至手臂伸直，指尖朝右；右手翻掌下按于体侧，至手臂伸直，指尖朝前（图12-10）。

（3）收式：双臂带动双掌于体侧划弧，至平举，然后下落，收回左脚。右式与左式动作相同，唯左右相反。

4.五劳七伤往后瞧

（1）开掌旋臂：左脚向左平开一步，与肩同宽；双手臂外旋，外展约30°；双掌旋开，掌心朝外。

（2）转头后瞧：随呼吸旋转颈项，向左转头，目视后方［图12-11（1）］。

（3）收式：随呼气转回头颈，双臂转回，下落于体侧，并步直立。右式与左式动作相同，唯方向相反［图12-11（2）］。

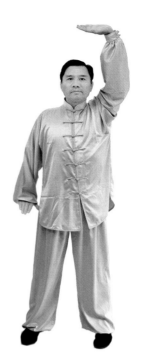

图 12-10　上举下按

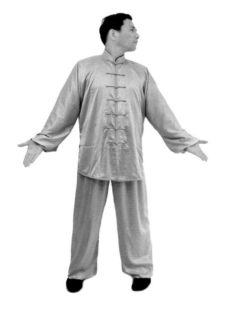
（1）左

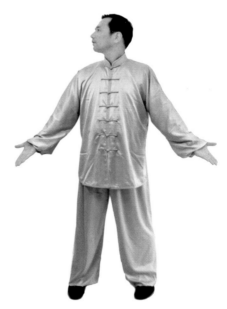
（2）右

图 12-11　五劳七伤往后瞧

5.摇头摆尾去心火

（1）马步下按：左脚向左平跨一大步，成马步，双手经体侧上举至头前交叉，下落按于膝上，虎口向里［图12-12（1）］。

（2）左俯摇转：上体向左前方探俯，最大幅度向左摇转；右腿蹬伸，重心左移，拧腰切胯，眼视左下方［图12-12（2）］。

（3）马步环抱：上体直起，双手划弧胸前环抱，掌心向里，指尖相对。

（4）向左平绕：上体稍向右转，双臂随之摆动，上体自左向右环绕1周，双臂随之平绕1周，成马步胸前环抱姿势。

（5）收式：双手落于体侧，左脚收回，并步直立。右式与左式动作相同，唯左右相反。

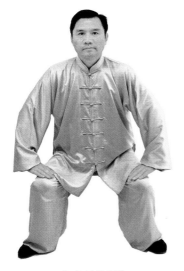 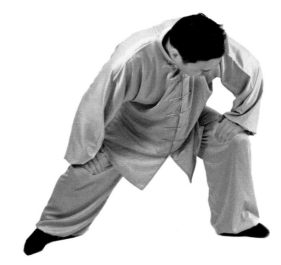

（1）马步下按　　　　　　　　　　　　（2）左俯摇转

图12-12　摇头摆尾去心火

6.双手攀足固肾腰

（1）上举后仰：双臂体前上举至头顶，掌心向前［图12-13（1）］。

（2）俯身攀足：上体前俯，双手指攀握脚尖，直膝［图12-13（2）］。

（3）直立上行：上体直起，双手沿大腿内侧上行至腹前。

（4）按腰后仰：双手左右分开，沿带脉向后按于肾俞穴；上体后仰，抬头。

（5）收式：双手落于体侧，并步直立。

7.攒拳怒目增气力

（1）马步握拳：左脚向左平跨一步，屈膝下蹲，成马步；双手握拳于腰间［图12-14（1）］。

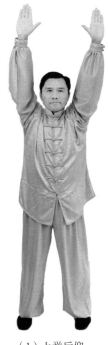
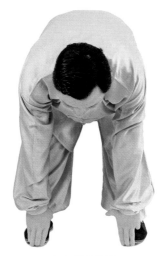

（1）上举后仰　　　　　　　　　　　　（2）俯身攀足

图12-13　双手攀足固肾腰

（2）马步冲拳：左拳向前冲出，拳眼向上，双眼瞪视左拳，左拳收回。右拳向前冲出，拳眼向上，双眼瞪视右拳，右拳收回［图12-14（2）］。

（3）弓步叉拳：上体左转，成左弓步；同时，双拳体前交叉。

（4）上举平劈：双拳交叉上举至头上方，左右分开，向下劈拳，拳眼向上，高与肩平，眼视右拳。

（5）马步握拳：上体右转成马步，双拳收于腰间，拳心向上。

（6）弓步叉拳：同（3）式，唯方向相反。

（7）上举平劈：同（4）式，唯方向相反。

（8）马步合抱：上体左转，成马步，双臂屈肘交叉抱于胸前，拳心向内。

（9）伸肘崩拳：双臂伸肘，向双侧冲拳，眼平视。

（10）收式：双臂下落体侧，左脚收回，并步直立。

8.背后七颠百病消

（1）提踵点地：双臂外展30°，向后转掌，上提足跟，至脚尖点地［图12-15（1）］。

（2）上下抖动：脚跟不着地，身体上下抖动7次，再尽力提踵，头向上顶，随之脚跟轻轻着地，双手落于体侧［图12-15（2）］。

（3）收式：双臂经体侧上举于头顶上方，配合吸气；再经体前徐徐下按至腹前，配合呼气。重复多次后，立正还原。

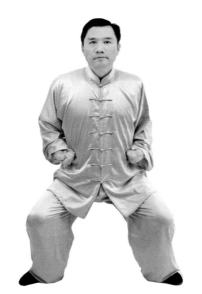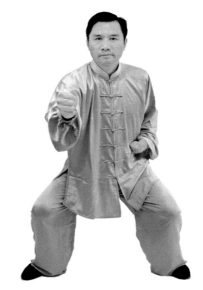

（1）马步握拳　　　　　　　　　　　　　（2）马步冲拳

图 12-14　攒拳怒目增气力

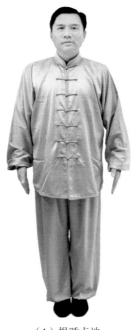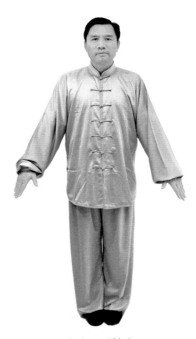

（1）提踵点地　　　　　　　　　　　　　（2）上下抖动

图 12-15　背后七颠百病消

三、呼吸与意念

要求初练者，以自然呼吸为主，待练到一定程度后，可逐渐与动作配合。意念自然，要"似守非守，绵绵若存"，过于用意会造成气滞血瘀、精神紧张。松静自然，是八段锦练习的基本要领，也是最根本的法则。

四、注意事项

本功法练习前，要做好准备工作，换宽松衣服、练功鞋或软底布鞋，停止剧烈的脑力、体力活动。练功中，每段动作要求伸展、缓慢、柔和，肌肉放松，用力适度，切不可用蛮力、僵力。神态上要安宁祥和，精神内守，排除一切杂念。练习完毕，应注意保暖，不可当风。

第三节　易筋经

一、概述

易筋经源于我国古代历史传说，是中国的传统功法之一，共十二式。相传北魏太和十九年，天竺和尚达摩为传真经，沿途扬经颂法，后落迹于少林寺。达摩只身东来，修得深厚内功，在少林寺面壁禅坐九年，以致石壁都留下了他的身影。达摩圆寂后，留下两卷著名的秘经，一是《洗髓经》，二为《易筋经》。《洗髓经》为内修之典，归慧可，但未传于世。《易筋经》为外修之书，留于少林，流传至今。然而，又有现代考古资料发现，《易筋经》实为明末天台紫凝道人所创，原系道家导引之术，与佛教并无关系。当时易筋经包括静功与动功，由于静功是历代口口相传逐渐失真，以后易筋经的传授已属动功十二势。宋元以前，易筋经仅流传于少林寺僧众之中，自明清以来才日益流行，且演变为数个流派，较通行的是清代潘蔚于1858年整编，并收录于其所撰《卫生要术》中的"易筋经十二图"，该图也被清代的王祖源在1881年摹刻于《内功图说》中，并在民间广为流传。

易筋经，如同其名，"易"是改变、变换之意，"筋"指筋肌、筋膜、筋脉，"经"则是方法、指南之意。即习练《易筋经》者通过发挥主观能动作用，进行自我身心的全面锻炼，改变筋骨，使之强健的一套传统功法。它主练周身十二条大筋，通血脉、强筋骨、养精气、开关窍，是一种协调脏腑、壮内强外的锻炼功法。

练习易筋经的关键在于形神并练，内外兼修。包括内功和外功两种锻炼方法，内练精气神，外练筋骨皮。内功采用站式，以一定的姿势，借呼吸诱导，逐步加强筋脉和脏腑的功能。大多数采取静止性用力。呼吸以舒适自然为宜，不可进气。练功前要换宽松衣服，穿练功鞋或软底布鞋，充分活动肢体，集中注意力。练功中，动作尽量舒展缓慢，用力适度，刚柔相济，神态安宁祥和，精神内守。初练者，以自然呼吸为宜，到一定程度后，动作可逐渐与呼吸配合。练功后注意保暖，不可当风，并做肢体放松运动。

二、易筋经特点

1. 抻筋拔骨

易筋经中的每一势动作，不论是上肢、下肢还是躯干，都要求有较充分的屈伸、外展内收、扭转身体等运动，从而使人体的骨骼及大小关节在传统定势动作的基础上，尽可能地呈现多方位和广角度的活动。其目的就是要通过"拔骨"的运动达到"抻筋"，拉伸人体各部位的大小肌群和筋膜，以及大小关节处的肌腱、韧带、关节囊等结缔组织，促进活动部位软组织的血液循环，改善软组织的营养代谢过程，提高肌肉、肌腱、韧带等软组织的柔韧性、灵活性和骨骼、关节、肌肉等组织的活动功能。

2. 以形导气

《吕氏春秋·尽数》云："形不动则精不流，精不流则气郁。"气机，在中医学中是指气的运动，其主要形式有升、降、出、入。易筋经强健包括五脏在内的"形"，又能疏通经络，是协调气机的主要原理。从古到今，易筋经一直较为重视气的"入"与"升"，而对于"出"与"降"，特别是"降"不够重视。习练者（尤其是初学者）一旦掌握不当，便有引起气之升有余、降不足的气逆证之虑。如果配合机体下降动作的呼气发音有利于气的下降，对于平衡升降、协调气机有较为积极的作用。

3. 贯脊通络

易筋经疏经通络的作用，主要是通过运动脊柱来实现的。该功法比较重视对脊柱的运动，中医学认为，人的多条经络都与脊柱有关。如十二正经中的"足少阴肾经"，《灵枢·经脉》言其"贯脊"，足太阳膀胱经"夹脊……循膂"；奇经八脉中的督脉"于脊内上"（《难经·二十八难》），冲脉"并足少阴经"（《素问·骨空论》）行，其分支行于脊柱内。因此，易筋经对脊柱的特殊运动，对于上述经络都有直接的刺激作用，并由此起到疏经通络的作用。

三、易筋经十二势

第一势　韦驮献杵[1]势

1.习练动作

（1）起式：并步直立，自然放松，双手自然下垂，头正如顶物，目视前方；沉肩垂肘，含胸拔背，收腹直腰，面容端庄，气息平和［图12-16（1）］。

（2）合掌当胸：左脚踮脚缓慢向左横跨一步，与肩同宽；两臂由大拇指牵引，缓慢外展平举，与肩齐平，掌心向下，十指微微张开。旋腕掌心向前，缓慢合掌，掌心为空，屈肘旋臂，转腕内收，指端向上，腕肘与肩平［图12-16（2）］。

（3）旋臂对胸：两臂内旋，指端对胸，与天突穴相平（天突穴位于胸骨上窝中央）。

（4）拱手抱球：徐徐旋转前臂，至双手指尖朝上；两手臂向左右缓缓拉开，双手在胸前呈抱球状。十指微曲，掌心相对，相距约15cm，松肩虚腋，目视前方。意守两手内劳宫之间［图12-16（3）］。

（5）收势：先深吸气，然后缓慢吐气；同时双手徐徐下落于体侧，收左脚，并步直立。

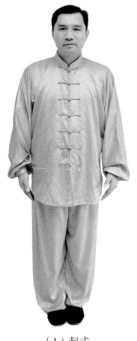
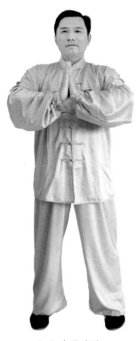
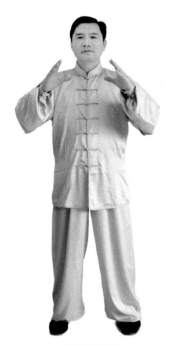

（1）起式　　　　　　　　（2）合掌当胸　　　　　　　　（3）拱手抱球

图12-16　韦驮献杵势

2. 动作要领

（1）两脚与肩同宽，两脚尖朝前略内扣，头端平，目前视，口微闭，舌抵上腭。

（2）凝神静气，两臂自然，沉肩垂肘，含胸拔背，蓄腹直腰。

（3）两臂屈肘，合抱成圆形，掌心相对，相距约15cm，要求肩、肘、腕在同一平面上。

（4）单练拱手抱球时，可练3～30分钟。

3. 习练作用

（1）本势主要增强上肢臂力和前臂旋劲及肩关节的悬吊力，以锻炼练习者持久耐力，为上肢持久力打下坚实基础，所涉及的肌群有前臂旋前肌群、桡侧腕伸肌群和肱二头肌等。

（2）有助于平心静气，安神定志。适用于失眠、焦躁、体虚的患者。

4. 原文及注解

立身期[2]正直[3]，环拱[4]手当[5]胸，气定神皆敛[6]，心澄[7]貌亦恭[8]。

［1］韦驮献杵：韦驮为佛教护法金刚，又称"韦驮将军"。相传立于天王殿弥勒像之背，正对释迦牟尼佛，手持金刚杵；献，献祭，引申为进物以示敬意；杵，指舂米用的木棒，这里指兵器。韦驮献杵是指韦驮将军进献兵器时的姿势。韦驮献杵势是易筋经功法的开练架势。

［2］期：希望，期望。

［3］正直：端正笔直，全身放松。

［4］拱：两手相对，合抱致敬。

［5］当：面对着。

［6］敛：内敛，安详。

［7］澄：原意指水清澈无流动，此引申为意念宁静无杂念。

［8］恭：面容端庄、心境坦然的面貌。

凝神调气，气息均匀；两脚开立，不偏不倚；全身放松，双手环抱，抱于胸前，与胸齐平；心平气和，精神内守，祛除杂念，内心清静，面容端庄，心境坦然。

第二势　横胆降魔杵[1]势

1. 习练动作

（1）起式：同"第一势"。

（2）两手下按：左脚向左横跨一步，与肩同宽；两手于体侧下按，掌心向下，手指向前。

（3）翻掌上提：双手同时翻掌心向上，提至胸前，徐徐向前推出，高与肩平

［图12-17（1）］。

（4）双手横担：双手向两侧分开，两臂平直，掌心向上，双手成一字形［图12-17（2）、图12-17（3）］。

（5）翻掌提踵：旋腕翻掌，掌心向下，两膝伸直，足跟提起，足趾抓地，身体略前倾，两目圆睁；两下肢挺直内夹，伫立不动，意念停留在双手的劳宫穴上。

（6）收势：深吸一口气，然后缓缓呼出。当呼气时，两手慢慢下落，同时足跟着地，收左脚，并步直立。

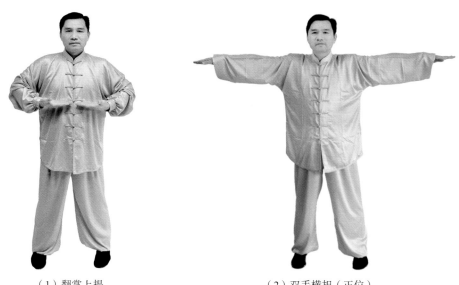

（1）翻掌上提　　　　　　　　　　（2）双手横担（正位）

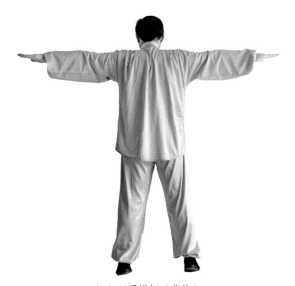

（3）双手横担（背位）

图 12-17　横胆降魔杵势

2.动作要领

（1）两臂左右分开，平举齐肩。

（2）翻掌提踵，足掌踏实抓地。

（3）两膝挺直内夹，稳定直立。

（4）单练双手横担势时，可练3~30分钟。

3.习练作用

（1）本势主要增强臂力、腿力，以锻炼练习者的持久力，为下一步摆动类手法的练习打下功法基础。涉及上肢肌群有前臂伸肌群、肱三头肌等，下肢肌群有趾伸肌群、股四头肌和肛门括约肌等。

（2）疏经通络，宽胸理气，协调阴阳，调节身体平衡性。

（3）调节心肺功能，适用于心肌炎、缺血性心脏病、肺气肿、支气管炎等患者。

4.原文及注解

足指[2]挂[3]地，两手平开；心平气静，目瞪[4]口呆[5]。

[1]横胆降魔："胆"又作"担"。模仿韦驮运用两手横担、足趾抓地的姿势为降魔护佛，又称"韦驮献杵第二势"。

[2]指：同趾。

[3]挂：勾住，抓住。比喻练功时足趾抓住地面，支撑全身，稳定直立。

[4]瞪：两目圆睁。

[5]呆：闭口，不说话。

足掌抓地，下盘稳固；手臂自胸前徐徐外展，向两侧分开，与肩同高，形成一字水平位置。心静呼吸平和，凝神入静，口微闭，不说话，两目圆睁，炯炯有神，平视前方。

第三势　掌托天门势

1.习练动作

（1）起式：同"第一势"。

（2）提掌平胸：左脚向左分开，与肩同宽，凝神静气。两手掌心向上，手指相对，缓缓上提至胸前。

（3）翻掌上托：旋腕翻掌，掌心向上，两臂上举，托举过头，切勿过仰。（仰头30°~60°，勿过90°）

（4）掌托天门：四指伸直并拢，拇指外分，虎口相对，对向天门；两手臂用暗劲上托，两目仰视掌背。足跟上提，脚尖着地，用力贯穿两下肢及腰胁部（图12-18）。

（5）收势：两掌变拳，拳背向前，上肢用力将两拳缓缓收至腰部；配合呼吸，先深吸气，随着动作下落慢慢呼出。放下两手的同时，足跟缓缓着地，收左脚，并步直立。

2.动作要领

（1）翻掌两臂上举，手指相对，两中指相距约3cm，对应百会，切忌贯力。

（2）昂首目视掌背，反观百会，内视丹田。

（3）踮脚托天，起呼落吸，力贯腿胁。

（4）单练掌托天门势时，可练3～30分钟。

3.习练作用

（1）本势主要增强臂力、腰力、腿力，以锻炼练习者的全身协调性，为下一步手法操作协调性打下坚实的功法基础。其涉及上肢的肱二头肌和肱三头肌，腰部的腰大肌、臀大肌，下肢的股四头肌和小腿三头肌等身体各部肌群。

（2）可调理三焦，通畅气机，导气上行，聚诸阳之气于头部，增加血流量，适用于椎动脉型颈椎病、低血压、贫血、缺血性心脏病等患者。

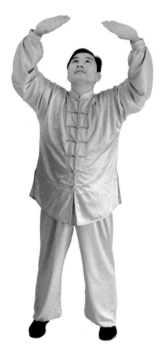

图 **12-18** 掌托天门

4.原文及注解

掌托天门[1]目上观[2]，足尖著地[3]立身端，力周[4]骱胁浑如植[5]，咬紧牙关不放宽，舌可生津将腭抵，鼻能调息觉心安[6]，两拳缓缓收回处，用力还将夹重看。

［1］掌托天门：天门，即天庭是也，印堂与前发际之间。掌托天门，即模仿韦驮双手掌向上托天宫之门的姿势，又称"韦驮献杵第三势"。

［2］目上观：双目仰视掌背。

［3］著地：着地。

［4］周：贯穿，分布。

［5］浑如植：浑，很、非常。如植，好像树干深植于地一般的牢固。

［6］心安：心静神安。

翻掌上举，掌托天门，两目仰视；足跟提起，足尖着地，立身端直，丹田之气力贯腿胁，好似大树深植于地；咬紧牙关切莫放松，舌尖轻抵上腭，满口津液由此而生。鼻中呼吸均匀柔和，心神安定，两掌变拳，缓缓收回，用力犹如夹持重物一样放置腰间。

第四势　摘星换斗[1]势

1.习练动作

（1）起式：同"第一势"。

（2）握拳护腰：左脚向左横跨一步，与肩同宽；两手握拳，拇指握于掌心，上提至腰侧，拳心向上［图12-19（1）］。

（3）弓步伸手：左脚向左前方跨弓步，左手变掌，伸向左前方，高与头平，掌心向上，目视左手。同时右手以拳背覆于腰后命门穴（命门穴位于第2腰椎棘突下）［图12-19（2）］。

（4）转体屈膝：重心后移，上体右转，右脚微微屈膝，左手向右平摆，眼随左手。

（5）虚步钩手：上体左转，左脚稍收回，呈左虚步。左手随体左摆，并钩手举于头前上方，钩尖对眉中，眼视钩手掌心［图12-19（3）］。

（6）收势：缓慢吸气，徐徐呼出，同时左脚收回，左手由钩手变掌，在前方划弧下落；右手由拳变掌落于体侧，左右动作相同，唯方向相反。

2.动作要领

（1）以腰为支点，带动上体做转体动作。

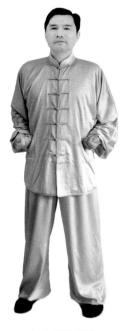 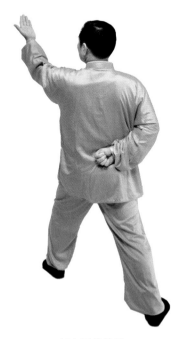 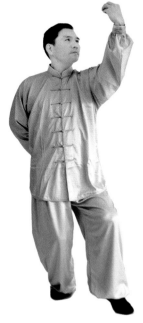

（1）握拳护腰　　　　　　　（2）弓步伸手　　　　　　　（3）虚步钩手

图 12-19　摘星换斗势

（2）目注钩手掌心（钩手要求五指微捏紧，用力屈腕如钩状）。

（3）身体重心后移，不可前倾后仰、左右歪斜。

（4）丁字虚步站立，前虚后实。

（5）单练虚步钩手势时，可练3~30分钟。

3.习练作用

（1）本势主要增强练习者臂力、腕力、腰力、腿力，为站立位练习摆动类、摩擦类手法打下坚实功法基础。其涉及上肢肌群有肱三头肌、肱二头肌和屈腕肌群等，下肢有前后肌群，以及背腰肌、肛提肌等。

（2）清肝利胆、调理脾胃，可增强运化功能，适用于肠胃虚弱、消化不良、老年性便秘、腹泻、慢性结肠炎患者。

（3）引阳通络、补益肾气，可防治腰膝酸软、阳痿早泄、子宫虚寒、颈椎病等。

（4）严重体虚者慎练。

4.原文及注解

只手擎[2]天掌覆头，更从掌中注双眸[3]，鼻端吸气频调息[4]，用力收回左右侔[5]。

[1]摘星换斗：即用手摘取或移换天上的星斗。

[2]擎：向上托举。

[3]眸：眼睛。

[4]调息：练功时调整呼吸。

[5]侔：对齐、相等。

手高举过头，掌心向下，掌背向天覆盖头额；更重要的是以双目注视掌心，用鼻子呼吸，反复调匀气息，使气沉丹田。手臂尽量向胸前内收，左右同之。

第五势　倒拽九牛尾[1]势

1.习练动作

（1）起式：同"第一势"。

（2）马步擎手：左脚向左分开，略宽于肩；两手从两侧举至过头，掌心相对；屈膝下蹲，两掌变拳，下落插至两腿间，拳背相对［图12-20（1）］。

（3）左右分推：两拳提至胸前，由拳变掌，左右分推。坐腕伸臂，掌心向外，两臂撑直［图12-20（2）］。

（4）倒拽九牛：呈左弓步，两掌变拳，左手划弧至前，屈肘呈半圆状，外旋用力向后拉。握拳用力外旋，拳高不过眉，双目注拳，肘不过膝，膝不过脚尖。右手划弧至体后，右臂内旋反向用劲［图12-20（3）］。

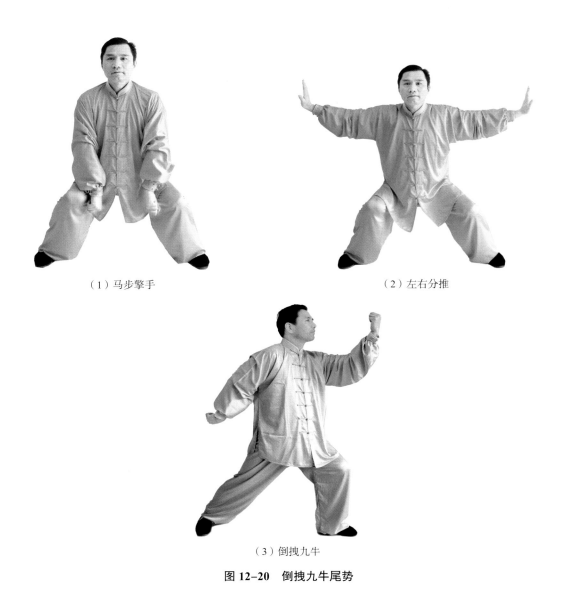

（1）马步擎手　　　　　　　　　　　　　　（2）左右分推

（3）倒拽九牛

图 12-20　倒拽九牛尾势

（5）前俯后仰：上体前俯至靠近大腿，再直腰后仰，其他姿势不变。

（6）收势：先深吸气，然后慢慢吐气；同时左脚收回，双手由拳变掌，下落于体侧，并步直立。左右动作相同，唯方向相反。

2.动作要领

（1）两腿前弓后箭，前肘半圆微屈，肘腕外旋呈后拽势。

（2）后肘微屈，呈屈肘腕状，内旋后伸，两臂扭转用劲，如绞绳状。

（3）前臂拳高不过眉，肘不过膝，膝不过足，双目注视前拳。

（4）上身正直，沉腰收臀，运气于少腹丹田处。

（5）单练倒拽九牛势时，可练3~30分钟。

3.习练作用

（1）本势主要增强练习者臂力、指力和下肢力量，为摆动类、挤压类、摩擦类手法的练习打下功法基础。其涉及上肢屈肌群、前臂的旋前旋后肌群和下肢肌群等。

（2）舒筋活络，强健筋骨，可预防肌肉劳损、肩背损伤、腰椎间盘突出等症。

（3）疏调肝胆，条达气机，舒畅心情，愉悦情志，可防治失眠症、抑郁症和焦虑症。

4.原文及注解

两腿后伸前屈[2]，小腹运气[3]空松；用力在于两膀[4]，观拳[5]须注双瞳。

[1]倒拽九牛尾：拽，拉；本势为模仿拽住九头牛的尾巴，用力拉紧不放松的动作。

[2]后伸前屈：指两腿呈前弓后箭步。

[3]运气：少腹藏气含蓄，运气下丹田。

[4]两膀：两臂膀。

[5]观拳：双目注视拳。

左脚前跨一大步，屈膝成左弓步。左手握拳，举至前上方，双目凝注左拳；右手握拳，右臂屈肘，斜垂于背后。两拳紧握内收，左拳收至左肩，右拳垂至背后，扭转用劲，如绞绳状。

第六势　出爪亮翅[1]势

1.习练动作

（1）起式：同"第一势"。

（2）握拳护腰：并步直立，两腿并拢，两手握拳，拇指握固拳心，拳心向上，握拳护腰。

（3）推掌前推：两拳上提至胸前，由拳变掌前推，掌心向上，手指向前，两臂伸直，高与肩平。

（4）提踵亮翅：肘挺直，腕尽力背伸，坐腕翘指，十指外分，力贯掌指，目视指端，头如顶物，挺胸收腹；同时上提足跟，两腿挺直。随吸气，双手用力握拳收回至胸前侧，同时缓慢落踵；再提足跟，随呼气，由拳变掌向前，十指外分前推。共做七次（图12-21）。

（5）收式：先深吸气，握拳收回胸前，然后慢慢呼出；同时放下两手置于两侧，缓缓落下。

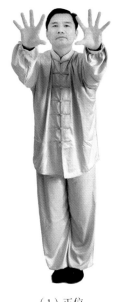

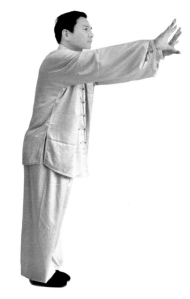

（1）正位　　　　　　　　　　　　　（2）侧位

图 12-21　出爪亮翅势

2.动作要领

（1）并步直立，头正如顶物，挺胸收腹。

（2）坐腕亮翅，肘直腕伸，并腿伸膝，两胁用力，力达指端。

（3）出掌时先轻如推窗，后重如排山，双目圆睁，吸收呼推。

（4）单练坐腕亮翅势时，可练3～30分钟。

3.习练作用

（1）本势主要增加练习者臂力、腕力及指力，有助于摩擦类、摆动类和挤压类等手法的练习操作，涉及前臂屈肌群、伸肌群等上肢肌群。

（2）通过身体的伸展运动，使全身气机开、合、启、闭，通畅三焦。

（3）通过伸臂推掌、屈臂收肘、展肩扩胸动作，开阖膏肓穴，锻炼人体的心肺功能，调节人体呼吸及全身气血运行，培育肺气，稳固肾气。适用于老年性肺气肿、肺心病等患者。

4.原文及注解

挺身[2]兼怒目[3]，推手向当前，用力收回处，功须七次全[4]。

[1]出爪亮翅：本势为模仿鸟类伸爪展翅的动作。

[2]挺身：身体挺直。

[3]怒目：双目圆睁，如生气状。

[4]全：完成、完整。

两脚并拢，身体挺直，两目圆睁，平视前方；双手向前推，两臂平举立掌，掌心向前，再用力往后收回；随势脚跟提起，以两脚尖支持，整个动作须反复七次。

第七势　九鬼拔马刀[1]势

1. 习练动作

（1）起式：同"第一势"。

（2）交叉上举：左脚向左横跨一步，与肩同宽；两手交叉上举，左手在前，右手在后［图12-22（1）］。

（3）上托下按：两手同时旋腕，左手手掌向上，用力上托过头；右手掌心向下，并向身后下按［图12-22（2）］。

（4）臂项相争：右手屈肘，按住头后枕部；左手向后，尽力上提至左侧肩胛骨下部，掌心前按，紧贴背部。右手掌前按，肘向后展，头项用力后仰，臂项相争用力，眼向前平视，然后身体充分向左拧转，眼向左方平视［图12-22（3）、图12-22（4）］。

（5）撤力转正：双手同时撤力，身体转正，两臂呈侧平举，掌心向下。

（6）收式：深吸一口气，缓缓呼出，两手同时下落置于两侧。左脚收回，并步直立。左右动作相同，唯方向相反。

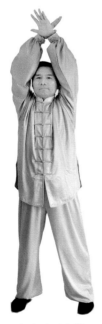 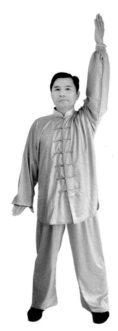 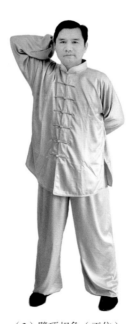 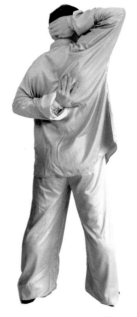

（1）交叉上举　　　　（2）上托下按　　　　（3）臂项相争（正位）　　　　（4）臂项相争（背位）

图 12-22　九鬼拔马刀势

2.动作要领

（1）上身左右旋转，使躯干中轴正直。

（2）臂项争力，使用暗劲，颈部端直，不可歪斜。按背之手，掌心向前，紧贴后背。

（3）两目平视，肩胸放松，身直气静。

（4）单练臂项相争势时，根据自身情况练3～30分钟。

3.习练作用

（1）本势主要增强颈部力量及臂力与腕力，有助于摩擦类、挤压类、运动关节类手法的练习操作。其涉及颈肩部的颈肌、肩胛提肌、斜方肌，以及上肢的肱三头肌、肱二头肌、前臂屈肌群等。

（2）增强颈、臂、腕肌力，锻炼颈、肩、肘、腕部各关节的功能，可防治颈椎病、肩背劳损、肩周炎、肘腕肌腱损伤等病症。

（3）疏通玉枕关、夹脊关，促进头部血液循环，预防肺气肿、脑供血不足等。

（4）高血压与脑血管等病变患者慎练。

4.原文及注解

侧首[2]湾肱[3]，抱顶及颈，自头收回，弗嫌力猛，左右相轮[4]，身直气静。

［1］九鬼拔马刀：九鬼，语出佛教。本势是模仿九鬼从颈后用力拔出马刀的动作。

［2］侧首：侧，侧旁。首，身体。

［3］湾肱：湾同弯。肱原指上臂，这里指整个手臂。

［4］相轮：轮，替换、交换。左右相互交换。

侧身屈肘，手掌抱于枕项；从头部收回，勿嫌力量太大；左右相互轮换，身体直立，心平气静。

第八势　三盘落地[1]势

1.习练动作

（1）起式：同"第一势"。

（2）仰掌上托：左脚向左分开，两掌相距与肩稍宽。两臂由两侧向前，仰掌上举，两臂伸直，与肩相平、同宽。［图12-23（1）］

（3）马步下蹲：两掌心翻掌向下，两手掌内旋，肘外展。两下肢屈膝下蹲成马步，两手掌下按，悬空于两膝部外上方。［图12-23（2）］

（4）三盘落地：两腿缓慢伸直，同时两掌心翻转向上，上托如千斤，高与肩平。再屈膝下蹲，同时两掌心翻转向下，四指并拢，大拇指分开，虎口相对，猛拿如水上浮球，下按悬于膝部外侧上方。上身正直，两肘向内夹紧。两目圆睁，闭口平息，反复 3 次。

（5）收式：先深吸气，然后缓缓呼出，身体徐徐直立；两腿缓满伸直，两掌心上托至肩平，再翻转向下，徐徐落至两侧。左脚收回，并步直立。

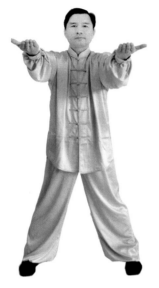
（1）仰掌上托

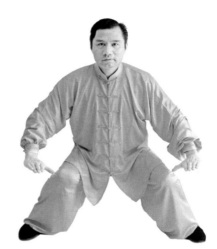
（2）马步下蹲

图 12-23　三盘落地势

2.动作要领

（1）头正如顶物，目视前方，舌抵上腭，微微闭口。

（2）上身正直，挺胸拔背，马步下蹲。

（3）上托如千斤，下按如浮球。

（4）单练三盘落地势时，可根据自身情况练 3 ~ 30 分钟。

3.习练作用

（1）本势主要增强腰力、腿力及下肢的耐力，为功法练习中下盘稳固打下坚实基础，对于将来手法的操作练习打下功法基础。涉及腰背肌、股四头肌和股二头肌等腰腿部肌肉。

（2）本势的一上一下，气机的一升一降，促水火既济、心肾相交，防止心悸失眠、神经衰弱、头昏乏力。

（3）膝关节严重病变患者慎练。

4.原文及注解

上腭坚撑[2]舌，张眸意注[3]牙；足开蹲似踞[4]中，手按猛如拏[5]，两掌翻起齐，千斤[6]重有加，瞪睛兼闭口，起立足无斜[7]。

　　［1］三盘落地：本势有两手、两膝、两足用力，欲重坠于地之意。三盘，是指两手、两膝、两足之间，犹如三盘。

　　［2］撑：抵、抵住。

　　［3］注：集中，这里引申为咬。

　　［4］踞：蹲坐，这里指下蹲成马步势。

　　［5］擎：同"拿"，摘拿。

　　［6］千斤：此处比喻为如托千斤重物。

　　［7］无斜：不要歪斜移动。

　　舌尖轻抵上腭，微微张目，紧咬牙关；两足分开，下蹲时松腰、裹臀，呈马步势；双手猛按如擒拿，两手同时翻掌，掌心向上，起身时，如托千斤重物；两眼圆睁，微微闭口，身体直立，两脚无歪斜移动。

第九势　青龙探爪势

1.习练动作

　　（1）起式：左脚向左分开，与肩同宽。两手握拳上提，拳面抵住章门穴（位于第十一肋游离端），拳心向上［图12-24（1）］。

　　（2）侧身俯腰：右拳变掌，上举过头，掌心向左，侧身俯腰。左手握举抵住章门穴不变［图12-24（2）］。

　　（3）转体下按：以腰带动手臂，向左转体，四指并拢，屈拇指内扣，按于掌心，掌心向下；右臂向左侧伸展，目视前方。

　　（4）青龙探爪：上身向左前方下俯，右手爪随势下探至左脚正前方，触地紧按，双膝挺直，足跟不得离地，抬头两目前视［图12-24（3）］。

　　（5）收式：先深吸气，然后缓缓呼出，两膝呈马步势，身体转正，右手变掌，围绕膝关节划弧；左手由拳变掌，双手落于两侧，左脚收回。左右动作相同，唯方向相反。

2.动作要领

　　（1）以腰带动手臂、转体为爪，力贯五指。

　　（2）弯腰探地时，抬头两目平视，手臂、腰背要充分伸展，手爪尽力下探。

　　（3）整个动作要求肩松肘直，下探时，下肢挺直，足跟勿移。

　　（4）气息调和，内心安静。

　　（5）单练青龙探爪势时，可练3～30分钟。

3.习练作用

　　（1）本势主要增强上下肢力量和蓄劲，为运用手指进行手法操作练习打下坚实功法基础。其涉及肱三头肌、肋间肌、腹外斜肌、背阔肌、腰方肌、臀大肌等上下

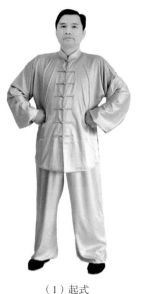
（1）起式

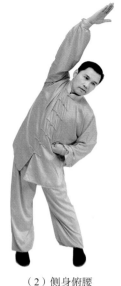
（2）侧身俯腰

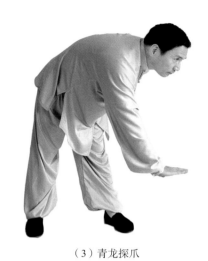
（3）青龙探爪

图 12-24　青龙探爪势

肢及腰背部肌群。

（2）疏利肝胆，壮腰蓄劲，可防治慢性肝病、慢性胆囊炎、腰肌劳损、下肢无力等疾病。

（3）宣通肺气，松解带脉，调节脏气，对于呼吸系统疾病、妇科经带疾患有较好的防治作用。

（4）危重的肺心病患者慎练。

4.原文及注解

青龙探爪[1]，左从右出，修士[2]效之[3]，掌平气实[4]，力周肩背；围收过膝，两目注平，息调心谧[5]。

[1]青龙探爪：本势是模仿青龙伸爪的动作。探，伸。

[2]修士：修身养性者。

[3]效之：效仿这样的动作。

[4]气实：气充实于（五指）。

[5]心谧：内心安静。

青龙探爪，左爪从右边探出，修身养性者仿效这样的动作，手掌端平，气充实于手指，力贯肩背；收势时，手围绕膝关节收回，平视前方，呼吸调和，内心安静。

第十势　卧虎扑食[1]势

1.习练动作

（1）起式：同"第一势"。

（2）弓步探爪：左脚向前迈一大步，右腿蹬直，成左弓箭步；双手由腰侧向前作扑伸动作，手与肩齐平；掌心向前，坐腕，手呈虎爪状的前扑动作，刚劲有力，如猛虎状［图12-25（1）］。

（3）撑掌叠足：两手直掌撑地至左足两侧，指端向前；收左足于右足跟上，呈跟背相叠状［图12-25（2）］。

（4）后收蓄力：身体向后收回，提臀，双足踏紧，臀高背低，胸腹收紧，双臂伸直，头夹于两臂之间，蓄势待发。

（5）前探偃还：头、胸、腹、腿依次紧贴地面，向前呈弧形探送，至抬头挺胸，沉腰收臀，双目前视。然后由腿、腹、胸、头依此紧贴地面，向后呈弧形收还，至臀高背低位，蓄势收紧［图12-25（3）］。于臀高背低位时，换左右足位置，如前起伏往返操作。

（6）收式：于臀高背低位时，先深吸气，然后缓缓呼出；右足从左脚跟上落下，向前迈半步，左脚跟上半步，两足成并步，缓慢起身，双手收回于两侧。

2.动作要领

（1）用躯干的涌动带动双手前扑绕环，前扑要刚劲有力，手如虎爪，坐腕探爪。

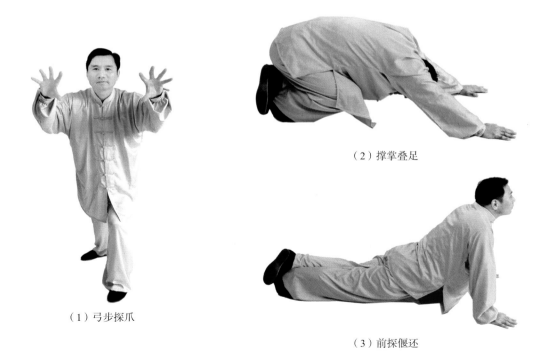

（1）弓步探爪

（2）撑掌叠足

（3）前探偃还

图 12-25　卧虎扑食势

（2）前探偃还时，往返动作呈波浪起伏，紧贴地面。

（3）前探时呼气，抬头挺胸，沉腰敛臀，双目前视。

（4）偃还时吸气，臀高背低，胸腹收紧，两臂伸直，蓄势待发。

（5）单练前探偃还时，练者可根据自身功力练1~30次。

3.习练作用

（1）本势主要增强指力、臂力与腰力，为挤压类和运动关节类手法的练习和操作打下坚实的功法基础。其涉及手指、上肢各肌群、胸腹腰背及下肢等身体多部位肌群。

（2）疏经通络，壮腰固肾，伸筋强骨，充盈任督二脉，强壮全身，效果显著。对颈椎病、腰背肌劳损、腰椎间盘突出症、四肢关节活动不利等有防治作用。

（3）脊椎病术后与长期体弱久病者慎练。

4.原文及注解

　　两足分蹲身似倾，屈伸左右骽[2]相更[3]；昂头胸作探前势，偃[4]背腰还似砥[5]平；鼻息调元[6]均出入，指尖着地赖支撑；降龙伏虎神仙事，学得真形[7]也卫生[8]。

　　[1]卧虎扑食：指仿效老虎扑食的动作。

　　[2]骽（tui）：同"腿"。

　　[3]相更：相互替换。

　　[4]偃（yan）：放倒。

　　[5]砥：磨刀石，此处引申为像磨刀石一样平坦并中间呈弧线。

　　[6]调元：调气。

　　[7]真形：真正的要诀。

　　[8]卫生：这里指护卫生命。

　　两脚微微分开，屈膝下蹲，身体好像要向前倾倒；屈伸左右大腿，左右替换，抬头挺胸，向前探伸。腰背下沉、收紧做回收姿势，似磨刀石一样平坦并腰下沉带弧线；用鼻调节呼吸，指尖着地，全身赖以支撑；降龙伏虎是神仙们的事情，但要是学会了卧虎扑食的要诀，（你）也能掌握护卫生命的方法。

第十一势　打躬击鼓[1]势（又称"打躬势"）

1.习练动作

（1）起式：同"第一势"。

（2）马步抱枕：左脚向左分开，比肩略宽；双手仰掌外展，上举至头，掌心相对；同时屈膝下蹲，呈马步势。十指交叉相握，屈肘缓慢下落，双掌抱于头枕部，与颈项争力，平视前方［图12-26（1）］。

（3）弯腰直膝：慢慢向前俯腰，直膝，双手用力抱于枕后；头低伸至胯下，足跟不离地，双目后视［图12-26（2）］。

（4）击鸣天鼓：双手慢慢分开，掌心分别掩住耳郭，四指按于枕骨（玉枕穴处），食指从中指滑落，弹击天鼓，耳内可闻及鸣咚响声，共击24次［图12-26（3）］。

（5）收式：先深吸气，随势伸直腰部，再缓慢呼气；双手同时从枕部变掌心向下，从两侧落下，收回左脚，并步直立。

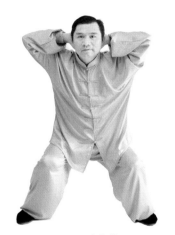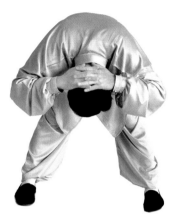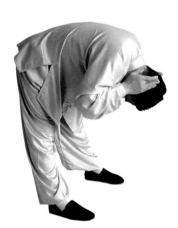

| （1）马步抱枕 | （2）弯腰直膝 | （3）击鸣天鼓 |

图 12-26　打躬击鼓势

2.动作要领

（1）双手抱紧枕部，两肘向后尽力伸展，与颈项争力。

（2）弯腰时，头尽量低伸胯下，直膝，足跟不离地，切忌屏气。

（3）按住双耳，闭阻听力，宁心平气，静听鸣鼓声。

（4）单练击鸣天鼓势24次，不紧不慢。

3.习练作用

（1）本势主要增强臂力、腰力、腿力，为推拿手法练习操作打下坚实的功法基础。其涉及颈项、胸腰背、上下肢等多部位肌群。

（2）聪耳明目、醒脑养神、强腰固肾。对头昏头晕、记忆力减退、视物模糊、耳鸣耳聋、腰膝酸软、失眠乏力等病症有较好的效果。

（3）高血压、肺气肿及腰椎间盘突出症等患者慎练。

4.原文及注解

两手齐持脑[2]，垂腰[3]至膝间；头惟[4]探[5]胯下，口更啮[6]牙关；掩耳聪教塞[7]，调元气自闲[8]；舌尖还抵腭，力在肘双弯。

［1］打躬击鼓：本势模仿弯腰击鼓的姿势。打躬，弯腰鞠躬；击鼓，鸣天鼓，即用手指轻击玉枕关。

［2］持脑：持，抱持。抱持脑后枕部。

［3］垂腰：弯腰。

［4］惟：本意是仅有，这里指低头。

［5］探：伸。

［6］啮：啮合，牙咬紧。

［7］聪教塞：聪，听力、听觉。塞，闭塞、阻塞。这里指掩住双耳，闭塞听力。

［8］自闲：心定内闲。

两手手指交叉，抱住脑后枕部，弯腰至两膝前方，头低伸至两大腿之间，微微闭嘴，牙关紧闭，两手掌按住耳，闭塞听力，调匀气息，宁心内闲，舌尖轻抵上腭，用力在两肘臂。

第十二势　掉尾摇头[1]势（又称"掉尾势"）

1. 习练动作

（1）起式：同"第一势"。

（2）握指上托：并步直立，双手十指交叉，握于小腹前；掌心向下，放于胸前，旋腕翻掌心上托，托至肘部伸直［图12-27（1）］。托举用力，双目平视。

（3）左右侧俯：向左侧转体90°，随势向左前方俯身，双掌推至左脚外侧；尽量掌心贴地，双膝挺直，足跟勿离地，昂首抬头，目视左前方；原路返回，身体转正，双手随势上托［图12-27（2）］。再向右侧转体90°，随势向右前方俯身，双掌推至右脚外侧，尽量掌心贴地，昂首抬头，目视右前方；再原路返回，身体转正，双手随势上托［图12-27（3）］。

（4）后仰前俯：两手臂、头、项背极力后仰，双膝微屈，脚不离地，全身尽力绷紧，犹如拉紧弓弦；两目上视，呼吸自然，切勿屏气［图12-27（4）］。再俯身向前，掌心向下，推掌至两脚正前方，掌心尽量紧贴地面；昂首抬头，目视前方，直膝，脚跟不离地［图12-27（5）］。

（5）收式：配合呼吸，深吸气时，上身伸直，提掌至小腹前；深呼气时，上身前俯，推掌至地，如此往返4次。起身直腰，双手分开，缓缓收回身体两侧。

2. 动作要领

（1）十指紧紧交叉相握，上举时手臂伸直。

（2）身体后仰，全身尽力绷紧；俯身推掌，掌心尽量推至地。

（3）俯身推掌时，下肢伸直，昂首抬头，两脚不离地。

（4）俯身提掌，配合呼吸，凝神静气，意念入定。

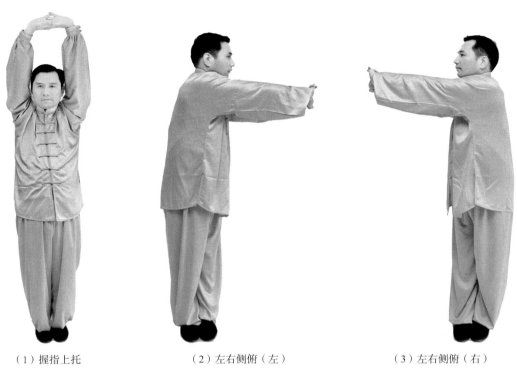

（1）握指上托　　　　　　　　　（2）左右侧俯（左）　　　　　　　　（3）左右侧俯（右）

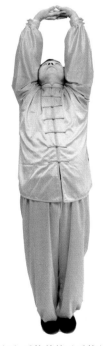

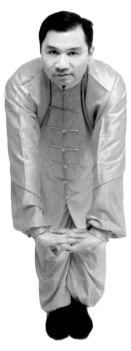

（4）后仰前俯（后仰）　　　　　　　　　（5）后仰前俯（前俯）

图 12-27　掉尾摇头势

3.习练作用

（1）本势主要强化腹部、腰背肌肉力量，改善脊柱各关节和肌肉活动功能。

（2）强筋骨，利关节，可防治颈椎病、肩臂劳损、腰背劳损、腕手部筋伤等病症。

（3）本式为易筋经最后一式。全套锻炼结束后，能通调十四经脉，畅通气血，协调脏腑，平衡阴阳，舒畅情志。

4.原文及注解

膝直膀伸，推手自地；瞪目昂头，凝神壹志[2]；起而顿足[3]，二十一次；左右伸肱[4]，以七为志；更作坐功，盘膝垂眦[5]；口注于心，息调于鼻；定静乃起，厥功维备[6]。

［1］掉尾摇头：本势效仿动物摆动尾巴、转动头部的动作。掉为摇动、摆动；摇为转动的意思。

［2］壹志：壹，也作一；志，意念。即意念集中的意思。

［3］顿足：脚踩地。

［4］伸肱：伸展手臂。

［5］垂眦：垂，垂帘；眦，眼睑结合处。这里意为两眼微闭。

［6］厥功维备：厥，其，指易筋经。维，就；备，完备。

直膝伸臂，手掌推至地面，抬头双目圆睁，凝聚心神，集中意念。起势时，足蹬地21次，向左右伸展手臂7次；再改为盘坐练功，双膝交叉，两眼微闭，鼻吸口呼，调匀气息，清气下注于心，心境清净，犹言入定。易筋经锻炼至此势，已经非常完备了。

第十三章 中医药物疗法

第一节 中医内治法

一、概述

中医认为，人体是统一的整体，脊柱为督脉所行，脊柱病变也会导致内在气血、营卫、脏腑、经络功能失调。因此，治疗脊柱疾病，还需从整体观念出发，结合病变表现出来的中医证候，以辨证论治为基础，辨病与辨证相结合，或温养督脉或行气活血或补益肝肾或祛风除湿或健脾祛湿，因人而异，辨证施治。要重视脏腑、气血的盛衰，并以八纲辨证和经络、脏腑、气血等辨证为治疗依据，根据损伤的虚实、久暂、轻重或缓急等具体情况采用不同的治疗方法。内治法常用的剂型有汤剂、酒剂、丹剂、丸剂和散剂等，近年来也有把内服药制成针剂、冲剂或片剂的，更便于临床使用。

二、辨证原则

脊柱的正常生理活动离不开骨髓的充养，筋膜的束缚，肌肉的支撑。肝肾同源，肝主筋，肾主骨、主腰脚，此为先天。脾主肌肉，为后天之本。脊柱筋骨有赖于肝肾精气和脾胃气血的濡养，以连属关节，络缀形体。筋骨损伤，或肝肾亏虚失于濡养，则易致颈背腰痛。如《素问·上古天真论》曰："肝气衰，筋不能动。"《素问·脉要精微论》曰："腰者肾之府，转摇不能，肾将惫矣。"《景岳全书·卷十五·腰痛》云："腰痛之虚证，十居八九。"脾胃为后天之本，气血生化之源，充养周身。脾虚则气血生化不足，周身失养，筋骨不利。正如《素问·太阴阳明论》所言："脾病则四肢不用……四肢不得禀水谷气，气日以衰，脉道不利。筋骨肌肉皆无气以生，故不用焉。""至虚之处，便是留邪之所。"虚则外邪易乘，闭阻气血之流通。气血不行，则水湿痰饮、瘀血滞气丛生，"不通则痛"。虚实错杂、互为因果，则疼痛日久，缠绵难愈。一如李中梓在《医宗必读》中所总结的："有寒湿，有风热，有挫闪，有瘀血，有滞气，有痰积，皆标也，肾虚其本也。"故内治多以补肝肾、健脾胃、强筋骨，兼以活气血、通经络为立法。

三、施治经方

1.颈椎病

中医学关于颈椎病的论述，散见于"头痛""眩晕""项强""颈筋急""颈肩痛"等疾病中。如《素问·逆调论》说："骨痹，是人当挛节也。帝曰：人之肉苛者，虽近衣絮，犹尚苛也，是谓何疾？岐伯曰：荣气虚，卫气实也，荣气虚则不仁，卫气虚则不用，荣卫俱虚则不仁且不用，肉如故也。人身与志不相者，曰死。"本病的病位在颈部，与经络相关。因此，本病辨证应病因辨证和经络辨证并重，病因辨证适用于药物内治法，亦指导经络辨证。治疗多采用扶正祛邪、标本兼顾之法。祛邪以祛风寒湿邪为主，扶正以益气养血、补益肝肾、健脾补气等法。

（1）风寒型：患者恶寒怕风，颈部疼痛遇冷加重，舌红苔白，脉弦。

治则：祛风散寒止痛。

方药：以桂枝附子汤加味（《金匮要略》）。桂枝9g，附子[先煎]5g，生姜3片，甘草6g，大枣4枚。若颈项强痛不适者，加葛根12g；手麻者，加地龙6g，木瓜9g，鸡血藤30g。

（2）虚寒型：患者畏寒肢冷，颈部酸痛，遇风寒加重，常自汗出，大便质稀，夜尿频多，舌淡红，苔薄，脉沉细。

治则：温阳益气，通络止痛。

方药：黄芪桂枝五物汤（《金匮要略》）加味。黄芪20g，白芍12g，桂枝9g，生姜3片，大枣4枚。若颈强痛者，加葛根12g；短气乏力者，加党参15g，白术12g；疼痛甚者，加制附子5g[先煎]，草乌3g[先煎]；肾阳不足者，加菟丝子15g，狗脊15g。

（3）肝阳上亢型：患者面红目赤，性情暴躁，舌红，苔薄黄，脉弦。

治则：平肝潜阳，通络止痛。

方药：天麻钩藤饮加减（《杂病证治新义》）。天麻12g，钩藤24g，石决明9g[先煎]，栀子9g，杜仲12g，桑寄生9g，牛膝9g，秦艽9g，夜交藤24g，茯神6g，益母草12g。若心悸头晕，目眩耳鸣者，加龙骨15g[先煎]，牡蛎15g[先煎]；口苦、咽干者，加菊花10g，麦冬12g，白蒺藜15g。

（4）气血亏虚型：患者面色萎黄无华，身体羸弱，舌淡苔薄，脉细。

治则：益气养血，通络止痛。

方药：归脾汤加减（《济生方》）。白术12g，茯苓12g，黄芪20g，龙眼肉24g，酸枣仁20g，炒党参6g，木香10g，甘草6g，当归12g，远志6g。若兼有瘀血者，加桃仁12g，红花10g；偏寒者，加肉桂10g，附子[先煎]5g；虚热者，加白芍10g，黄芩9g；失眠多梦者，加生龙骨15g[先煎]，生牡蛎15g[先煎]；心悸者，加麦冬15g，五味子12g。

（5）痰湿中阻型：患者体型肥胖，腹大中满，平素嗜食肥甘厚味，舌胖边有齿痕，苔白腻或黄腻，脉滑。

治则：燥湿化痰，通络止痛。

方药：温胆汤加减（《千金要方》）。半夏9g，竹茹9g，枳实9g，陈皮12g，甘草3g，茯苓9g。若恶心呕吐较重者，加代赭石[先煎]12g；热痰明显者，加郁金12g，黄芩12g；失眠多梦者，加远志6g，五味子12g，麦冬12g。

（6）气滞血瘀型：患者突然颈部转动不能，疼痛剧烈，舌暗红，苔薄，脉弦紧。

治则：舒筋活络，散风止痛。

方药：舒筋汤加味（《外伤科学》）。当归12g，白芍10g，羌活10g，宽筋藤15g，松节6g，海桐皮12g，防风10g，续断10g，葛根15g，桂枝9g。

2. 腰椎间盘突出症

腰椎间盘突出症，中医辨为"腰痛"。临床可分为气滞血瘀型、风寒痹阻型与肝肾亏虚型。《诸病源候论·腰痛候》认为："凡腰痛病有五：一曰少阴，少阴肾也。七月万物阳气所伤，是以腰肾。二曰风痹，风寒著腰，是以痛；三曰肾虚，役用伤肾，是以痛；四曰臀腰，坠堕伤腰，是以痛；五曰寝卧湿地，是以痛。"《丹溪心法·腰痛》指出："腰痛主湿热，肾虚，瘀血，挫闪，有痰积。"上面这些论述，概括了腰痛的病因。总之，中医学认为，腰椎间盘突出症发生的关键是肝肾亏虚，气血不足，筋骨失养。跌仆闪挫或受寒湿之邪为其诱因。经脉困阻，气血运行不畅是疼痛出现的病机。单纯因严重跌仆损伤而致者，则与损伤筋肉、瘀血留滞有关，此类虽为少数，亦属病机之一。

（1）气滞血瘀型：腰痛多猝然发作，较为剧烈；痛处固定不移，如锥刺刀割，或可牵及一侧下肢；病久者痛势已缓，但反复发作，时作时止，经久不愈，遇劳或微有下肢、腰部动作不当即发作或加重。初病时，舌质可无改变；久病者舌质青紫，或有瘀斑，脉象痛时弦紧，缓时沉细而涩。

治则：理气活血，化瘀止痛。

方药：血府逐瘀汤（《医林改错》）加减。柴胡12g，枳壳6g，桃仁12g，红花6g，当归12g，赤芍12g，川芎15g，牛膝15g，狗脊12g，川断15g，杜仲15g，炙甘草6g。

临证加减：若为跌仆闪挫初期，可加血竭2g，延胡索12g，肉桂6g；伴腹痛便秘者，可加制首乌9g，酒大黄9g等；久痛不止，可加用虫类药以通络祛瘀，如地龙12g，全蝎3g，蜈蚣1条，地鳖虫6g等。使用全蝎、蜈蚣研粉服用，止痛效果较佳。

（2）风寒痹阻型：腰背腿部冷痛重着，转侧不利，行动缓急，遇寒湿则加重，虽静卧休息不解，甚或加重，病史较长，呈渐进性。舌淡，苔白腻，脉沉迟、沉缓或濡缓。或见腰痛游走而无定处，兼自汗出、畏风、腰背麻木拘挛，舌苔薄白，脉浮缓；或兼头身困重，四肢痿软无力，肌肤不仁，脘腹痞满，或见恶心欲呕，或患侧下肢肿胀、沉重，便溏不爽，舌苔白腻，脉濡缓或濡细；病久亦可表现痛处有热感，遇热、遇湿反而疼痛加重，或下肢痿软无力，小便短赤，舌红，苔黄腻，脉濡数。

治则：祛风散寒，除湿止痛，佐以补肝益肾。

方药：独活寄生汤（《备急千金要方》）加减。独活12g，川芎15g，秦艽9g，桑寄生15g，杜仲15g，桂枝6g，细辛3g，防风9g，当归12g，赤芍12g，熟地12g，党参15g，茯苓15g，炙甘草6g。

临证加减：风邪偏盛者，法当祛风通络为主，方药用防风汤加减（麻黄6g，防风9g，肉桂3g，秦艽9g，当归12g，杏仁12g，黄芩9g，川芎15g，独活12g，威灵仙15g，生姜6g，甘草6g，大枣15g）；寒邪偏盛者，法当温经散寒为主，方药用乌头汤化裁（制川乌3g^{先煎}，生麻黄6g，生黄芪12g，桂枝6g，当归12g，赤芍12g，杜仲15g，桑寄生15g，牛膝15g，宣木瓜15g，细辛3g）；湿邪偏盛者，法当除湿通络，方药用肾着汤加减（茯苓15g，生白术9g，薏苡仁15g，桂枝6g，苍术9g，杜仲15g，桑寄生15g，宣木瓜15g，当归12g，海桐皮9g，羌活9g，防风9g，制川乌3g^{先煎}）；寒湿郁久，变生湿热，法当清热祛湿、和血通络，方药用当归拈痛汤加减（当归12g，黄柏12g，知母12g，茵陈9g，薏苡仁15g，木瓜15g，苍术9g，防己6g，赤芍12g，丹皮12g，银花藤12g，姜黄6g，杜仲15g，怀牛膝15g）。

（3）肝肾亏虚型：腰膝酸软无力，其痛绵绵，腰部屈曲转侧困难，或屈曲牵及项背、下肢疼痛不适，甚则下肢痿废不用（常为单侧）；伴见耳鸣耳聋，心烦失眠，口苦咽干，遗精带下，舌红少津，脉弦细而数。久病阴损及阳，又可伴见四肢不温、形寒畏冷、筋脉拘挛、舌质淡胖、脉沉细无力等症。

治则：补益肝肾，生精填髓。

方药：虎潜丸（《丹溪心法》）加减。知母9g，黄柏12g，熟地12g，龟甲24g^{先煎}，锁阳9g，白芍12g，狗脊12g，牛膝15g，陈皮6g，当归12g。

临证加减：伴五心烦热者，去锁阳；兼有气血不足者，酌加黄芪15g，党参12g，鸡血藤15g。肾阳不足之证，可用鹿角胶丸（《医学正传》）化裁。

若见督脉不利，腰脊酸软无力，腰背部疼痛隐隐，有时牵及臀及下肢，痛无定处，喜按喜温，反复发作，逐渐成持续性腰痛；伴畏寒怕冷，面色㿠白或色黯，手足不温，舌质淡，脉沉迟缓或沉迟无力。病久者，亦可见腰膝酸软，心烦失眠，舌红少津，苔白少，脉沉细数。

治则：温通督脉，生精养髓。

方药：右归丸（《景岳全书》）加减。熟地12g，山药15g，山萸肉9g，杜仲15g，附子^{先煎}6g，桂枝9g，枸杞子15g，鹿角胶15g，当归12g，川芎15g，狗脊15g，牛膝15g，川断15g，桑寄生15g，菟丝子12g。

若见气血不足，腰背、臀部及下肢酸痛隐隐，得揉按则舒，喜温恶寒，头晕、目视昏花，动则加重，一侧或两侧下肢软弱无力，甚则痿废不用；伴见面色苍白或㿠白，唇口麻木，色白无华，心慌、心悸、怔忡、失眠、健忘、倦怠乏力，气短懒言，食少便溏，或见手足蠕动，自汗、盗汗等。舌淡，脉细弱无力。

治则：益气养血，通络止痛。

方药：归脾汤（《正体类要》）加减。人参15g，黄芪12g，炒白术9g，当归12g，熟地12g，山药15g，茯苓15g，陈皮6g，炒枣仁15g，远志6g，炙甘草6g，木香9g，焦三仙15g，肉桂3g，地龙12g，全蝎3g。

临证加减：若脾虚夹痰，可用六君子汤或二陈汤化裁，或上方加半夏9g，竹茹6g；若兼见泄泻、脏器下垂者，可用补中益气汤化裁。

3.强直性脊柱炎

本病可归属于中医"大偻"范畴，多发于青壮年。其病因为先天不足，肾元亏虚，又兼风、寒、湿邪乘虚而入，痹阻经脉，筋骨失养而发此证。如《儒门事亲·痹论》指出辛苦过度、触冒风雨、寝处浸湿等均为此病因素。其病因病机应从肾虚、阳虚、血瘀、湿热等方面认识，但总以正虚为根本。故在治疗上，补益肾元以治其本，活血祛邪以治其标。至于标本缓急，当根据临床辨证，灵活变通，各治其所宜。

（1）阳虚寒湿型：症见形寒肢冷，腰骶部疼痛，遇风加重，舌淡胖，苔白腻，脉沉细。

治则：温阳益肾，通络散寒。

方药：乌头桂枝汤加味（《金匮要略》）。川乌^{先煎}3g，草乌^{先煎}3g，桂枝9g，炒党参6g，生姜3片，大枣4枚，干姜6g，肉桂9g。

以上方药为大辛大热之剂，不可久服。当以患者自觉疼痛缓解，活动灵活为止。后可服用肾气丸加蜈蚣3g（研末吞服）。

（2）阳虚血瘀型：症见腰骶部疼痛，阴雨天加重，舌暗苔薄，脉虚涩。

治则：补肾壮阳，活血通络。

方药：温肾逐瘀汤（经验方）。制附子3g^{先煎}，肉桂9g，鹿角霜9g，淫羊藿9g，补骨脂9g，骨碎补9g，露蜂房9g，制川乌3g^{先煎}，草乌3g^{先煎}，桂枝12g，炙蜈蚣3g，鹿衔草15g，甘草6g，生地12g，熟地12g。

（3）阴虚湿热型：症见腰骶部酸痛不适，五心烦热，舌红，苔黄腻，脉细。

治则：滋阴益肾，通络蠲痹。

方药：六味地黄汤加味（《小儿药证直诀》）。生地12g，熟地12g，山药12g，山萸肉12g，龟板15g，枸杞子12g，肉苁蓉12g，紫河车12g，全当归12g，赤芍12g，白芍12g，鸡血藤30g，地龙12g，桂枝9g，全蝎3g^{研末冲服}，甘草6g。

若湿热重者，去熟地、赤芍、山萸肉，加黄柏12g，苍术12g，知母12g。

4.骨质疏松症

本病病变在骨，其本在肾。《素问·痿论》云："肾主身之骨髓……肾气热，则腰脊不举，骨枯而髓减，发为骨痿。"《素问·逆调论》："肾不生，则髓不能满。"《素问·六节藏象论》曰："肾者，主蛰，封藏之本，精之处也，其华在发，其充在骨。"而肾为先天，需脾胃化生之气血以充养。脾虚则肾精滋养无源，故本病之根本常从脾肾两虚而论，以补益脾肾为治。然正虚则邪侵，气血痹阻，可见血瘀之象，亦或有因跌仆损伤而致，则当随证治之。以活血化瘀、祛邪通经为治。

（1）肾精亏虚证：症见颈腰背酸痛无力，甚则畸形，举动艰难，头晕耳鸣，健忘，男子阳痿，夜间尿频，舌淡或变红，苔少，脉沉迟。

治则：益肾填精，强筋壮骨。

方药：左归丸加减。熟地12g，菟丝子12g，怀牛膝15g，龟板15g^{先煎}，鹿角胶6g，怀山药15g，山茱萸9g，枸杞子15g。

若阴虚火旺症状明显者，可与知柏地黄丸合用；若肾阳虚症状明显者，加杜仲、淫羊藿，或合用河车大造丸。

（2）脾肾气虚证：症见全身倦怠嗜卧，颈腰背酸痛、痿软、伸举无力，甚或肌肉萎缩，骨骼畸形，纳谷不香，面色萎黄不华，便溏，唇、舌淡，苔薄白，脉弱。

治则：健脾益肾。

方药：参苓白术散合右归丸加减。熟地12g，怀山药15g，山茱萸9g，枸杞12g，鹿角胶9g，菟丝子12g，杜仲15g，当归9g，肉桂6g，制附子^{先煎}6g。

若饮食不佳，胃脘不适者，加焦三仙等。

（3）瘀血阻络证：症见颈腰背骨节刺痛，痛点固定不移，或合并骨折。舌紫黯或有瘀斑，苔白，脉弦涩或弦细。

治则：活血化瘀。

方药：身痛逐瘀汤或活络效灵丹加减。秦艽9g，川芎15g，桃仁12g，红花6g，甘草6g，羌活9g，没药9g，当归12g，五灵脂6g，香附9g，怀牛膝15g，地龙6g。

第二节　中医外治法

一、外治原则

外治法在脊柱病治疗中占有重要地位。外治法和内治法一样，贯穿着整体观念和辨证论治的精神，也是运用中医的基本理论，通过望、闻、问、切四诊合参，经过归纳与分析，得出初步判断和施治方法。清代吴师机认为："外治之理即内治之理，外治之药即内治之药，所异者法耳。"外用药物主要通过皮肤渗透进入体内以发挥疗效，临床上大致可分为敷贴药、搽擦药、熏洗湿敷药和热熨药。

1.敷贴药

敷贴药是指直接敷贴在损伤局部的药物制剂，传统常见的有药膏、药散两种。随着现代医疗技术的发展，敷贴剂型和方法均有所改进，如将敷贴药制成胶布或作离子导入等。

（1）药膏：又称"敷药"或"软膏"，由碾成细末的药粉和基质混合而成。常用的基质有饴糖、凡士林、油脂等，也可用水、蜜、酒或鲜草药汁将药末调拌成糊状直接敷贴。配制药膏时多用饴糖，除其药理作用外，还取其硬结后有固定和保护伤处的作用。一般饴糖与药物之比为3∶1，也有用饴糖与米醋按8∶2比例调制的。换药时间可根据病情的变化、肿胀消退程度或气温的高低来决定，一般每2～4天换药1次，后期患者可酌情延长。用水、酒或鲜草药汁调制外敷药时，要随调随用。饴糖调制的药膏要注意防止发酵、发霉。少数患者外敷药膏后产生接触性皮炎，应注意观察，及时处理。

药膏按其功用可分为三种：①消瘀退肿止痛类的消瘀止痛药膏、定痛膏、双柏膏等，适用于病初期的肿胀、疼痛者；②舒筋活血类的三色敷药、舒筋活络药膏、活血散等，适用于筋伤中期患者；③温经通络类的温经通络膏，适用于损伤日久、复感风寒湿邪者。

（2）膏药：又称"薄贴"，由多种药配以香油、黄丹或蜂蜡等基质炼制而成，属中医外用药物中的一种特有剂型。膏药遇温烊化而具有黏性，能粘贴在患处。具有应用方便，药效持久，便于收藏、携带，经济节约等优点。膏药一般由较多药物组成，适合治疗多种疾患。具有祛瘀止痛作用者，如损伤风湿膏、坚骨壮筋膏，适用于损伤肿痛者；具有祛风除湿作用者如狗皮膏、伤湿宝珍膏等，适用于风湿患者；

如损伤兼风湿者，可用万灵膏、万应膏、损伤风湿膏，如陈伤气血凝滞、筋膜粘连者，可用化坚膏等，如有创面溃疡者，可用太乙膏、陀僧膏。

2.搽擦药

搽擦药是直接涂搽或配合理筋手法使用于患部的一种液体状药物制剂。一般可分为以下两种。

（1）酒剂：是指外用药酒或外用外伤药水，是将多种配制好的药物放置于白酒、醋溶液中浸泡一定时间后过滤去渣而成。一般酒、醋之比为8∶2，也有单独用酒浸泡者。酒剂有活血止痛、舒筋活络、追风散寒的作用，但患处皮肤破损不宜使用。应用时，先将药酒涂于患处，然后用手在患处揉擦数分钟，以揉为主，不宜过多、过度用力摩擦皮肤，以免损伤皮肤。常用的有活血酒、正骨水、舒筋药水、舒筋止痛水等。

（2）油剂与油膏：用香油、花生油把药物煎熬后去渣制成，也可加黄蜡而制成油膏。具有温经通络、消散瘀血的作用，适用于脊柱病寒湿冷痛，也可在理筋手法前做局部搽擦，以增强手法效果。常用的有伤油膏、跌打万花油、活络油膏、按摩乳、松节油等。

3.熏洗湿敷药

将药物置于锅或盆中加水煮沸后，先用热气熏蒸患处，待水温稍降后用药水浸洗患处。也可以将药物分成2份，分别用布包住，放入锅中加水煮沸后，先取出药包熏洗患处；药包凉后再放回锅中，取出另1包交替使用，温度以患者感觉舒适为度。注意不要烫伤皮肤，尤其是皮肤感觉迟钝的患者。冬天可在患肢上加盖棉垫后再熏洗，使热持久，每日2次，每次15~30分钟，每剂药可熏洗数次。本法具有舒松关节筋络、疏导腠理、流通气血、活血止痛的作用，适用于脊柱病关节强直拘挛、酸痛麻木或损伤兼夹风湿者。

4.热熨药

热熨药是将药物加热后用布袋装好，熨贴于损伤局部的一种外治法。热熨的作用，一方面是借火气之热力来温通经络、调和血脉，另一方面取药物的温通作用。所选药物多为辛温通络之品，加热后起温通祛寒、行气止痛的作用，使损伤日久、瘀血凝聚者的肿胀消退、疼痛减轻，以及肌肉、关节活动灵便。本法适用于不易外洗的腰脊躯体之新伤、陈伤。主要的有以下几种。

（1）坎离砂：铁砂炒热后用醋、水煎成的药汁搅拌制成。用时加醋少许拌匀并置于布袋中，数分钟内会自然发热，用于热熨患处。适用于慢性腰腿痛、陈伤兼有风湿证者。

（2）熨药：又称"腾药"。将药物置于布袋中，扎好袋口，放在锅中蒸热后熨患处。适用于筋伤肿痛或夹有风寒湿者。

（3）其他：民间常用粗盐、黄沙、米糠、麸皮、吴茱萸等炒热后，装入布袋中热敷患处，简单有效。近年来应用的电热熨贴是用药末加上适量酒或醋敷贴患处，再接上低压电流加热。适用于治疗脊柱病筋伤肿痛。

二、外治验方

1.颈椎病

（1）敷贴药

①活血消肿止痛类：适用于颈椎病筋伤初期，肿胀疼痛剧烈。

消瘀止痛膏（《中医伤科学讲义》）：木瓜60g，栀子30g，大黄150g，蒲公英60g，地鳖虫30g，乳香30g，没药30g。上药共为细末，饴糖或凡士林调敷。治颈椎病急性筋伤早期，血脉受伤，恶血留滞，壅塞于经脉，局部肿胀疼痛难忍，或伤处红肿热痛者。

定痛膏（《证治准绳》）：芙蓉叶60g，紫荆皮15g，独活15g，天南星15g，白芷15g。共为末，加鲜马蓝菜30g，墨斗菜30g，杵捣极烂和药末，用生葱汁、老酒炒暖敷患处。治颈椎病急性筋伤早期，瘀血留滞，红肿热痛者。若伤处未破而色紫黑者，加草乌9g，肉桂9g，高良姜9g，研末，姜汁调，温敷患处；若紫黑色已退，则以姜汁、茶清调，温敷患处。

消肿散（《林如高正骨经验》）：黄柏60g，黄连60g，侧柏叶150g，透骨草90g，穿山龙90g，骨碎补90g，芙蓉叶90g，天花粉90g，紫荆皮90g，菊花叶90g，煅石膏240g，檀香180g。共研细末，蜜水各半调敷。治颈椎病急性筋伤早期，局部肿痛者。每日1次，每次8小时。此外，同名方剂，尚有《中医骨伤科学》中的原成都中医学院附属医院方，主治伤后瘀血停积，青紫肿胀。

②舒筋接骨类：适用于颈椎病损伤中期，筋肉损伤，肿痛渐退者。

三色敷药（《中医伤科学讲义》）：紫荆皮（炒黑）240g，蔓荆子240g，全当归60g，五加皮60g，木瓜60g，丹参60g，羌活60g，赤芍60g，白芷60g，片姜黄60g，独活60g，天花粉60g，怀牛膝60g，威灵仙60g，木防己60g，防风60g，马钱子60g，川芎30g，连翘24g，甘草18g，秦艽30g。共研细末，用蜜或饴糖调敷。治颈椎损伤中期，局部肿痛或风寒湿痹痛者。

活血散（《骨伤方剂学》载原成都中医学院附属医院方）：乳香15g，没药15g，血竭15g，贝母15g，香附15g，甲珠15g，自然铜15g，木瓜15g，独活15g，羌活15g，续断15g，狗骨15g，川芎15g，川乌3g，草乌3g，白芷3g，麝香1.5g，当归24g，紫荆皮24g，肉桂6g，木香6g，厚朴9g，小茴香9g。若新伤者，用鲜开水调敷；陈伤者，用酒调敷；亦可内服，每30g活血散泡白酒500g，1周后可服用，早晚各服10mL。治颈椎损伤中期，瘀血肿痛，或久伤不愈，肢体时作疼痛者。

接骨续筋药膏（《中医伤科学讲义》）：自然铜90g，荆芥90g，防风90g，五加皮90g，皂角90g，茜草90g，川断90g，羌活、独活90g，乳香60g，没药60g，桂枝60g，骨碎补60g，接骨木60g，红花60g，赤芍药60g，活地鳖虫60g，白及120g，血竭120g，硼砂120g，螃蟹末120g。共为细末，饴糖、蜂蜜或凡士林调敷。治颈椎损伤中期，症状仍较严重者。

③温经除湿类：适用于各种痹证，包括损伤日久，复感风寒湿邪以及痿证、关节退行性疾病、阴证肿疡等。临床上用于颈椎病久病有痹证者。

其代表方剂如温经通络膏（《中医伤科学讲义》）：乳香250g，没药250g，麻黄250g，马钱子250g。共为细末，饴糖或蜂蜜调敷。治颈椎损伤，兼风寒湿外邪者；或寒湿伤筋，或陈伤劳损致颈肩关节酸痛，筋络不利者。

（2）膏药：是将药物碾成细末配合香油（芝麻油）、黄丹或蜂蜡等基质炼制而成，是中医外用药物中的一种特有剂型。《肘后备急方》中就有关于膏药制法的记载，后世广泛应用于各科的治疗上，外伤科临床应用更为普遍。

①坚骨壮筋膏（《中医伤科学讲义》）

第一组：骨碎补90g，川断90g，马钱子60g，白及60g，硼砂60g，生川乌60g，生草乌60g，牛膝60g，苏木60g，杜仲60g，伸筋草60g，透骨草60g，羌活30g，独活30g，红花30g，泽兰叶30g，狗骨46g，香油5000g，黄丹2500g。

第二组：血竭30g，丁香30g，白芷30g，乳香30g，没药30g，肉桂60g，甘松60g，细辛60g，麝香1.5g，冰片15g。

制法：第一组药，熬成膏药后，温焊摊贴。第二组药，共研为细末，临贴时撒于膏药上外贴。主治颈椎病伤筋后期，颈、背、肩部及上肢酸痛、麻木等。

②狗皮膏（《中医伤科学讲义》）：成药（略）。主治颈椎病伤筋后期，因陈伤筋骨酸痛，风寒湿痹疼痛。

③伤湿宝珍膏（《中医骨伤科学》）：成药（略）。主治颈椎病伤筋后期，颈肩关节风湿痹痛。

④万灵膏（《医宗金鉴》）：鹳筋草30g，透骨草30g，紫丁香根30g，红花30g，当归酒洗30g，自然铜醋淬七次30g，血竭30g，没药30g，川芎24g，赤芍60g，半两钱醋淬七次（一枚）15g，川牛膝15g，五加皮15g，石菖蒲15g，茅山15g，苍术15g，木香9g，秦艽9g，蛇床子9g，肉桂9g，川附子9g，半夏9g，石斛9g，草薢9g，鹿茸9g，狗胫骨（一对）240g，麝香6g。除血竭、麝香、没药外，熬膏药肉后，俟药温，将血竭、没药、麝香研成的细末掺入搅匀。主治颈椎病伤筋后期，颈肩上

肢麻木，寒湿痹痛。

（3）药散：药散又称"掺药"，是将药物碾成极细的粉末，收贮瓶内备用。使用时，可直接掺于伤口上或加在敷药上。近代又有将药粉直接敷于某些特定的穴位，如神阙穴、命门穴及足少阴肾经、足少阳胆经的某些穴位，通过皮肤穴位的直接吸收作用，使药力透达病所，以发挥行气活血化瘀、强筋壮骨的作用。

①温经散寒类：适用于损伤后期，局部寒湿侵袭，气血凝聚疼痛者。

丁桂散（《中医伤科学讲义》）：丁香、肉桂各等分。共研细末，加在膏药上，烘热后贴患处。祛风散寒，温经通络。主治颈椎病伤筋后期，阴证肿痛。

②活血止痛类

四生散（原名青州白丸子，《太平惠民和剂局方》）：生半夏210g，生川乌15g，生南星90g，生白附子60g。共为细末，蜜、醋调敷皆可。主治颈椎病急性发作期，局部疼痛剧烈，甚如刀割者。

（4）搽擦药

①酒剂：指外用药酒或外用伤药水，是用药与白酒、醋浸制而成。一般酒醋之比为8∶2，也有单用酒或乙醇溶液浸泡者。

活血酒（《中医正骨经验概述》）：乳香15g，没药15g，血竭15g，羌活15g，生香附15g，甲珠15g，煅自然铜15g，独活15g，续断15g，狗骨15g，川芎15g，木瓜15g，贝母9g，厚朴9g，炒小茴香9g，肉桂9g，木香6g，制川乌3g，制草乌3g，白芷24g，紫荆皮24g，当归24g，麝香1.5g。共研细末，每15g药放入白酒500mL中，浸7～10天即成。主治颈椎病损伤后期，寒湿偏盛者。

舒筋止痛水（《林如高正骨经验》）：三七粉18g，三棱18g，红花30g，生草乌12g，生川乌12g，归尾18g，樟脑30g，五加皮12g，木瓜12g，怀牛膝12g。用70%酒精1500mL或高粱酒1000mL浸泡上药，密封1个月后备用。外擦患处。治颈椎病损伤后，局部肿痛者。

②油膏与油剂：用香油把药物煎熬去渣后，制成油剂；或加黄醋、白醋收膏，炼制成油膏。具有温经通络、消散瘀血的作用。适用于关节筋络寒湿冷痛等证，也可配合手法练功前后做局部搽擦。

活络油膏（《中医伤科学讲义》）：红花60g，没药60g，白芷60g，紫草60g，栀子60g，甘草60g，刘寄奴60g，丹皮60g，梅片60g，制乳香60g，露蜂房60g，当归240g，生地240g，钩藤120g，白附子30g，黄药子30g，大黄120g，白药子130g。麻油4500g用文火将药炸透存性，过滤去渣；再入锅内武火煎熬，放入黄蜡1500g，梅片60g，用木棍调匀备用。主治颈椎损伤后期，软组织硬化或粘连。

伤油膏（《中医伤科学讲义》）：血竭60g，红花6g，乳香6g，没药6g，儿茶6g，冰片6g，琥珀3g，香油1500g，黄醋适量。除冰片、香油、黄醋外，共为细末，后入冰片再研，将药末溶化于炼过的油内，再入黄蜡收膏。可用于推拿手法治疗颈椎损伤时，涂擦在患处，又起到润滑的作用。

（5）熏洗湿敷药

①热敷熏洗：早在《仙授理伤续断秘方》中就有记述，古称"淋拓""淋渫""洪洗"或"淋浴"，是将药物置于锅或盆中加水煮沸后熏洗患处的一种方法。即先用热气熏蒸患处，待水温适度时用药水浸洗患处。冬季气温低时，可在患处加盖棉垫，以使热力持久，每日2次，每次15～30分钟。每贴药可熏洗数次。如药液因熏蒸而浓缩减少，可酌情加适量水后，再煮沸熏洗。具有疏松关节筋络、疏导腠理、流通气血、活血止痛的作用，适用于关节强直拘挛酸痛麻木或损伤兼夹风湿者，多用于四肢关节，对腰背部也可酌情应用。

散瘀和伤汤（《医宗金鉴》）：番木鳖（油炸去毛）15g，红花15g，生半夏15g，骨碎补9g，甘草9g，葱须30g，醋60g。先用水煎药，沸后加醋再煎。主治颈椎病急性损伤，瘀血积聚，肿痛剧痛。

海桐皮汤（《医宗金鉴》）：海桐皮6g，透骨草6g，乳香6g，没药6g，当归（酒洗）4.5g，川椒9g，川芎3g，红花3g，威灵仙2.4g，白芷2.4g，甘草2.4g，防风2.4g。水煎。治颈椎急性损伤，筋翻骨错（小关节紊乱），疼痛不止。

舒筋活血洗方（《中医伤科学讲义》）：伸筋草、海桐皮、秦艽、独活、当归、钩藤9g，乳香、没药、川红花6g。水煎。治颈椎急、慢性损伤后，筋络挛缩疼痛。

八仙逍遥汤（《医宗金鉴》）：防风3g，荆芥3g，甘草3g，当归（酒洗）6g，黄柏6g，苍术9g，牡丹皮9g，川椒9g，苦参15g。装布袋内，扎口，水煎。治颈椎急、慢性损伤，局部肿硬疼痛及风湿痹痛诸症。

旧伤洗方（《林正高正骨经验》）：制草乌9g，生川乌9g，三棱9g，莪术9g，泽兰9g，肉桂9g，当归尾9g，桃仁9g，红花9g，乌药9g，羌活15g，独活15g，牛膝15g。水煎后，加醋45g洗用。治颈椎病久伤蓄瘀作痛。

（6）热熨法：是选用温经祛寒、行气活血止痛的药物，加热后用布包裹，热熨患处。借助其热能作用于局部，或循经通达五脏六腑，以发挥治疗各种伤筋病症的方法。早在《普济方·折伤门》中就有记载，主要适用于不易外洗的腰背躯体新伤、陈伤。

①坎离砂：又称"风寒砂"。用铁砂加热后，与醋水煎成的药汁搅拌后制成。临用时加醋少许拌匀，置布袋中，数分钟会自然发热，热熨患处。适用于颈椎病陈伤兼有风湿者。

②熨药：俗称"腾药"。将药置于布袋中，扎好袋口放在锅中蒸热后熨患处。适

用于各种风寒湿肿痛之证。

正骨烫药（《中医伤科学讲义》）：当归12g，羌活12g，红花12g，白芷12g，乳香12g，没药12g，骨碎补12g，川断12g，防风12g，木瓜12g，川椒12g，透骨草12g。治颈椎急性损伤后，新伤及旧伤的肿痛。

热敷散（《实用颈背腰痛中医治疗学》）：刘寄奴12g，防风12g，秦艽12g，独活12g，透骨草12g，红花9g，艾叶9g，川椒9g，川芎9g，草乌9g，栀子9g，桑枝30g，生姜30g，五加皮15g，赤芍15g，大葱3根。用食醋将药拌湿，用纱布包裹，蒸热后热烫患处，亦可煎汤外洗患处。适用于颈椎病陈伤兼有风湿者。

（7）中药离子导入：国内近年来广泛应用各种中药离子导入疗法治疗颈椎病的临床报道较多。一般认为，本法用于颈椎病急性症状明显时效果较好，可以消除神经根炎性水肿，改善局部的血液循环和代谢状态，从而解除颈椎的椎间盘退行性变、椎体骨质增生及颈部软组织劳损等引起的一系列症状。临床观察，本法对各型颈椎痛均有一定疗效，尤其对颈型颈椎病、神经根型颈椎病效果更好。

①方药配制

处方一：当归20g，羌活50g，白芷20g，川芎20g，蒲公英20g，秦艽20g，杜仲20g，牛膝10g，没药10g，乳香20g，草乌20g，赤芍20g，桃仁20g，威灵仙30g，透骨草30g。上药加水1500mL，浸泡4小时后水煎，沸后40分钟用4层纱布滤出药液900mL。第二煎加水1000mL，沸后25分钟滤出药液500mL。两煎混合，装入瓶内放置冰箱备用，用时加温至40℃。

处方二：川乌30g，草乌30g，马钱子30g，川芎30g，赤芍30g，当归30g，桃仁30g，红花30g，骨碎补30g，防风30g，制乳香30g，制没药30g，木瓜30g，川椒30g，白芷30g，透骨草30g，羌活30g，独活30g，川断30g，怀牛膝30g。上药先用水浸1小时后煎2次，每次煎1小时，沉淀后取净药液1000mL，然后加99%乙醇1000mL，去除沉淀，重新取净液约1800mL，装瓶备用。

②操作：把10cm×15cm大小的药垫浸泡在加温的药液中，将吸有药液的药垫放置于病变部位，其上再放7cm×10cm极板（阳极），非作用极（阴极）用生理盐水浸湿放置于前臂麻木疼痛部位，然后盖以塑料布或人造皮革，据情况用沙袋、绷带或借患者身体重力将电极加以固定。

检查电疗机各指针、旋钮均在正确位置后，先开总开关，次开分开关，徐徐转动电位器，逐渐增大电流量。参照患者的感觉，将电流量控制在5～15mA之内。

每次治疗20～25分钟，每日1次，12次为1个疗程，每疗程间隔4～7天，一般治疗2～5个疗程。

2.腰椎间盘突出症

（1）敷贴法

①腰痛散（《穴位贴药疗法》）：吴茱萸10g，附片10g，肉桂10g，干姜10g，川芎10g，苍术10g，独活10g，威灵仙10g，地鳖虫10g，全蝎10g，羌活10g，细辛6g，红花15g，冰片10g，皂角刺9g。上药共为细末。选穴腰眼、肾俞、肝俞、阿是穴，每穴用药粉10g，用胶布固定。1日1次，1周为1个疗程。主要用于湿邪内侵所致者。

②代痛散（《伤科补要》）：生川乌15g，生草乌15g，乳香30g，没药30g，何首乌30g，蟾酥9g（火酒烊化）。上约共为细末，用烧酒或姜汁调敷。有活血消肿止痛之功。此药敷后，腰部有麻木，其痛可立即减轻或消失。本方适用于跌损初期，疼痛较重者。

（2）热熨法

①青囊散（《实用颈背腰痛中医治疗学》）：当归30g，草红花30g，骨碎补30g，防风30g，制乳香30g，制没药30g，木瓜30g，川椒30g，白芷30g，透骨草30g，羌活30g，独活30g，川断30g，怀牛膝30g，马钱子30g，干茄根30g，大青盐100g。上药共研粗末（10～20目），用60°烧酒约60g与药末拌匀后，分3份，用青麻布袋盛装。用时放蒸笼蒸半小时，取一袋热敷于痛处。若烫甚，先用柳枝隔开皮肤，可耐受时接触皮肤。3个青囊轮番使用，每次1小时，1日2次。连续使用1周后，即弃此囊。如需第2疗程，隔五七日再依上法制用。本药可用于各类原因所致者，唯新伤者24小时内勿用。

②腰痛渍（《穴位贴药疗法》）：当归50g，红花30g，乳香20g，没药20g，川牛膝15g。上药入米醋300mL内浸4小时后，放入锅中加热数十沸。选穴腰眼、阿是穴。用纱布放药醋内浸透，乘热浸渍穴位，冷后更换。1日1次，每次2小时以上。本方主要用于跌仆闪挫或局部有瘀血者。

（3）洗法：洗法有药浴和熏法两种。

①药浴

处方一：苍术120g，艾叶400g。将药物装纱布内包裹，放入热水（单人浴池）内半小时后，洗浴20分钟。1日1次，10日为1个疗程。主要用于寒湿内侵者。

处方二：肉桂50g，吴茱萸100g，生姜150g，葱头50g。上药纱布包裹，放入热水浴池半小时后，洗浴20分钟，每日1次，用于肾虚者。

②熏洗

处方一：荆芥100g，防风100g，苏叶50g，麻黄40g，羌活100g，独活100g，秦艽60g，苍耳子50g，干姜100g，伸筋草40g，菖蒲根500g，葱白300g，细辛

30g，苍术100g，川芎80g，白芷40g。上药置锅中煮沸15分钟，使其温度保持在45～55℃之间，熏洗腰臀部，每次30～60分钟，以大汗淋漓为度。主要用于寒湿内侵者。

处方二：伤洗剂（《林如高正骨经验》）。柚叶9g，橘叶9g，骨碎补9g，松针9g，风不动9g，桑寄生9g，桂枝9g，土牛膝9g，穿地龙9g，忍冬藤9g，侧柏叶15g。水煎，加黄酒60g，熏洗患处。每日1剂，熏洗2次。本方有祛风除湿，通络和营之功。适用于损伤后期，风湿入络，挛缩痹痛者。

3.强直性脊柱炎

中药外治法用于治疗强直性脊柱炎的方法多种多样，且各有长处。总体来说，有敷法、搽擦法和热熨法三种。热敷熏洗法因为本病患者翻动不方便，故较少采用。现将常用的3种方法介绍如下。

（1）敷法

①乌桂散（经验方）：制川乌6g，制草乌6g，桂枝9g，细辛5g，山茱萸9g，干姜9g，公丁香9g，藿香12g，白芷12g，麝香0.3g。上述各药共研粗末，用醋拌湿，敷于脐部，每次6～10g，根据情况，2～3天更换1次。适用于背部僵硬，疼痛剧烈，活动困难者。有祛风寒，通络止痛之功效。

②温经通络膏（《中医伤科学讲义》）：乳香250g，没药250g，麻黄250g，马钱子250g。上药共为细末，饴糖调敷背部痛处。适用于寒湿伤筋，骨节酸困疼痛，筋脉不利者。

③丁桂散（经验方）：丁香、肉桂各等分，共为细末，加入膏贴或药膏内。烘热后，外敷或贴于背部痛处。功能祛风散寒，温经通络。适用于背痛有风寒之邪者。

（2）搽擦法：搽擦剂中目前有许多中成药，对缓解疼痛，改善生活质量有一定疗效。若配合按摩，使用效果更佳。常用的有正红花油，骨质宁擦剂，万花油等中成药。

（3）热熨法

①坎离砂（中成药）：本方适用于背部因风寒之邪侵袭，疼痛不止者。

②熨背散（《备急千金要方》）：乌头150g，细辛150g，附子150g，羌活150g，川椒150g，桂心150g，川芎30g。共为粗末，布袋包裹，微火令暖，以熨背上，其疼乃止，用于背部软组织疼痛。本方有温经通络止痛之效，适用于本病痛重者。

（4）中药离子导入疗法：可抑制腰骶部免疫炎性反应，消肿止痛，为可供选择的有效方法之一。

方药配制及操作如下：雷公藤总酯1g，溶于95%乙醇内，制成0.5%溶液备用。按直流电离子导入法常规，阳极导入，电极大小依治疗部位而定，电流强度

5～10mA，每日1次，一次20分钟，18次为1个疗程，疗程间隔2周，一般做2～4个疗程。

4.胸椎小关节紊乱症

胸椎小关节紊乱症属于中医"骨错缝"范畴，临床表现为胸闷、气短、呼吸困难、背部疼痛，以及胸部进行旋转及后伸活动时受限。手法后可给予中药熏蒸等外治法处理。

（1）中药外敷方：川芎12g，草乌头12g，细辛12g，桂枝12g，乳香12g，没药12g，羌活12g，香附12g，乌药12g，红花12g，威灵仙12g，透骨草12g，樟脑6g。上药共研为粗末，入锅内，加酒25mL，醋25mL，炒热，装入20cm×15cm的纱布袋内，外敷患处。每次1小时，每日1次。

（2）中药熏洗方：当归30g，炒艾叶30g，木瓜30g，伸筋草30g，羌活30g，防风30g，五加皮30g，地龙30g，川乌30g，土鳖虫30g。用纱布将药包裹，加水浸泡15分钟后煮开即可。将潮湿的药袋置于患处，注意温度，可垫敷毛巾等物，避免烫伤。用TDP进行熏蒸，反复2～3次即可。

（3）消肿止痛膏：木瓜60g，蒲公英60g，栀子30g，地鳖虫30g，乳香30g，没药30g，大黄150g。上药共为细末，饴糖或凡士林调敷。

（4）损伤风湿膏：生川乌30g，生草乌30g，生南星30g，生半夏30g，当归30g，黄荆子30g，紫荆皮30g，生地30g，苏木30g，桃仁30g，桂枝30g，僵蚕30g，青皮30g，甘松30g，木瓜30g，山奈30g，地龙30g，乳香120g，细辛30g，红花60g，丹皮60g，落得打60g，白芥子60g，没药60g，羌活60g，独活60g，川芎60g，白芷60g，苍术60g，木鳖子60g，山甲片60g，川断60g，山栀子60g，地鳖虫60g，骨碎补60g，赤石脂60g。上药洗净切片或打碎，用麻油10kg，将药浸入油中7～10天，然后入锅，文火熬煎，至药枯去渣；再将油继续熬2小时左右，视其滴水成珠，将锅离火；再加黄铅粉1800g，徐徐筛入锅内，边筛边搅，膏成收贮备用。用时摊贴患处。

（5）狗皮膏：枳壳30g，青皮30g，川楝子30g，大枫子30g，赤石脂30g，僵蚕30g，赤芍30g，官桂30g，天麻30g，小茴香30g，蛇床子30g，甘草30g，乌药30g，牛膝30g，羌活30g，黄柏30g，补骨脂30g，威灵仙30g，生川乌30g，当归30g，木香30g，细辛30g，续断30g，菟丝子30g，白蔹30g，桃仁30g，生附子30g，川芎30g，生杜仲30g，远志30g，穿山甲30g，生香附30g，白术30g，橘皮30g，青风藤30g。将上药用香油7500g炸枯，去渣，炼至滴水成珠；入铅丹3120g，搅匀成膏。另将轻粉15g，儿茶15g，公丁香15g，樟脑15g，乳香15g，没药15g，血竭15g，共研细末。每7500g膏中加上细末105g搅匀，用时摊贴患处。

下篇 | 应用篇

第十四章　脊柱病

第一节　颈椎病

颈椎病是由于颈椎的内外结构失稳，或颈椎间盘退变及其继发病理改变，累及周围组织结构（神经根、椎动脉、交感神经、脊髓等组织）而出现相应的一系列临床表现的疾病。本病属于中医学"项痹病"范畴。随着电脑、手机等信息工具的普及，年轻人低头频率增加，筋骨失衡导致颈椎病的患病率不断上升，且有年轻化趋势。年老者肝肾不足，气血亏虚，筋骨失养；或感受风寒湿邪，气滞血瘀发为本病。中医辨证为气滞血瘀型、风寒湿滞型、气血亏虚型、肝肾亏虚型。

西医学认为，长期伏案或损伤导致颈椎内外结构的生物力学失稳，颈椎稳定性下降，内外结构的颈椎椎体、椎间盘、关节与肌肉、韧带等组织失调，颈椎脊柱代偿增生。当增生发生在钩椎关节、椎间关节和椎体，并刺激或压迫相关局部软组织、神经根、椎动脉、交感神经、脊髓等组织时，就会产生综合症候群。轻者仅表现为颈项部、肩背部或头部疼痛不适，重者可表现头晕猝倒、肢体无力，甚至二便失禁、瘫痪等。临床一般分为颈型、神经根型、椎动脉型、交感神经型、脊髓型与混合型。

一、颈型颈椎病

1.临床表现

（1）临床症状：颈型颈椎病又称"软组织型颈椎病"，是颈椎病发病率最高的一种分型。主要表现为颈项上背部酸胀疼痛不适，颈项强直，活动受限，严重者呈斜颈姿势；偶有后枕部痛麻不适；或患者经常出现"落枕"现象；一般晨起时较轻，长时间低头后加重。

（2）体征：颈椎曲度变浅，颈项部肌肉紧张，并可触及结节或条索；斜方肌、肩胛提肌、菱形肌、冈上肌、椎旁等部位压痛，部分患者可触及棘上韧带疼痛、肿胀，棘突偏移。肩胛内上角、斜方肌上束、前中斜角肌处压痛；颈部活动受限。颈椎臂丛神经牵拉试验、颈椎间孔挤压试验常为阴性。

（3）影像学检查：可无明显异常，部分患者X片可显示颈椎生理曲度消失或反弓，颈椎小关节处出现"双突双边"影，以及椎体骨质增生、韧带钙化等退行性改变。

2.特色疗法

（1）颈项背酸胀疼痛，颈项强直，活动受限。

①点穴法：患者呈俯卧位或坐位，点按风池、风府、大椎、肩井、天宗、阿是穴等穴位，以酸胀为度，操作5~6分钟。

②拨揉法：患者侧卧位，用拇指拨揉法从风池沿颈脊旁0.5寸至上背部，颈脊旁1.5寸至肩井至肩峰；从耳后乳突开始，沿两侧横突位置至缺盆穴各2~3遍，使颈肩部紧张的肌肉得到充分放松。

③拿法：患者呈俯卧位或坐位，从风池穴到颈根部，用拇指与其余四指相对应的拿法在后项部上下往返操作2~3遍。

（2）颈椎曲度变浅，甚至颈椎生理曲度消失或反弓：可用仰卧牵枕微调法及易筋经的掌托天门法。

（3）颈项背疼痛较甚：可用穴位针刺法、小针刀软组织松解法。

二、神经根型颈椎病

1.临床表现

（1）临床症状：上肢放射性疼痛、麻木或酸胀，此症状出现部位与受累神经根的走行及支配区一致。大部分患者上举肩关节时，酸痛、麻木症状可缓解，放下时加重。多出现于一侧上肢，少数患者双侧同时出现或交替出现。多数患者同时伴有颈项部、肩胛区酸胀不适感。少数患者出现上肢肌肉萎缩，握拳或持物无力等。

（2）体征：患侧棘突旁、颈椎间孔部位明显压痛，部分患者疼痛可放射至上肢；椎间孔挤压试验阳性，椎间孔分离试验阳性，臂丛神经牵拉试验阳性。部分患者神经系统检查可出现局部皮肤浅感觉减退，受累区肌肉肌力下降，肌萎缩；少数有上肢腱反射减退。

（3）影像学检查：X线片可显示椎间孔变窄，钩椎关节增生，生理曲度改变等。MRI可清晰显示神经根走行，受压及肿胀情况；若由于颈椎间盘突出引起，则可显示突出程度、方向以及突出物与神经根关系；若由于其他原因引起的，如神经根囊肿、髓鞘瘤等均可以清晰显示。

2.特色疗法

（1）颈项部、肩胛区酸胀不适感明显：使用仰卧牵枕微调法、五线五区十三穴治疗法。

（2）上肢痛麻不适

①点按弹拨法：根据受累神经根的节段分布，分别在手三阴经以及手三阳经的经穴进行点按弹拨等手法。

②捻勒法：操作于受累手指。

（3）颈椎关节突关节紊乱：使用仰卧牵枕微调法、颈椎斜扳法。

（4）上肢疼痛明显：使用小针刀软组织松解法；选取受累神经根出口压痛处以及相应受累神经支配区腧穴进行穴位注射。

三、椎动脉型颈椎病

1.临床表现

（1）临床症状：主要表现为眩晕，一般呈发作性，与颈椎位置相关，尤其颈椎旋转后伸时易出现；眩晕发作时，多伴恶心或呕吐，部分患者有视物模糊、耳鸣或听力下降，少数患者会出现黑矇、晕厥症状。

（2）体征：可见上项线枕后三角区压痛，眩晕发作伴眼震，旋颈试验阳性。

（3）影像学检查：X线检查可发现钩椎关节骨质增生、关节突关节骨质增生；3D-CTA可清晰显示椎动脉走行情况，如有无狭窄、受压、畸形等。TCD检查可显示椎动脉血流速度的改变。

2.特色疗法

（1）眩晕发作期

①一指禅偏峰推法：在双侧风池穴，沿寰枕关节向风府方向推，左手推右侧，右手推左侧。

②点按法：点按上项线、风池穴、风府穴以及乳突下。

（2）颈椎关节突关节紊乱：可用颈椎斜扳法、仰卧牵枕微调法。

（3）头昏头胀：用扫散法。患者呈仰卧位，在前额鱼际揉法，按揉印堂、睛明、太阳等穴，或三部推拿法。

（4）头痛畏寒恶风

①指叩法：头痛区域敏感点施以指叩手法。

②擦法：在枕部及颈部施以擦法，以有温热感为度。

四、交感神经型颈椎病

1.临床表现

（1）临床症状：主要表现为交感神经兴奋症状，如头晕、头痛、视物模糊、胸闷、心前区疼痛、心悸；肢体发凉或发热、多汗或无汗等；本型颈椎病症状多变、易与相关内科疾病相混淆。

（2）体征：可发现棘突旁及横突旁压痛；或伴有心率、血压等改变；少数患者出现霍纳征。

（3）影像学检查：可显示颈椎曲度改变、骨质增生等退行性变化；本型颈椎病没有特异性辅助检查方法以明确诊断。

2.特色疗法

（1）视物模糊、眼涩、头晕者，使用一指禅偏峰推法。取双侧风池穴，沿寰枕关节向风府方向推，左手推右侧，右手推左侧。

（2）面额部胀痛不适：使用抹揉法。在颞部、前额部、眼眶等部位予以抹揉法治疗。

（3）头痛、偏头痛、头胀、枕部痛：使用按揉法。同侧风池穴用按法和揉法，按压方向为头痛部位。

（4）耳鸣、耳塞：在同侧风池穴用一指禅推法、按法和揉法，向外上方按压。

（5）颈椎关节突关节紊乱：用颈椎斜扳法、仰卧牵枕微调法。

五、脊髓型颈椎病

1.临床表现

（1）临床症状：主要表现为上肢或下肢麻木、沉重无力；行走时踩棉花感，甚者步态不稳、行走困难；双下肢或胸腹部有"束带感"，部分患者"束带感"有从下往上发展趋势；少数患者出现膀胱和直肠功能障碍，如排尿无力、尿失禁或尿潴留或大便无力等。严重者，出现明显四肢肌肉萎缩、肢体瘫痪，严重影响生活。

（2）体征：可发现上肢、躯干部节段性分布的浅感觉障碍，肌力下降，肌肉萎缩；受累下肢肌张力增高，腱反射活跃或亢进，病理反射阳性；浅反射如腹壁反射、提睾反射减弱或消失。部分可表现为上肢腱反射减弱或消失；闭目难立阳性。

（3）影像学检查：首选MRI检查，可以清晰显示受累脊髓受压情况，有无脊髓变性；明确脊髓受压原因，如椎间盘突出、黄韧带肥厚、椎管狭窄、骨质增生、肿瘤等。

（4）肌电图检查：有助于明确脊髓或神经根受累程度，与某些神经系统疾病相鉴别（如运动神经元疾病、肌源性疾病等）；对于预后的判断也有一定帮助。

2.特色疗法

脊髓型颈椎病为推拿手法禁忌证之一，但早期的脊髓型颈椎病可以使用手法与针灸治疗，严禁颈部使用扳法。对于严重的脊髓型颈椎病患者，则要考虑手术治疗。

（1）颈项部酸胀疼痛板滞不适：选择五线五区十三穴法或仰卧牵枕微调法。

（2）下肢肌力减弱：使用按揉法。主要施法于涌泉、昆仑、太溪、绝骨、三阴交、承山、委中、阳陵泉、足三里、环跳、秩边等穴。

（3）尿潴留者或大小便失禁

①按揉法：主要施法于关元、气海、中极、阴陵泉、三阴交等穴。

②摩腹：尿潴留予以顺时针摩腹；二便失禁予以逆时针摩腹。

六、混合型颈椎病

1.临床表现

兼具以上两种或两种以上类型的颈椎病。

2.特色疗法

根据以上不同分型，选择相应疗法。

第二节　落　枕

落枕是指晨起出现颈部酸胀、疼痛、僵直、活动受限为主要临床表现的一种病证。本病多见于青壮年，为颈项部常见疾病，轻者数日自愈，重者迁延数周、疼痛剧烈。本病属中医学"项筋急"范畴，又称"失枕"。中医认为，落枕多因为睡眠时睡枕过高或过低，睡眠姿势不良，头部过度旋转；风寒湿邪侵袭颈部所致。而素体虚弱，气血不足，气血循行不畅患者更易发为落枕。

西医学认为，落枕多由于局部肌肉过度紧张痉挛所致。颈部的肌群，包括胸锁乳突肌、斜角肌、斜方肌、肩胛提肌、头夹肌、半棘肌、颈阔肌等，以脊柱为中轴左右对称分布。在落枕时，最易受累的肌肉为斜角肌与胸锁乳突肌；斜角肌主要参与颈椎侧屈、侧旋和前屈运动；胸锁乳突肌一侧收缩，使头向同侧侧屈、脸转向对侧，两侧同时收缩，可引起头部屈伸。因此，落枕多表现为头转向一侧，或偏向一侧伴活动受限；部分表现为前屈或后伸受限。

1.临床表现

（1）临床症状：一般晨起时或睡眠后突发颈项部疼痛，头歪向一侧，颈部不能自由旋转，转向受限侧时经常连同躯干同时转动；部分患者表现为不能低头或抬头，疼痛多为一侧，严重者疼痛放射至肩背部；转动头部时，疼痛加重。一般不伴有神经根受压症状。

（2）体征：取决于哪部分肌肉受累，一般表现为受累肌肉痉挛、压痛或可触及条索。胸锁乳突肌与斜角肌受累均可以表现为头向患侧侧屈，同时转向健侧；而向患侧转头受限，疼痛加剧。胸锁乳突肌受累时，低头抬头均可受限；而斜角肌受累时，患者往往还表现为低头位，以抬头受限为主；若为斜方肌上束受累，则以头侧屈向患侧为主，往往伴有患侧耸肩。

（3）影像学检查：X线检查一般无明显异常。部分患者可以表现为颈椎生理弧度异常或颈椎退行性改变。

2.特色疗法

（1）疼痛或活动受限：使用落枕穴点按法、五线五区十三穴法、落枕穴针刺法。

（2）肌肉痉挛

①点按法与弹拨法：分别在受累肌肉的起止点以及肌腹的压痛点予以点按法与弹拨法。

②拉伸法：通过固定一侧肩关节，被动活动患者头部而起到拉伸受累肌肉的方法。

（3）病程较长伴关节突关节紊乱：使用仰卧牵枕微调法、颈椎斜扳法。

此外，还可采用针灸治疗。

第三节　枕－寰－枢关节失稳

枕－寰－枢关节失稳又称"枕－寰－枢关节紊乱"，是指因外伤、先天性、继发性等原因引起的寰枕关节或寰枢关节稳定性下降。轻者无症状，重者可表现为头部活动受限、头痛、头晕、视物模糊等，甚者出现四肢瘫痪、呼吸肌麻痹、危及生命等。枕－寰－枢关节紊乱可以分为寰枕关节紊乱与寰枢关节紊乱，两者症状相似。本病属于中医学"骨错缝"或"筋节伤"范畴。中医认为，禀赋不足或发育不良，或颈部外伤，致使脊窍错移，枕寰枢错移而发病。

枕－寰－枢关节由枕骨髁、寰椎、枢椎以及周边软组织（韧带、筋膜等）组成，是连接头部与脊柱的关节复合体，包括寰枕关节与寰枢关节。头部的运动大部分由此关节来完成，其中50%以上头部的屈曲由寰枕关节完成，而50%以上头部的旋转由寰枢关节完成。寰枕关节是由寰椎侧块的上关节凹与相应的枕骨髁构成的椭圆关节。寰枢关节由3个关节组成，分别是2个寰枢外侧关节与1个寰枢正中关节。与寰枢关节紊乱关系密切的韧带，主要有横韧带、齿突尖韧带与翼状韧带。枕颈部先天畸形，韧带的松弛、撕裂、断裂，以及外伤导致的骨折、脱位等都会引起枕－寰－枢关节紊乱。

1.临床表现

（1）临床症状：颈项部、后枕部疼痛，头部活动受限，活动时疼痛加剧；累及椎基底动脉时，会出现头晕、恶心呕吐、耳鸣、视物模糊等后循环供血不足表现；累及延髓或上段颈髓时，则会出现四肢瘫痪、构音障碍、吞咽困难，甚至呼吸心跳停止。

（2）体征：枕项部局部压痛、肌肉痉挛，尤其位于寰枢椎棘突及横突周围；寰椎、枢椎棘突偏移；头部保持固定姿势，多方向活动受限；累及上段颈髓时会出现神经系统阳性体征，如肌力改变、肌张力改变、腱反射改变；病理征阳性等。

（3）影像学检查：影像学检查是枕－寰－枢关节紊乱诊断的主要手段。

①寰枕关节紊乱

BDI值（basion-dental interval）：指颅底点和齿突尖最上方的点之间的距离。前屈－后伸功能位时，BDI值变化应≤1mm。当BDI＞1mm时，提示寰枕关节不稳定；头部中立位时，BDI＞12mm，提示发生寰枕关节前脱位或分离脱位。

BAI值（basion-posterior axial line interval）：指颅底点到C2椎体后缘直线的垂直距离。正常值BAI≤12mm，且颅底点在C2椎体后缘直线前方。当BAI＞12mm时，提示寰枕关节前脱位或分离脱位；若颅底点位于C2椎体后缘直线后方，且BAI＞4mm时，提示寰枕关节后脱位或分离脱位。

②寰枢关节紊乱

寰齿前间距：为寰椎前弓后缘与齿突前缘之间的距离。成人＞3mm（＜13岁的儿童＞4~5mm）或前屈－后伸位动态测量变化＞2mm时，均可考虑寰枢关节脱位。

张口位：两侧寰齿间隙（齿状突与寰椎侧块距离），成人＞2mm，儿童＞3mm；或者两侧寰齿间隙比＞2mm（宽/窄），均可考虑寰枢关节紊乱。

2.特色疗法

（1）枕项部疼痛、肌肉痉挛：主要在患者上项线处风池穴、风府穴、完骨穴、天柱穴、阿是穴，以及肌肉痉挛处行按揉法；或沿颈椎棘突两侧、项背部以及痉挛肌肉行一指禅推法与弹拨法。

（2）有头晕头痛：在风池穴、太阳穴操作点按法；或使用三部推拿法。

（3）影像学有枕－寰－枢关节紊乱：可用颈椎斜扳法、仰卧牵枕微调法。

3.注意事项

（1）操作颈椎斜扳法时，应使用定点扳法。

（2）影像学检查有寰枕或寰枢关节脱位较为严重者，慎用扳法。

（3）有脊髓受压症状者，慎用推拿手法。

第四节　颈椎间盘突出症

颈椎间盘突出症是指颈椎间盘退行性变；或因外力作用于颈部，使纤维环部分或完全破裂，髓核向外膨出或突出，压迫或刺激神经根、脊髓，引起一系列相应症状和体征的疾病。颈椎间盘突出，既可以压迫颈神经根，也可以压迫脊髓，而分别表现为神经根根性症状与脊髓压迫症状。中医认为，颈为脊之上枢，督脉之要道，上通髓海，下连腰脊；颈脊外伤劳损，致气滞血瘀，脉络受阻，经脉肌肉失其濡养，发为本病。本病属中医学"节伤"范畴。

椎间盘由纤维环、髓核与软骨终板组成；所有颈椎椎体之间，除了第1颈椎（寰椎）与第2颈椎（枢椎）之间没有椎间盘连接，其他椎体之间均有椎间盘相连接。与其他节段颈椎间盘突出相比，C6～C7与C5～C7突出比较多见。根据椎间盘突出的程度，可分为膨出型、突出型与脱出型；根据椎间盘突出的位置，可分为外侧型突出、旁中央型突出与中央型突出。在临床上，症状的轻重与颈椎间盘突出的位置、程度以及神经根或脊髓受压的程度有关。

1.临床表现

（1）临床症状：颈项部、肩背部疼痛，长时间低头疼痛加重；上肢痛麻不适，痛麻多放射至手指；上、下肢无力或肌肉萎缩，行走不稳或"踩棉花感"；下肢"束带感"。

（2）体征：颈项肌肉紧张、痉挛，棘突旁压痛、放射痛阳性，椎间孔挤压试验阳性，椎间孔分离试验阳性，臂丛神经牵拉试验阳性；上肢腱反射异常，肌力下降，甚者肌肉萎缩，霍夫曼征阳性；下肢肌力下降，甚者萎缩，腱反射亢进，病理征阳性；闭目难立征阳性。

（3）影像学检查：X片检查可见椎间隙变窄，颈椎骨质增生，曲度改变等；CT或MRI可见椎间盘突出程度、突出位置；MRI进一步可以显示颈髓受压程度以及有无变性等。

（4）肌电图检查：可确定受累神经根及其损害程度，客观评价受损程度和判断预后。

2.特色疗法

（1）枕项部、肩背部疼痛

　　临床可采用仰卧位颈椎拔伸法（患者呈仰卧位，医者一手置于患者枕部，另一手置于患者下颌，两手同时用力向上拔伸患者颈椎，维持数秒，反复3次）及五线五区十三穴法进行治疗。

　　（2）上肢痛麻不适

　　①拨揉法：在棘突旁压痛点且伴放射痛部位行拨揉法，同时配合头部被动运动。

　　②按揉法：根据受累神经根支配区域在相应的腧穴予以按揉法。

　　③捻法与勒法：在受累手指行捻法与勒法各3次。

　　（3）颈椎关节突关节紊乱且突出不甚、无脊髓压迫症：可做仰卧牵枕微调法、颈椎斜扳法。

　　3. 注意事项

　　（1）有脊髓受压症状者，慎用推拿手法，尤其颈椎扳法。

　　（2）推拿后症状加重或治疗3个月后症状无好转者，或有明显颈髓变性者，建议手术治疗。

第五节　前斜角肌综合征

　　前斜角肌综合征是指前斜角肌压迫或刺激臂丛神经和/或锁骨下动脉的血管神经束而产生的一系列神经、血管压迫症状，主要表现为上肢的痛、麻、肿、胀等不适。前斜角肌综合征是胸廓出口综合征中常见的一种类型。斜角肌包括前斜角肌、中斜角肌与后斜角肌；前斜角肌起于C3～C6横突前结节，肌纤维向前外下方止于第1肋的斜角肌结节；中斜角肌行于其后。在前斜角肌的后缘、中斜角肌的前缘以及第1肋骨的上面共同围成一个三角形的间隙，称为"斜角肌间隙"，臂丛神经与锁骨下动脉从此间隙穿过。如高位第1肋骨、肩部下垂、高位胸骨等先天因素或者外伤、劳损等原因，均会影响前斜角肌，压迫臂丛神经或锁骨下动脉，从而出现前斜角肌综合征。

　　中医学认为，本病多因外伤或劳累过度；或风寒外袭，寒邪客于经络，致使经脉运行不通，气血流通不畅，不通则痛，故发为肿痛；或病程日久，瘀血内滞，筋脉失其濡养，不荣则痛，发为本病。本病属中医学"筋肌伤"范畴。

　　1. 临床表现

　　（1）临床症状：锁骨上窝肿胀饱满，头略向患侧倾斜；上肢放射性痛麻、肿胀，尤以上肢尺侧为主；患侧上肢皮肤苍白、发凉、发紫等；患侧上肢肌力减退，尤其是小鱼际肌，甚者肌肉萎缩。

（2）体征：患侧前斜角肌紧张、局部压痛，锁骨上窝压痛，伴上肢放射痛；患侧上肢下垂，放射性痛麻加重；上举患侧上肢，痛麻缓解或消失；艾迪森试验阳性，臂丛神经牵拉试验阳性。

（3）影像学检查：X线检查一般无特异性改变，部分患者可见第7颈椎横突过长或颈肋等。

2.特色疗法

（1）前斜角肌痉挛、肿痛

①按揉法与弹拨法：在前斜角肌起点、锁骨上窝处、肌腹压痛点以及痉挛部位行按揉法以及弹拨法。

②拉伸法：患者略抬头。医者一手置于患者头部，另一手置于患者肩部，两手协调用力，使患者头部向健侧倾斜以拉伸斜角肌，然后被动旋转患者头部数次。

（2）上肢痛麻肿胀

①按揉法与一指禅推法：在上肢痛麻部位腧穴、压痛点行按揉法与一指禅推法。

②搓法与捻法：在患侧上肢予以搓法，从上臂搓至前臂；在受累手指行捻法。

（3）上肢皮肤发白、发凉

①掌推法与合法：从前臂近端向远端行掌推法，之后医者以双手虎口部相对挤压上肢，向上肢末端移动施以合法。

②小鱼际擦法：患侧前臂行小鱼际擦法，以透热为度。

（4）颈椎关节突关节紊乱致斜角肌痉挛：可用颈椎斜扳法、仰卧牵枕微调法。

3.注意事项

（1）本病易误诊为神经根型颈椎病，必须仔细检查以鉴别诊断。

（2）经推拿治疗后症状无改善或加重，伴上肢症状明显者，可考虑手术治疗。

第六节　胸椎小关节紊乱症

胸椎小关节紊乱症是指因外伤、劳损或寒湿等因素导致胸椎关节突关节、肋椎关节、肋横突关节等解剖位置的微小位移、滑膜嵌顿，刺激和压迫了脊神经、内脏神经节而引起的不同的临床症候群。既往文献称胸椎小关节紊乱症为"胸椎错缝症""急性胸椎关节突关节滑膜嵌顿"或"胸椎小关节机能紊乱"等，属中医"骨错缝"范畴，俗称"岔气"。这是伤科疾病中的常见病、多发病，多见于女性或体力工作者，好发于T3～T7胸椎之间，往往伴有头颈部症状、肋间神经痛和胸腹腔脏器功能紊乱等。因此，常被误诊为心血管系统、呼吸系统及消化系统的"神经官能症"以及"更年期综合征"等，运用整脊疗法的疗效显著。

1.临床表现

（1）临床症状：好发于青壮年、体力劳动者，女性居多。有明显的外伤史或长期姿势不良史。关节劳损的慢性患者，有时仅表现错位节段局部明显的疼痛和不适；急性胸椎小关节紊乱、韧带撕裂的患者，呈痛苦面容，强迫体位（多为前倾位），局部剧烈疼痛，甚则牵掣肩背。季肋部疼痛不适，疼痛随胸胁运动增强而加重，有胸闷、胸部窜痛和压迫感，咳嗽、呼吸时疼痛加重，入夜翻身困难，以及相应脊神经支配区域组织的感觉和运动功能障碍，可有心烦不安、食欲减退等症。部分患者表现为胸椎水平面相关的脏腑反射性疼痛，如胆囊、胃部等疼痛，或相应节段所支配的脏腑功能出现失调。临床分为关节错缝与滑膜嵌顿。

（2）体征

①背部触诊：错位胸椎节段棘突偏歪，有明显压痛、叩击痛，多数为一侧，少数为两侧；棘突可有后凸或凹陷，或上下棘突间隙不等宽等。菱形肌、斜方肌、椎旁软组织可呈不同范围和程度的紧张或痉挛，往往触及痛性结节或条索状物，深吸气时疼痛更甚。

②功能障碍：多数无明显障碍，少数可因疼痛导致前屈或转侧时活动幅度减小、牵拉疼痛甚至无法转侧。

（3）影像学检查：X线平片可排除胸椎肿瘤、结核、骨折等。在胸椎正位片，有时可见棘突偏离中线；侧位片，上下相邻椎体棘突间隙不等宽，甚至可见脊柱侧弯、扭转等。

（4）辅助检查：心电图、B超、生化等帮助鉴别诊断。

2.特色疗法

（1）胸背局部明显疼痛或不适，有条索状：可攘、按背部膀胱经，或在肌痉挛处进行鱼际揉。

（2）胸椎小关节紊乱或滑膜嵌顿：可用胸椎定点对抗扳法、扳肩旋胸法。

（3）胸背肌痉挛，病程持久：可用中药外敷或熏蒸、涂擦等法。

3.注意事项

（1）胸椎小关节紊乱症的矫正手法临床有多种，可以根据实际情况选用，但用力要适度，不能造成胸廓的损伤，以免造成"岔气"或肋骨骨折；对于老人、孕妇及体弱者，尤须慎用。

（2）嘱患者平时注意动作协调，局部保暖，调畅情志，避免劳累、伏案过久以及胸椎过度活动等。

（3）扩胸锻炼对本病有良好的预防作用。

第七节　背肌筋膜炎

背肌筋膜炎是指因寒冷、潮湿、慢性劳损引起背部的肌肉、筋膜、肌腱和韧带等软组织发生水肿、渗出及纤维变性而致的无菌性炎症，又称"背肌筋膜纤维织炎"，属于中医"痹证"范畴。中医学认为，背部为督脉和足太阳经脉所过，经筋所循，络结汇聚，脏腑之维系，活动之枢纽。凡挫闪、跌仆、劳损、潮湿、寒冷刺激伤及腰脊，筋络受损；或筋节劳损，气滞血瘀，筋拘节错而致疼痛、重着不去、活动牵掣，发为本病。中医辨证为风湿痹型和瘀血停滞型。

西医学认为，由于长时间、高强度作业，或作业姿势单调、持续时间过长，或背部肌肉急性损伤失治迁延等，形成慢性肌肉劳损。日久筋膜与肌肉粘连，纤维变性，纤维样增粗，形成条索状、结节样改变。寒冷、潮湿的环境也是本病常见的诱发因素。

1.临床表现

（1）临床症状：背部酸胀、疼痛、发凉，早晨起床时症状较重，稍活动后症状减轻，劳累、受凉后症状又加重，阴雨天或天气变化时症状亦加重。

（2）体征：背部肌肉僵硬板滞，压痛广泛，皮肤感觉迟钝。胸背部活动功能正常。

（3）影像学检查：X线检查有时可见脊柱有轻度增生，余无异常发现。实验室检查示少数患者血沉加快。

2.特色疗法

（1）背部酸胀、疼痛、发凉伴条索状

①按揉法：按揉脊柱两侧膀胱经。

②揉捏法：掌揉病变节段及周围，双手捏拿脊柱两侧骶棘肌，掌根推顺肌纤维。

③按揉腧穴：拇指按揉肺俞、膈俞、脾俞、胃俞、夹脊穴，配合弹拨条索状的肌索或硬结。

（2）肌肉僵硬板滞，压痛广泛

①直擦法：背部脊柱两侧膀胱经，涂上介质，采用直擦法，以透热为度。

②拔罐疗法：用皮肤针重叩背脊两侧及疼痛处，使叩击处微出血，再加拔火罐。

③针灸疗法：针刺选穴天宗、大杼、风门、肩中俞，针用平补平泻法，每日1次，每次30分钟。

④中药外涂：在背部肌肉僵硬处周围涂擦活络水、活络油膏或白脉软膏等，外

涂患处，以热为度。

3.注意事项

（1）患者平时注意保暖，避免风寒。

（2）配合功法锻炼，如选择锻炼八段锦中的"双手托天理三焦"；易筋经中的"摘星换斗势""倒拽九牛尾势""九鬼拔马刀势""卧虎扑食势""掉尾摇头势"；脊柱功中的"仙鹤点水"等。

第八节　急性腰扭伤

急性腰扭伤，是指腰部、腰骶部或骶髂部的肌肉、筋膜、滑囊、韧带、小关节等组织因突然外力作用受到过度牵拉而引起的急性损伤。此病多因活动不慎或抬举搬运重物姿势不当，闪扭腰部所致，可造成腰骶部肌肉筋膜、韧带、椎间小关节、腰骶关节、骶髂关节、关节囊等急性扭挫伤。临床表现为腰部剧烈疼痛、活动受限。本病属中医"腰痛""腰部伤筋"范畴。本病常见于青壮年体力劳动者、久坐者、长期从事弯腰工作者及平时缺乏锻炼而腰部肌肉欠发达者。中医学认为，本病多由皮肉筋脉受损，经络不通，气血运行不畅，气滞血瘀而成。《素问·刺腰痛》曰："衡络之脉令人腰痛，不可以俯仰，仰则恐仆，得之举重伤腰，衡络绝，恶血归之。"急性腰扭伤多为间接外力所致，轻者为骶棘肌和腰背筋膜损伤，较重者可发生棘上、棘间韧带损伤，严重者可发生滑膜嵌顿后关节紊乱等。临床根据损伤部位不同，常分为肌肉扭伤、韧带损伤和后关节滑膜嵌顿三种类型。

一、腰肌扭伤

1.临床表现

（1）临床症状：患者外伤后，可出现腰部局限性、持续性剧烈疼痛，压痛点固定、明确。患者活动受限，尤其是翻身或起床困难，咳嗽或深呼吸时疼痛加重。

（2）体征：腰骶关节或骶棘肌压痛固定且明显，多伴有臀部、大腿根前内部及大腿后部牵扯痛。单侧或双侧竖脊肌、臀大肌痉挛。脊柱生理曲度改变，多向患侧侧凸。直腿抬高、骨盆旋转试验呈阳性。

（3）影像学检查：影像学检查多无阳性表现，X线平片可排除骨折、椎间盘退变、骨质增生等情况。

2.特色疗法

（1）急性损伤24小时

①点按法：委中、腰痛点、环跳等穴位持续点按1～2分钟。

②中药冷湿敷：根据损伤程度，局部止血，选用中药冷湿敷。

③针刺疗法：先针刺远端腧穴，可取人中、后溪或腰痛点。在留针过程中，令患者站立行走，同时最大范围旋转、屈伸腰部，以能忍受为度。起针后，再行局部针灸治疗，取肾俞、大肠俞、阿是穴、环跳、承山等，同时配合100Hz经皮穴位电刺激、温针灸、拔罐等温经祛瘀、镇痛止痉。

（2）腰骶关节或骶棘肌压痛固定且明显

①㨰、揉法：用㨰、揉法在扭伤部位施术3～5分钟，以改善局部血液循环，缓解肌肉痉挛，再施仰卧牵抖法。

②点压弹拨法：以拇指点压、弹拨等稍重刺激手法，点压肾俞、大肠俞、志室、腰阳关、环跳、阿是穴等。在点压时，加以按揉或弹拨，以产生酸、麻、胀感觉为度。

③擦法：先反复擦腰部两侧膀胱经，后横擦腰骶部，以透热为度，达到温经通络、活血散瘀、消肿止痛的目的。

④刺络拔罐：在腰部阿是穴或委中穴用三棱针快速点刺后拔罐，待血液颜色转鲜红为度。

二、腰部棘上、棘间韧带损伤

1.临床表现

（1）临床症状：常有搬物扭伤或长期劳损史，多发生于中年以上患者，以下腰段损伤多见；疼痛位于腰部正中线，轻者酸痛，重者呈撕裂样或刀割样疼痛，劳累后加重，休息后减轻。棘上韧带损伤时，疼痛点常固定在1～2个棘突上，弯腰时疼痛加重。棘间韧带损伤时，疼痛主要位于两棘突之间，有时可向骶部或臀部放射。

（2）体征：棘上韧带损伤时，棘突上有明显压痛，弯腰时疼痛加重。急性棘上韧带损伤，可发现患部的条索状剥离感，局部稍隆起，皮下可见瘀斑。棘间韧带损伤，压痛点在相邻两棘突间，位置较深，腰部屈伸时都可产生疼痛。

（3）影像学检查：X线检查无异常发现，可排除骨折。如有棘上韧带或棘间韧带断裂者，其棘突间距可增大。

2.特色疗法

（1）棘上、棘间韧带损伤急性期

①点按法：同"腰肌扭伤"。

②刺络拔罐法：与上述腰扭伤方法相同。

（2）棘上、棘间韧带损伤慢性期

①弹拨法：有棘上韧带剥离者，用拇指弹拨法使剥离的韧带复位，并上下推抹理筋。

②擦法：手法重点沿着韧带走行方向。

③针灸法：以阿是穴为主，选用温针灸治疗。

④练功：重点锻炼八段锦中的"两手攀足固肾腰"；易筋经中的"九鬼拔马刀、倒拽九牛尾"等功法。

此外，还可采用仰卧牵抖法、中药熏蒸、湿热敷法进行治疗。

三、腰椎后关节紊乱症

1.临床表现

（1）临床症状：腰部突然扭闪，或无准备的弯腰前屈和旋转，腰椎后关节后缘间隙张开，关节内的负压吸入滑膜。此类情况，往往在弯腰或转腰活动后突发剧烈腰痛，伴情绪紧张、被动体位，轻微活动，或咳嗽、大声说话等均使疼痛加剧。疼痛可牵涉腰骶、臀及大腿后侧等部位。

（2）体征：腰部活动严重受限，尤以后伸为著。腰肌广泛痉挛，腰椎棘旁深压痛，腰骶部小关节处压痛明显，一般不诱发放射痛。

（3）影像学检查：影像学检查多无阳性表现，X线平片可排除骨折、骨质增生、椎间盘退变等情况。

2.特色疗法

（1）滑膜嵌顿急性期：可用腰椎斜板法、杠杆定位手法。

（2）腰椎小关节紊乱慢性期：在肌肉痉挛处用一指禅推法和㨰法、仰卧牵抖法、杠杆定位手法。

3.注意事项

（1）腰扭伤急性期，在损伤处避免使用重手法，采用冷湿敷或止血方法。

（2）腰椎小关节紊乱或滑膜嵌顿时，扳法应使用巧力，禁用蛮力。

（3）急性腰扭伤需要及时治疗，以免迁延不愈，转为慢性腰肌劳损。

第九节　慢性腰肌劳损

慢性腰肌劳损主要是指腰部肌肉、筋膜韧带等软组织的慢性积累性损伤。它是由于腰部肌肉过度疲劳，致使软组织被持续牵拉，肌肉、筋膜压力增加，其内血供和代谢受累，肌纤维在运动时产生的消耗等得不到及时补充，所生产的大量乳酸等代谢产物积聚过多，引起炎症、粘连。长此以往，即可导致组织挛缩、变性、增厚，并刺激相应的神经纤维，引起腰臀部弥漫性疼痛。此外，先天性病变，如腰椎骶化、骶椎腰化、脊椎隐裂、关节突关节不对称等引起的结构不稳定，使部分肌肉和韧带功能改变，易导致损伤而产生腰痛。本病又称"腰肌劳损""功能性腰痛"等。本病是慢性腰痛中的常见疾病之一，由急性腰扭伤失治、误治、治疗不彻底或素体虚弱、寒湿侵袭所致；并且与职业和工作环境关系密切，久坐、久站、长期伏案弯腰等不良脊柱姿势均易导致本病，外伤史可不明显，多见于青壮年。本病属中医"腰痛"范畴。

1.临床表现

（1）临床症状：长期反复发作的腰背部酸痛或胀痛史，腰部重着板紧，时轻时重，反复发作，缠绵不愈。其症状可因充分休息、加强保暖、适当活动或改变体位姿势而减轻，劳累或遇阴雨天气则加重。腰部活动功能基本正常，偶有牵掣不适感。不能久坐久站，弯腰稍久后直腰困难。喜热怕冷，喜双手捶击腰背部，以减轻症状。急性发作时，各症状明显加重，可有明显的肌痉挛，疼痛沿臀部向大腿后外侧放射，以酸胀痛为主，一般痛不过膝。

（2）体征：脊柱外观正常，腰部活动一般无明显受限。急性发作时，可有腰部活动受限，甚至出现脊柱侧弯。腰背部压痛范围较广泛，压痛点多在骶骨背面、骶髂关节面、骶棘肌、腰椎横突，以及髂嵴后缘等部位。轻者压痛多不明显，重者伴随压痛，可有一侧或双侧骶棘肌痉挛、僵硬。神经系统检查多无异常，直腿抬高试验无明显异常。

（3）影像学检查：X线检查一般无明显异常。少数患者可见有脊柱先天畸形或骨质增生。

2.特色疗法

（1）腰背酸痛持久

①膀胱经擦法：以擦法沿两侧膀胱经上下往返施术5～6遍，用力由轻到重。

②按揉法：以双手拇指按揉肾俞、腰阳关、大肠俞等穴位，以酸胀为度，并以掌根在病变周围按揉1～2分钟。

③点按法：施术于痛点及肌痉挛处，反复3～5遍，再行仰卧牵拉法。

④针灸疗法：选用阿是穴，以及肾俞、腰阳关、委中、昆仑等穴位，采用平补平泻法，并可配合艾灸等。

此外，还可采用药物熏蒸法进行治疗。

（2）腰部酸痛伴腰椎侧弯

临床除采用杠杆定位扳法外，还可采用以下方法进行治疗。

①按揉法：按揉腰部酸胀处。

②拔罐疗法：在背部定罐或走罐。

③针刀疗法：可用小针刀对压痛点可触及的条索状结节组织粘连部分，进行局部剥离、松解，以达到疏通经络、松解粘连的目的。

④功法锻炼：脊柱功中的"摇转双臂"，易筋经中的"倒拽九牛尾"与"卧虎扑食"，八段锦中的"摇头摆尾"。

3.注意事项

（1）日常生活和工作中，纠正不良姿势，经常变换体位，勿使腰部过度疲劳。

（2）注意腰部保暖，加强腰背肌的锻炼，节制房事。

（3）选用软硬适中的床垫。

第十节　腰椎间盘突出症

腰椎间盘突出症是指腰椎间盘发生退行性改变后，由于外力作用，致使腰椎纤维环破裂，髓核向外突出，进而刺激或压迫周围软组织引起的以腰腿痛为主要症状的临床综合征。西医学认为，该病由于椎间盘退变或腰椎生物力学结构改变，因外伤、久坐、长时间驾驶等外部因素诱发而产生。本病属中医学"腰痛""腰腿痛"范畴，中医学认为，由于跌仆扭伤，或腰部用力不当，损伤筋骨，或坐卧寒湿之所，损伤筋脉，或劳累过度，或年老体衰，以致肾精亏虚，无以濡养筋骨而渐发为病。

本病引发的疼痛等相关症状多由突出的髓核刺激神经或软组织引起，但如果仅有髓核突出而不压迫或刺激神经或周围软组织，则不会引起症状，所以不能完全依据影像学诊断此病。临床根据髓核突出的程度，通常分为膨出型、突出型、脱出型和游离型。根据髓核突出的方向，可分为前突型、后突型、侧突型、中央型和内突型。根据突出物与神经根的关系，可分为肩上型、腋下型和肩前型。该病的明确诊断需要依据病史、体征、影像学检查。腰椎间盘突出症以受累神经分布区域疼痛及麻木为主诉，多发生在L3～L4、L4～L5、L5～S1椎间隙，以L4～L5、L5～S1椎间隙最常见，故多表现为坐骨神经痛。疼痛多为钝痛并逐渐加重，呈放射痛。

1.临床表现

（1）临床症状：急性期表现为剧烈的腰腿疼痛，或单下肢放射性窜痛，辗转难眠，强迫体位，甚至步行、站立都困难。如果有巨大突出时，压迫马尾神经，可出现严重的双侧或左右交替的坐骨神经痛、会阴区麻木、排尿排便不利、双下肢的不完全瘫痪等，称为"马尾综合征"。缓解期表现为腰背部、腰骶部疼痛，以酸胀痛为主，并出现向下肢至足部的放射性疼痛及麻木感，以及趾背伸无力；严重者，可出现足下垂改变。

（2）体征：腰椎生理曲度变直，腰椎活动度严重受限。触诊时局部肌肉紧张、僵硬，压痛明显，可出现向下肢的放射痛；在咳嗽或打喷嚏时，可出现疼痛加剧或放射痛。臀部可有肌紧张及压痛，患者下肢有麻木感，但皮肤感觉正常。部分患者膝腱反射、跟腱反射减弱，直腿抬高试验多为阳性及加强试验阳性、腱反射减弱、肌肉萎缩。

（3）影像学检查：CT或MRI检查，提示相应节段椎间盘突出。X线检查，腰椎正位可显示腰椎侧弯，椎间隙变窄或左右不等；侧位片显示腰椎生理前屈减少或消失；后期椎体边缘有骨赘形成，关节突关节退变，下关节突变尖，插入椎间孔，使椎间孔变小。腰椎CT、MRI可显示不同程度的椎间盘突出。

2.特色疗法

（1）急性期

①脱水疗法：应用甘露醇100mL脱水、倍他米松磷酸钠16mL静脉滴注。

②正骨手法：麻醉下进行一次性大正骨手法。

③五步复位法：重点选择第一步与第五步。

④骶管封闭疗法：适用于L5～S1椎间盘突出症。

⑤硬膜外腔注射疗法：适用于L3～L4或L4～L5椎间盘突出症。

⑥刺络拔罐疗法：适用于腰部肌肉僵硬严重者，可在双侧腰肌刺血拔罐。

⑦针灸疗法：针灸取穴，可局部与远端取穴相配合。局部以阿是穴、肾俞、大肠俞、腰夹脊穴等为主穴，远端取穴可按照受累神经分布取穴，同时配合电针、温针灸。

（2）缓解期：可使用五步复位法、杠杆定位扳法、拔罐疗法等。若出现有神经根粘连者，使用杠杆定位扳法结合仰卧腰椎牵抖法。

3.注意事项

（1）保守疗法治疗3个月无效，且符合手术指征者考虑手术治疗。

（2）选择软硬适中的床垫，不建议睡软床，很多患者睡软床时，腰部屈曲，直接导致腰腿痛，加重椎间盘突出的症状。

（3）减少腰部活动，建议患者减少坐、站、走等活动，应多平躺、卧床休息。

（4）避免久坐，长期伏案工作；避免感受风寒，注意保暖。

（5）适当锻炼，做仰卧起坐、燕子飞等运动，锻炼腰背部肌肉。

第十一节　第三腰椎横突综合征

第三腰椎横突综合征是指由于第三腰椎横突周围软组织的损伤，造成急慢性腰痛，出现以第三腰椎横突处明显压痛及一系列的综合征。因其可影响邻近腰脊神经，故也可引起腰臀部疼痛。本病好发于青壮年，尤以体力劳动者常见，男性多于女性。中医学认为，第三腰椎横突综合征主要是由于腰部受损，气血运行失调，脉络拘急，或肾虚腰府失养所引起的腰部正中或一侧或两侧发生疼痛为主要症状的一类疾病，可归为中医"腰痛"的范畴。

该病的发生与第三腰椎的解剖生理结构有关系密切，在五节腰椎横突中，第三腰椎横突长度最长，活动多，所受杠杆作用也最大，其横突附着腰背筋膜、横突间韧带、横突间肌等，也是腰方肌、横突棘肌、腹内斜肌和腹横肌的起止点。因此，第三腰椎横突承受的拉力较大，损伤的机会也较多。与此同时，由于臀上皮神经发自腰1～3脊神经后支的外侧支，穿过附着在腰1～4横突上的腰背筋膜的深层，最终达臀部皮下，分布于臀部及大腿后侧的皮肤。因此，第三腰椎横突周围软组织因劳损产生无菌性炎症，刺激脊神经或压迫相应脊神经，影响神经的血供和营养，引起神经水肿而出现第三腰椎横突周围及臀上皮神经分布区域及大腿后侧的疼痛。

1.临床表现

（1）临床症状：患者以腰痛或腰臀部弥漫性钝痛为主要表现，疼痛多呈持续性。有突然弯腰扭伤、长期慢性劳损或腰部受凉史。多数患者为单侧疼痛，亦有少数为双侧，晨起或弯腰疼痛加重，久坐直起困难。部分患者的疼痛范围较大，可波及大腿后侧、膝下及股内侧肌等处，有的甚至可沿大腿向下放射到膝部或小腿外侧。弯腰及旋转腰部时疼痛加剧，劳累后明显加重，适当活动可减轻疼痛。一般无间歇性跛行。腰部活动受限，患者腰部俯仰转侧活动均受限，尤其是向健侧侧屈或旋转时疼痛加重。

（2）体征：多数患者腰三横突处有局限性压痛，有时可触及一条索状结节，按压常可诱发同侧臀部及下肢后外侧反射痛。直腿抬高试验可为阳性，但加强试验为阴性。早期横突局部肿胀、横突尖部隆起，晚期可见腰臀部肌肉萎缩。

（3）影像学检查：腰椎X线片检查，可见第三腰椎横突肥大，有时可出现左右腰三横突不对称现象，余无特殊。

2.特色疗法

（1）腰痛或腰臀部弥漫性钝痛

临床除采用斜扳法外，还可采用以下方法进行治疗。

①局部松解法：在患侧腰三横突周围施以柔和的㨰、按、揉手法3～5分钟，配合点按肾俞、大肠俞，以酸胀为度。可缓解肌肉紧张痉挛。

②小针刀疗法：平L3～L4棘突间隙，旁开约四横指，即在骶棘肌外侧缘，重按时压痛明显，并可触及一硬结，即为腰三横突尖部。医者用3号针刀，刀口线与人体纵轴线平行，针体与人体矢状面成45°角向内缓缓刺入；刀口接触的骨面即为腰三横突背面。将刀口渐移至横突尖部，在横突尖部上缘、外缘、下缘行半圆形切开，再在横突背面行横行剥离，感觉针下有松动即出针，按压针孔片刻，外敷创口贴。

（2）下肢放射痛

①弹拨搓揉法：医者用弹拨法在腰三横突尖端附近弹拨条索状结节，弹拨要由浅入深，手法由轻到重，做到柔和深透；并配合搓揉法解痉止痛，松解粘连。

②下肢㨰揉法：在患侧臀部及大腿后外侧、小腿外侧施㨰法和揉法3～5遍，配合点按环跳、秩边、委中、承山等穴位，以舒筋通络、活血止痛。

③针灸疗法：用3寸毫针针刺第三腰椎横突端或横突下，深度6～8cm，行提插捻转手法；配肾俞、大肠俞、殷门、环跳、委中、太溪、承山等，用平补平泻法；或配合使用温针灸、电针，电针频率为2～100Hz。每周治疗3次，6次为1个疗程。

此外，还可采用杠杆定位手法进行治疗。

3.注意事项

（1）手法弹拨时，应柔和深透。切忌用暴力，以免周围软组织再次损伤。

（2）采用飞燕式锻炼，动作包括患者俯卧，头转向一侧；两腿交替向后做过伸动作；两腿同时做过伸动作；两腿不动，上身躯体向后背伸；上身与两腿同时背伸。每个动作重复10～20次。

第十二节　腰椎退行性脊柱炎

腰椎退行性脊柱炎，是指腰椎间盘退变狭窄，椎体边缘唇样增生及小关节肥大性改变而形成的骨关节病变，表现为不同程度的腰痛。它是腰椎自然退化的生理病理过程，包括椎间盘纤维环的退变、髓核的退变、椎体的退变、韧带的退变等，是中年以后发生的一种慢性退行性疾病。由于退变的过程中释放大量炎性介质，造成椎管、椎间孔及侧隐窝的狭窄，以及椎体骨质的增生等引起腰痛。中医学归属"腰痹"范畴，是因年老精血亏虚，或素体禀赋不足，或长期从事重体力劳动等损伤肝肾所致。"腰为肾之府"，腰部经络失于温煦、濡养，可产生腰痛。

腰椎退行性脊柱炎按发病原因，可分为原发性和继发性。原发性腰椎退行性脊柱关节炎是由于中老年人的生理退变，腰椎椎体边缘有不同程度的骨质增生，椎间盘发生变性，椎间隙变窄，椎间孔缩小，使腰骶部脊椎两侧神经根受到刺激，从而引起不同程度的腰腿痛。继发性腰椎退行性脊柱炎是由于各种损伤和劳损，慢性炎症引发软骨终板的血液循环障碍，从而导致软骨的病理改变和软骨反应性的骨质增生，引起腰腿痛。

1.临床表现

（1）临床症状：发病缓慢，45岁以后逐渐出现缠绵持续腰疼，60岁以后腰疼反而逐渐减轻。患者多为腰背酸痛不适，僵硬板滞，不耐久坐、久站，晨起后症状较重，活动后减轻，但过度活动或劳累后症状反而加重。有时可牵掣臀部及下肢外侧疼痛。

（2）体征：腰椎生理弧度减少或消失，甚至出现反弓。两侧腰肌紧张，有局限性压痛。臀上皮神经和股外侧皮神经分布区按之酸痛。直腿抬高试验、下肢后伸试验可呈阳性。

（3）影像学检查：腰椎X线可见椎体边缘或小关节有不同程度增生，或有椎间隙变窄，生理弧度改变。

2.特色疗法

（1）腰背酸痛为主

①滚揉腰背法：患者呈俯卧位。医者用深沉有力的滚法施于腰背两侧骶棘肌，自上而下反复3～5遍，然后用掌根按揉3～5遍，以缓解肌肉痉挛。

②弹拨止痛法：医者用拇指在患者腰背疼痛的部位做与肌纤维垂直方向的弹拨，以松解粘连；再结合局部痛点按压肾俞、大肠俞、腰阳关、居髎等穴，以达解痉止痛之目的。

③擦法：患者呈俯卧位。医者以红花油或冬青膏为介质，在腰部督脉及两侧膀胱经施擦法，再横擦腰骶部，以透热为度，能有效地提高血流量和止痛作用。

此外，还可采用小针刀治疗。

（2）腰痛伴下肢放射性疼痛

临床可采用仰卧屈膝牵抖法、杠杆定位手法、腰椎斜扳法及针灸（主要利用夹脊穴直刺方法，即选取相关腰椎节段的夹脊穴，直刺1～1.5寸，同时配以足太阳膀胱经穴辅助治疗。治疗过程中配合两侧肾俞穴2～100Hz电针、大肠俞使用温灸法和膀胱经拔罐，可提高临床疗效）进行治疗。

3.注意事项

（1）保护腰部，床垫软硬适中，避免睡床过硬或者过软，应该使腰肌得到充分的休息。

（2）避免腰部受凉、久站久坐及外伤。

（3）腰椎不稳出现临床症状时，应尽早做进一步治疗，避免腰椎的退变加重。

（4）坚持腰部运动，经常进行腰椎各方向的活动，使腰椎处于健康平衡状态，增加腰椎的稳定性。

（5）伴有严重骨质疏松者，注意手法力度，或慎用手法。

第十三节　腰椎滑脱症

腰椎滑脱症是上位椎体相对于下位椎体的滑移，分为真性滑脱与假性滑脱。椎弓峡部裂引起的称为"真性滑脱症"，没有峡部裂的称为"假性滑脱"。真性腰椎滑脱指因关节突间连续处断裂或延长而引起椎体与椎弓根、横突和上关节突一同向前或向后滑移；假性滑脱由于椎间盘退变、关节突磨损等原因所致，又称"退变性滑脱"，发病率在4%左右。临床中，腰椎滑脱以前滑脱为多见，好发于下腰段L4和L5椎体，其中L5椎体发生率居多。根据滑移程度，分为Ⅰ度、Ⅱ度、Ⅲ度、Ⅳ度、Ⅴ度。我国发病年龄以20～50岁居多，男性多于女性，可多节段同时发生。在发生假性滑脱的病例中，除了滑脱，往往还可见不同程度的腰椎退行性变的X线征象，其特点是退行性变发生的部位与椎体滑脱的位置相邻近；主要发生在下腰椎，其中又以L4腰椎最为多见。本病属中医"腰痛"或"痹证"范畴。

1.临床表现

（1）临床症状：多数患者平时没有症状，只有当劳累、着凉或某个姿势不当等发病诱因下才会出现症状。患者的症状和体征一般与滑脱的类型和程度、腰椎稳定的情况，以及性别、年龄等因素有关。常有持续性或间歇性腰骶部的钝痛、酸胀、沉重、乏力感，时轻时重，遇劳则发。严重者，可有两侧小腿感觉迟钝，肌肉萎缩。患者活动或体位改变时，腰部出现疼痛、腰肌紧张或痉挛等。可有典型的神经根性症状，单侧或双侧均可见，主诉症状多，检查体征少。部分患者仅表现为下肢的间歇性跛行，类似"腰椎管狭窄症"样的临床表现。

（2）体征：腰椎局部压痛、叩击痛；扭腰时，腰部有时会发出声响及疼痛；腰曲过弯，臀部后翘。滑脱严重者，腰部会有凹陷，甚至躯干缩短、走路时出现摇摆。站立位触诊，棘突可呈"台阶"状改变并有压痛，腰部肌肉有肥厚、紧张甚至痉挛等改变。

（3）辅助检查

①X线检查：是腰椎滑脱诊断的主要辅助检查，有助于制定治疗的方案。常规需拍摄站立位的正侧位、左右斜位及动力位X线片。

正位片：很难显示峡部病变，因此对滑脱的这段意义不大。但少数可见椎弓根阴影下有一密度减低的斜行或水平裂隙，多为双侧。

侧位片：能清楚显示椎弓崩裂形态，并能测量滑脱分度。

双斜位片：可清晰显示峡部病变。在椎弓崩裂时，峡部可出现一带状裂隙，称为"狗颈断裂征"，因此可以判断是真性或假性的滑移。

动力位片（过伸、过屈位片）：可判断滑移的活动性（椎体向前或向后位移＞3mm），对判断有无腰椎不稳的价值较高。

②腰椎CT检查：对峡部病变的诊断率较高，三维重建可以明确椎间孔变化及滑脱程度。

③核磁共振检查（MRI）：可观察腰椎神经根受压情况及各椎间盘退变程度。

2.特色疗法

（1）间歇性腰骶部的钝痛、酸胀

①滚按法：患者呈俯卧位。医者对患者腰部两侧竖脊肌交替施以滚法、按揉法等以放松背部肌肉；在膀胱经的肾俞、大肠俞，以及阿是穴上施以按揉法，重点在阿是穴及棘突偏歪处。

②弹拨法：弹拨背部肌肉痉挛处的条索状物及痛点。

③卷腰法：患者仰卧，主动屈曲髋、膝关节。医者以一手前臂横架于患者两下肢的膝盖下方，并使手扶住下肢的外侧作固定；另一手托在两臀之间相当于骶骨的位置。医者在此姿势下发力，一手臂压腿，另一手托臀部，使腰部向前卷起屈腰，然后放松回复。

（2）腰痛伴下肢神经根症状

临床可采用仰卧牵抖法、杠杆定位手法及按压冲击法（患者呈俯卧位，腹下垫枕头，约15cm厚。医者双手重叠，一手的掌根部置于后脱位的椎体棘突上（前脱位置于两侧椎体棘突上），双肘垂直，凭借自身的重力，使掌根贴实于发力部位，并嘱患者放松；身体向下垂直发出爆发力，形成冲压力。反复上述动作2～3次，施压力度大小应根据患者的耐受情况及滑脱程度调整进行治疗。

3.注意事项

（1）对年老的滑脱患者，应注意手法的冲击力度，不能过大。

（2）治疗后，注意避免着凉、过度劳累，应卧床休息，选择软硬适中的床垫。

（3）加强腰背肌锻炼、严重者可以佩戴腰围或支具等。

（4）肥胖者，应控制体重，避免弯腰、过度负重等活动。

（5）Ⅰ度及Ⅱ度滑移者，采用保守疗法。经保守治疗3个月无效，影响生活、休息和睡眠；滑脱引起的持续性下腰痛、神经受压症状（腰椎管狭窄、马尾神经受压）进行性加重，可考虑手术治疗。

（6）Ⅲ度以上者，一般考虑手术治疗。

第十四节　腰椎管狭窄症

腰椎管狭窄症又称"腰椎管狭窄综合征"，是指因发育性或后天获得性因素（退变、外伤、失稳及医源性等）引起椎管各径线缩短，压迫硬膜囊、脊髓或神经根，从而导致相应神经功能障碍的一类疾病。本病多发于40岁以上中老年人，男性多于女性，以下腰段为主，其中半数以上发生在腰L4~L5。退行性变引起的腰椎管狭窄最为常见，也是手法治疗的适应证之一。因此，本节主要讨论退变性腰椎管狭窄症的诊断与治疗。本病属中医"痹证"的范畴。

1.临床表现

（1）临床症状：病程缓慢，起病多隐匿。持续性的腰骶部、臀部疼痛，有时伴有单侧或双侧腿痛，多沿大腿后面、侧面，小腿后面、侧面、足背及足趾放射。部分患者可有下肢麻木、发冷、乏力、肌肉萎缩、腹部出现束带感；严重时出现双下肢无力，鞍区部位麻木、括约肌松弛，大小便异常，轻瘫等。症状的轻重常与体位有关，前屈位、下蹲、坐位或髋膝屈曲侧卧时疼痛可缓解，腰部后伸位、站立或行走时疼痛加剧。间歇性跛行为该病典型的特点，即安静时无症状，行走时（严重者仅能步行几步），出现一侧或双侧腰腿酸疼、下肢麻木、无力等症状。但当患者站立或蹲下或坐下、平躺休息后，症状可缓解甚至消失，然后又可以继续行走，如此循环。

其症状的产生可分为姿势型和缺血型两类：姿势型在走路、站立和腰后伸时症状加重；缺血型则在行走时出现症状。随着病情加重，行走的距离越来越短，需休息的时间越来越长。本病的另一特点为患者主诉症状多且重，但检查时体征少。

（2）体征：腰部过伸试验阳性为重要体征，即腰部后伸受限，过伸时下肢症状加重。直腿抬高试验多为阴性或弱阳性，下肢的神经运动、感觉、反射检查多正常，有时出现跟腱反射减弱或消失。

（3）辅助检查

①腰部X线正位片：左右关节突不对称，关节突肥大，椎体旋转、侧弯。侧位片示：椎间隙狭窄，椎体边缘骨质增生，椎体间有前后滑移，椎曲异常，或变直，

或反弓，或加大。斜位片示：椎弓根切迹变小、椎间孔狭窄及峡部不连等。X线摄片还可除外各种骨质破坏性疾病。

②CT检查：可观察骨性结构的形态，也可显示椎间盘、黄韧带、神经根的轮廓以及它们之间的相互关系，可测量椎管横径和矢径、硬膜囊受压程度，腰椎骨性椎管前后径≤15mm为相对狭窄；≤12mm为绝对狭窄。也可测量侧隐窝大小及受压程度。MRI检查：可显示椎管内椎间盘突出的压迫程度。也可排除肿瘤、血肿、椎骨的感染或者其他破坏性病变，有利于鉴别诊断。

2.特色疗法

临床中适合保守治疗，引起腰椎管狭窄比较常见的情形有以下几种。

（1）椎间盘突出引起的椎管狭窄：椎间盘退变后，突入椎管引起的椎管狭窄。其X线影像学特点是椎曲变直或反弓；CT或MRI示多个椎间盘膨出或突出，压迫硬膜囊。治疗参照"腰椎间盘突出症"。

（2）腰椎滑脱引起的狭窄：腰椎椎弓峡部不连或退化，使腰椎小关节不稳，引起腰椎滑脱；或者因外伤腰椎压缩性骨折治疗不当，愈合后骨性椎体突入椎管，引起迟发性椎管狭窄。治疗参照"腰椎滑脱症"。

（3）骨质疏松引起的狭窄：上腰段L1、L2多见，严重的骨质疏松，多个椎体出现压缩、塌陷，椎曲紊乱，导致腰椎管狭窄。治疗参照"骨质疏松症"。

3.注意事项

（1）尽量避免弯腰、久坐、久站，以及腰部感受风寒。

（2）睡床要软硬适中。

（3）有继发性疾病应及时治疗。

第十五节　骶髂关节紊乱症

骶髂关节紊乱症又称"骶髂关节损伤或错位"，是指由于外伤、产伤、妇科炎症或因姿势不良造成骶髂关节急慢性损伤而致的骶髂关节错位，引发腰腿痛或功能障碍或盆腔脏器功能紊乱等一系列临床症状。临床常见的有前错位和后错位。本病好发于青壮年，女性居多，属中医"胯骨错缝"或"骨错缝"的范畴。

1.临床表现

（1）临床症状：多数有外伤史、姿势不良史或产伤史；有持续性下腰痛并伴有单侧或双侧的腰臀、腿部外侧疼痛，但一般痛不过膝；患侧骶髂关节疼痛或酸胀不适，特点是在患侧持重或骨盆旋转时疼痛加剧，故患者喜欢以健侧下肢负重站立或坐位时以健侧臀部靠近座椅；部分患者表现为骶尾部顽固性疼痛和触痛，妊娠期和产后妇女则可引起耻骨联合处疼痛。盆腔脏器功能紊乱症状，可见腹胀、腹痛、肛门坠胀感、便秘或腹泻；尿频、尿急，甚至排尿困难；会阴部不适，甚至阳痿、痛经等。

（2）体征：骶髂关节往往有局限性压痛，并可向同侧下肢放射；直腿抬高明显受限。急性期患者呈"歪臀跛行"的特殊姿势，腰椎侧弯畸形（健侧凸），患侧骶棘肌痉挛，腰部前屈后伸均受限；慢性期患者有骶髂关节局部的压痛和患侧骶棘肌的肌张力增高，臀中肌的肌肉萎缩等。有双下肢不等长或阴阳脚。

特殊检查："4"字试验、骨盆分离实验、单腿站立实验、床边试验、骶髂关节旋转试验均可阳性。根据错位不同类型，表现的体征不一。①前错位发生于下肢伸髋屈膝的位置上，病侧偏长；骶髂关节位置错动检查，可见患侧髂后上棘（或下棘）下缘位置较健侧偏上者，髂后上棘处有凹陷感。②后错位发生于下肢屈髋伸膝的位置上，病侧腿缩短，髂后上棘处有饱满感；骶髂关节位置错动的检查，可见患侧髂后上棘（或下棘）下缘位置较健侧偏下者。

（3）辅助检查：一般要摄站立位的骨盆X线片，可以通过比较两侧股骨头的水平、两侧髂骨、闭孔及骨盆入口的形状变化来判断错位的类型。部分患者X线片显示患侧骶髂关节密度增高或降低，两侧关节间隙宽窄不等，耻骨联合上下对位错开。前错位的X线片示髂骨稍向前下错位，患侧耻骨联合略向下移动。后错位的X线片示髂骨稍向后上错位，患侧耻骨联合略向上移动。

2.特色疗法

（1）骶髂关节前错位

①局部松解法：在腰骶臀部施以一指禅推、㨰法、揉法、弹拨法等手法，每次约15分钟，以放松局部软组织。

②腰骶斜扳法（左侧错位为例）：患者呈右侧卧位。医者左腿在前半弓箭步，面向患者站于一侧，发力之手的豆状骨紧贴在坐骨结节上，同时右侧大腿向前紧贴患者垂在床外的左大腿后外侧（患者脚不能触地）并下压；另一手则将患者下肩向前拉，等到发力之手感觉力量到达的时候，完成由上向下的锁定。随即医者左手固定住患者上肩，医生以头部带动上身突然下坠，瞬间的力量传导到需矫正的点；发力手的手肘部同时向身体侧发力，听到"咔嗒"的响声完成。最后在腰骶部施以擦法，以透热为度结束治疗。

（2）骶髂关节后错位

①局部松解法：治疗方法参考"前错位"。

②腰骶斜扳法：治疗方法参考"前错位"。发力之手放在髂后上棘，方向向前

（腹侧）。最后在腰骶部施以擦发，以透热为度结束治疗。

3.注意事项

（1）注意休息，避免剧烈运动。

（2）防止关节过度负重以及过度劳累。

（3）避免长时间一个姿势，定时改变姿势，同时增强关节的稳定性。

（4）产伤、妇科炎症疾病应及时前往妇产科治疗。

第十六节　骨盆旋移症

骨盆旋移症是指骨盆因受到外力、长期的不良姿势、女性分娩以及妇科炎症等因素的作用，使组成骨盆的腰骶关节、骶髂关节、耻骨联合等关节周围软组织发生扭、挫伤而错位，引发局部无菌性炎症或骨盆力学平衡的破坏，继发性损害相关的神经、血管而产生的系列症状。骨盆是人体中轴的基座，骨盆旋移首先引起腰曲的改变，因人体的代偿功能最终影响胸曲和颈曲，最终导致整个脊柱的力学失衡，从而引发脊柱的相关性疾病。因此，骨盆旋移症引起的临床症状多而复杂，常常涉及全身，有持续性下腰痛、盆腔内脏功能紊乱，向上引起颈、胸椎及头面五官的症状，向下引起髋、膝、踝、足的不适等。骨盆旋移常见的有内旋、外旋错位及耻骨错位等。骨盆旋移症与多种疾病相关，如妇科、泌尿科、免疫功能、呼吸系统、心血管系统、五官科、血管循环对脑脊液的影响、消化系统等疾病。骨盆旋移症属中医学的"胯骨错缝"与"痹证"范畴。

1.临床表现

（1）临床症状：表现多样而症状复杂，局部表现有腰骶部疼痛或下肢放射痛、麻木等。放射的部位可以是会阴部，也可以是坐骨神经分布区域；可急性起病，也可以是医治无效转成慢性迁延不愈。腰椎或下肢的活动功能受限，前屈、后伸、旋转等均可有不同程度的受限，患肢感觉短了一截，走路时"歪臀"跛脚，坐位时患侧不敢负重。慢性迁延不愈的患者，往往因为颈、腰、胸椎以及髋、膝、踝关节的代偿，而继发有颈、腰、胸椎或者髋、膝、踝关节等其中一处或多处的病变，就诊时给人一种浑身是病的感觉。

骨盆旋移症的临床诊断，在重视局部检查的同时更重视整体的检查：从面部和身体动作中的表现，如一只眼睛的细小、一侧眉毛下垂、两耳不在同一水平、单肩下垂等姿势；从鞋底磨损、手指张开、脚趾、指关节响声等收集骨盆旋移症的临床资料。耻骨错位常见于产后妇女，患者耻骨联合局部明显肿胀、疼痛和压痛；行走困难，不能抬腿和分腿，坐卧、翻身皆受限。

（2）体征：腰椎居中或侧弯，腰曲变直或过弯，髂嵴最高点、髂后上棘左右可有不等高；俯卧位时，两侧髂前上棘离床面距离不一样。腰骶局部有叩击痛，髂后上棘、髂后下棘或骶髂关节间隙往往有压痛。合并髂腰韧带损伤者，在韧带附着点和腹股沟处也有压痛点；触诊能明显感觉到耻骨联合间隙增宽（可以有5mm的间隙），两侧臀部肌肉不对称，呈一侧凸一侧平；两侧臀纹高低、深浅或走向不一致。长短腿或"阴阳脚"的特殊检查，用单腿跳跃试验、骨盆分离试验、骨盆挤压试验、"4"字试验、骶髂关节扭曲试验，均可出现阳性。

（3）辅助检查

①内旋错位：站立位骨盆平片示髂骨与闭孔的宽度不对称，髂骨横径变小，闭孔的横径变大，股骨颈变短，股骨头、坐骨结节下移，耻骨联合的中心点移向对侧；骨盆斜位片示两侧骶髂关节间隙宽窄不等，病变侧骶髂关节间隙增宽，关节面凹凸之间排列紊乱，病变侧髂后上嵴至后正中线距离变宽。

②外旋错位：站立位骨盆平片示髂骨外旋时髂骨宽度变大，闭孔横径变小，股骨颈变长，股骨头、坐骨结节上移，耻骨联合的中心点移向同侧；骨盆斜位片示病变侧骶髂关节间隙变窄，病变侧髂后上嵴至后正中线距离变窄。慢性骨盆紊乱患者，特别是女性患者，可见患侧骶髂关节髂骨侧骨密度增高，以往称为"致密性骨炎"。正位片示两侧髂嵴、股骨头、耻骨、坐骨结节是否等高，两侧闭孔是否等大；脊柱侧弯时，L5～S1椎间隙往往会有楔形改变。侧位片示腰椎曲度变直或过弯，腰椎棘突上下间隙不一样，可见腰骶角改变；低头或仰头时，骶骨错位。

2.特色疗法

（1）盆骨内旋转错位

①局部松解法：治疗参考"骶髂关节前后错位"。

②斜扳法：髂骨内旋，发力点在髂后上棘上方，发力方向是向下、向内。

（2）盆骨外旋转错位

①局部松解法：治疗参考"骶髂关节前后错位"。

②斜扳法：髂骨外旋发力点在髂骨内缘下方，发力方向是向外。

（3）耻骨错位

①耻骨联合分离

一指禅推法：患者呈俯卧位。医者立于一侧，在骶髂关节处及大肠俞、小肠俞、八髎穴、秩边、环跳等穴用一指禅推法约3分钟。

滚按法、掌根按揉法：患者呈俯卧位。医者在患者两侧骶髂关节、臀大肌、臀中肌、阔筋膜张肌、髂胫束等处用滚法、掌根按揉法反复交替按揉3分钟。

五指拿法：患者呈仰卧位。医者在患者两侧大腿内侧的内收肌施以五指拿法5分钟。

臀部按压法：患者呈侧卧位。医者在臀部使用肘关节进行按压复位。

②耻骨联合上下错位：因髂骨前后错位造成的，症状可参考骶髂关节紊乱症。

手法整复（以右侧耻骨内上移位为例）：患者靠右床沿仰卧，右腿下垂于床下（适当调整矫正床的高低，不要让患者的脚跟触地）。医者一手压于右膝盖上方，一手压于左髂前上棘处，两手同时向下压，嘱患者右腿上抬对抗坚持5秒钟，可重复2~3次。

八段锦：做"摇头摆尾去心火"。

3.注意事项

（1）手法复位后，应在束腰带的保护下，侧卧位休息1~2周，避免下地行走。

（2）纠正不良姿势，防止外伤和受凉。

（3）手法复位后，加强抱膝仰卧起坐或跪坐锻炼。

第十七节　尾骨脱位症

尾骨脱位症是指由于外伤、久坐或妇女产伤，使骶尾部周围的肌肉、韧带扭挫伤，导致尾骨脱位、骶尾部疼痛、活动受限的一种疾病。尾椎有4~5节，成年后融合在一起形成尾骨，尾骨受到地面等硬物直接暴力时，可引起尾骨下端骨折或脱位。因为尾骨很短，骨折比较少见。男性尾骨向内弯且位置比坐骨粗隆高，受到撞击时不易损伤，而女性尾骨较直且长，臀部着地跌倒时，较男性更容易损伤。尾骨脱位除了外伤之外，还有久坐或急性损伤治疗不当，导致尾椎骨关节慢性炎症、骨质病变而成为慢性病损。

一、损伤急性期

1.临床表现

（1）临床症状：有明显的外伤史，骶尾部肿胀、局限性疼痛，局部压痛较明显。患者拒坐位，喜站立与侧睡，下蹲、起身困难、咳嗽、喷嚏、上下楼梯及排大便疼痛尤甚；部分患者有肛门肿胀、排便次数增多、便秘等症状，会阴部感觉、活动无明显障碍。

（2）体征：局部瘀青，伤后早期往往不明显，除非局部受到直接暴力作用者；但伤后数天可见。

肛门指诊：除直接压痛外，触及尾椎末端时，可出现剧烈的间接压痛及张力性疼痛。此对诊断帮助较大，尤其是伤后早期，并以此判定是否为急性损伤脱位。

（3）影像学检查：依据X线片即可明确诊断，一般需拍摄骶尾椎正、侧位片，以判定损伤的情况及程度。X线检查示骶尾椎生理弧度改变，骶尾关节分离或成角，出现阶梯样改变。CT检查可排除骨折。

2.特色疗法

尾骨明显错位者，可行肛内手法复位术：患者侧卧，尽力屈髋屈膝（或者俯卧，骨盆垫高，头和脚略低，双腿分开）。医者立于患者身体后侧，双手戴好一次性医用手套（外涂凡士林或医用石蜡油润滑），食指轻轻地深入直肠。一手食指指腹贴牢尾骨的前面，拇指指腹贴牢尾骨的后面；另一手按在骶骨上稳定骨盆。拇、食二指相对用力一捏，即可完成复位。如能复位并维持，往往有效。

治疗后的注意事项：①损伤急性期，卧床休息3～5天后可逐渐下床活动，保持良好的坐姿，臀部以气垫保护，痛处腾空，防止局部受压；或改变坐姿，尽量用大腿坐，以减轻尾椎的负荷，从而缓解疼痛。②肛指手法复位对尾骨周围的提肛肌、尾肛肌和肛门括约肌等有一定的按摩作用，可有效地缓解尾骨周围肌肉的痉挛，是治疗尾骨疼痛的有效治疗手段。由于提肛肌的牵拉作用常使尾骨难以获得理想复位，当疼痛改善不明显时，3天后可重复做1次，复位后应卧床3～4周。

二、损伤慢性期

1.临床表现

（1）临床症状：既往有尾骨损伤失治史，久坐、产伤史或直肠、会阴部手术史等。如尾骨脱位得不到彻底治疗，病情迁延就会引起颈椎、胸椎、腰椎的代偿而错位。尾骨脱位慢性期，症状错综复杂，疼痛范围较模糊，站立、久坐或骑车时，常感到疼痛不舒，需变动坐姿才会缓解。此外，尚会有头痛、头晕、持续性下腰疼痛、腰部酸坠，腹胀、会阴部疼痛、排便异常、性交疼痛等，男性可有阳痿，女性可有漏尿、子宫下垂等症状。骶尾骨弯曲变异较大，只有了解骶尾骨的正常变异，才能做出正确诊断。有人做过统计，骶尾骨成角型所占比例较大，容易误诊为尾骨错位，这部分患者经相应治疗后效果并不明显，应引起临床医师重视。

（2）体征：触摸尾骨局部，一般有压痛。

（3）影像学检查：如X线片有畸形、移位而无临床症状者，多系先天畸形或陈旧性损伤，需排除。

2.特色疗法

（1）颈胸椎、腰椎的代偿而错位：治疗参考"颈胸腰椎错位"。

（2）腹胀、会阴部疼痛、排便异常：治疗参考"肛内手法复位术"。

注意：一般经半年左右的治疗方可痊愈，即使导致骨不连，一般也不会引起后遗症，如3～6个月症状仍无多大改善，可考虑手术治疗。

第十八节　青少年特发性脊柱侧弯

青少年特发性脊柱侧弯是出现脊柱的一个或数个节段在冠状面上向一侧隆凸和椎体旋转，并随着年龄增长、弯曲增大至发育成熟，而无任何先天性脊柱骨结构异常的疾病。同时还伴有肋骨左右高低不平、骨盆的旋转倾斜畸形，以及椎旁韧带和肌肉的异常。畸形除了会引起脊柱生物力学结构不稳定而致局部僵硬、疼痛、活动受限外，严重者还影响心肺功能，甚至青少年的心理健康。该病多发于女性，常见于7～14岁青少年，属于中医"小儿龟背"范畴。中医学认为，先天禀赋不足、肝脾肾亏虚，以致骨失充盈，筋失濡养，脊僵筋弛，引发本病。

本病的发病原因尚不明确。目前的研究表明，青少年特发性脊柱侧弯大多与遗传因素、激素影响、神经内分泌系统异常、结缔组织（骨骼肌和神经）发育异常、神经平衡系统功能障碍及姿势因素等有关。

1.临床表现

（1）临床症状：轻度的脊柱侧弯患者多无自觉症状，日常生活不受影响。特别好发于青春期女性，随着月经来潮，侧凸逐年加大，至18岁发育成熟时停止。脊柱侧弯患儿多伴有肩胛高低不对称、腰部侧凸，可见凹陷侧肌肉瘦小、凸起侧丰隆、左右不对称，骨盆两侧不等高及双下肢不等长等。重度脊柱侧弯患者可伴有腰背疼痛、易疲劳，以及运动后短气、胸闷、心悸、下肢麻木等症状。

（2）体征：患者脊柱侧弯畸形（棘突连线偏离中轴线），呈"C"形或"S"形；脊柱两侧肌肉不对称，凹侧皮温可异常；两肩、两侧肩胛及髂嵴不等高，严重者可出现驼背畸形、骨盆不对称、下肢不等长、步态倾斜。Adam前屈试验阳性。

（3）辅助检查

①X线检查：是诊断和评价的主要手段，常用站立位脊柱全长正侧位片。脊柱正立位可见部分棘突偏离正中线，脊柱向一侧或两侧凸；部分椎间隙左右不等，椎体倾斜，椎体两侧不等高，可用Cobb法测量其具体侧凸角度。侧位可见颈、胸、腰生理曲度异常。

Cobb法：在正位X线摄片上，先确定侧凸的上端椎及下端椎，在上端椎椎体上缘及下端椎椎体下缘各画一平线，对此两横线各做一条垂直线，两条垂线的交角即为Cobb角，用量角器可测出具体度数。对于较大的侧弯，上述两横线的直接交角亦等同于Cobb角。Cobb角≥10°可确诊为脊柱侧弯。

②CT检查：脊柱三维重建CT可以很好地显示先天性椎体畸形。

③MRI检查：软组织分辨率高，可以很好地显示脊髓病变。

2.特色疗法

（1）Cobb角≤30°患者

①滚法：患者取俯卧位。医者用滚法沿脊柱两侧竖脊肌、膀胱经操作，重点操作脊柱侧弯节段以舒筋解痉。

②按揉法：按揉背部华佗夹脊穴，重点操作侧弯部，然后按揉肺俞、心俞、脾俞、胃俞、肝俞、肾俞、大肠俞。

③分段手法矫正法与杠杆定位手法。

（2）30°＜Cobb角＜40°患者

①局部肌肉放松法：在肌肉隆起位置进行按揉、滚法治疗15分钟。

②运动疗法：进行施罗斯体操、悬吊训练、静态支撑训练以及动态拉伸训练等可以激活、拉长肌肉，达到均衡脊柱周围肌肉力量，改善脊柱侧弯的目的。

③杠杆定位手法，并练习八段锦、脊柱功。

3.注意事项

（1）脊柱侧弯的患者要注意改变自身的站、坐姿势，不要总是弯腰驼背，以防脊椎长时间处于受累的状态。

（2）注意避免过度运动、剧烈运动。

（3）肥胖者应控制体重，以减轻脊柱负荷。

（4）青少年脊柱侧弯Cobb角＜40°时，可行保守治疗；若＞40°时，则建议手术治疗。

（5）在饮食过程中，需要注意摄入丰富的蛋白质和钙质，对骨骼健康有促进作用。

第十九节　强直性脊柱炎

强直性脊柱炎是一种主要累及脊柱，中轴骨骼和四肢关节，并以椎间盘纤维环及其附近结缔组织纤维化和骨化及关节强直为病变特点的慢性炎症性疾病。本病属于中医的"肾痹""骨痹""督脉病"。中医学认为，由于久居湿冷之地，或冒雨涉水，劳汗当风，衣着湿冷，或气候剧变，冷热交错而致风湿寒之邪侵袭人体，注于经络，留于关节，气血痹阻而致本病；或岁气湿热行令，或长夏之际，湿热交蒸或寒湿蕴积日久，郁而化热，湿热之邪浸淫经脉，痹阻气血，筋骨失养而致本病；跌仆挫伤，损及腰背，瘀血内停，阻滞经脉，气血运行不畅，筋骨失养而致本病；先天禀赋不足，加之劳累太过，或久病体虚，或年老体衰，或房事不节以致肾精亏损，筋骨失养而发本病。中医辨证为寒湿阻滞型、湿热阻滞型、瘀血阻络型和肾精亏虚型。

西医学认为，强直性脊柱炎是免疫结缔组织疾病，病变原发部位是韧带和关节囊的附着部，即肌腱端的炎症，导致韧带骨赘形成、椎体方形变、椎骨终板破坏、跟腱炎和其他改变。病变最初从骶髂关节逐渐发展到骨突关节炎及肋椎关节炎，脊柱的其他关节由上而下相继受累。关节周围软组织有明显的钙化和骨化，韧带附着处均可形成韧带骨赘，不断向纵向延伸，成为两个相邻椎体的骨桥，椎旁韧带同椎前韧带钙化，使脊椎呈"竹节状"。随着病变的进展，关节和关节附近有较显著的骨化倾向。早期韧带、纤维环、椎间盘、骨膜和骨小梁为血管性和纤维性组织侵犯，被肉芽组织取代，导致整个关节破坏和附近骨质硬化；经过修复后，最终发生关节纤维性强直和骨性强直，椎骨骨质疏松，肌萎缩和胸椎后凸畸形。椎骨软骨终板和椎间盘边缘的炎症，最终引起局部骨化。

1.临床表现

（1）临床症状：初起骶髂关节、下腰、髋、臀部疼痛、腰晨僵，逐渐间歇性发展持续性（部分或全部强直后，疼痛减轻甚至消失），疼痛性质改变，部分患者有坐骨神经痛。数年后，疼痛和活动受限，逐渐向上、下发展（向下发展较少）。胸廓呼吸运动减少，胸痛，可有肋间神经痛或胸肋关节病变刺激肋间神经引起。

（2）体征：脊柱僵硬，呈板状或驼背畸形，喜欢采用前屈姿势所致。体征早期轻，晚期重，最后畸形，活动完全丧失。通过脊柱活动的测量，判断脊柱功能状况。肌腱附着点病变，红、肿、热、痛。晚期骨质增生，以跟骨结节症状、体征较突出，周围关节肿痛、发热，发展至畸形。早期体征与类风湿性关节炎相似；晚期畸形，以髋、膝多见。髋—屈曲挛缩，内收或外展，或旋转畸形；膝—屈曲挛缩畸形，髋关节骨性强直较多。骨盆分离试验、骨盆挤压试验、骶骨下压试验、床边试验阳性。

（3）辅助检查

①实验室检查：活动期，血沉增快；C反应蛋白、类风湿因子阴性，HLA-B27阳性，常作为本病实验室检查中的重要诊断依据。白蛋白减少，α 和 γ 球蛋白增加，免疫球蛋白IgG、IgA、IgM可增加。碱性磷酸酶可升高50%，血清肌酸磷酸激酶也常升高。

②X线检查：对诊断本病有极其重要的意义。

骶髂关节改变：是诊断本病的主要依据，特别是早期。

三期改变：早期关节边缘模糊，稍致密，关节间隙加宽；中期关节间隙狭窄，关节边缘骨质破坏与增生交错，呈锯齿状；晚期关节间隙消失，骨性融合。

2.特色疗法

（1）临床早期

①揿压法：沿脊柱及其两侧揿腰背部，顿挫性按压背部。

②骶棘肌膏摩法：以祛瘀止痛膏为介质，用掌根按揉病变脊椎两侧骶棘肌，亦可揿两侧骶棘肌。

③仰卧运髋法：掌根按揉股前、股内侧、股外侧，按压髀关、风市、伏兔等穴。

④中药疗法：寒湿阻滞型，用麻黄附子细辛汤合泽泻汤加味；湿热阻滞型，用四妙丸加减；瘀血阻络型，用化瘀通络汤（黄芪、白芍、柴胡、牛膝、当归、川芎、威灵仙、防己、地龙）加减；肾精亏虚型，用独活寄生汤加减。

此外，还可采用针灸治疗。

（2）临床后期

①中药熏蒸：可采用活络熏蒸方。羌活30g，当归30g，炒艾叶30g，川乌30g，地龙30g，木通30g，伸筋草30g，五加皮30g，防风30g，土鳖虫30g，生姜100g等。

②中药涂擦：在腰背部痛点周围涂擦活络水、活络油膏或白脉软膏等，外涂患处，以热为度。

③功法锻炼：重点锻炼易筋经、八段锦、脊柱功等功法，每日10～30分钟。

3.注意事项

（1）避免寒冷刺激，以免局部血液循环降低，尤其是在气温变化大的季节，更加要注意保暖。

（2）保证营养均衡，多吃一些蛋白质含量高、营养丰富的食物，比如肉类、鱼类。同时，新鲜的水果和蔬菜也可以多吃，补充维生素。

（3）外伤也是造成强直性脊柱炎的发病原因之一，所以在日常生活中要注意预防外伤的发生，尤其是意外摔倒、碰伤等。

第二十节　骨质疏松症

骨质疏松症（osteoporosis）是以骨组织显微结构受损，骨矿成分和骨基质等比例的不断减少，骨质变薄，骨小梁数量减少，骨脆性增加和骨折危险度升高的一种全身骨代谢障碍的疾病。西医学认为，骨质疏松症并非一种独立性的疾病。其引起的原因很多，一般分两大类，即原发性骨质疏松症和继发性骨质疏松症。原发性骨质疏松症，包括特发性骨质疏松症。退行性骨质疏松症，又可分为绝经后骨质疏松症（又称"原发性Ⅰ型骨质疏松症"）和老年性骨质疏松症（又称"原发性Ⅱ型骨质疏松症"）。绝经后骨质疏松症（Ⅰ型）多发生在妇女绝经后5～10年内，老年骨质疏松症（Ⅱ型）多为70岁以后发生的骨质疏松，特发性骨质疏松症主要发生在青少年，病因不明。退行性骨质疏松症是骨骼发育、成长、衰老的基本规律。

本病属于中医的"骨痹""骨痿"范畴。中医理论认为，人体生长、壮老都与肾关系密切。肾虚精亏，不能生髓充骨，就会出现骨软、骨折；肾精充盈，则可生髓充骨，骨坚、齿固有力。人体进入老年，肾气逐渐亏虚，肾虚又会导致肾精不足，化精生髓养骨功能下降，从而导致骨髓空虚、骨密度下降。随着人们年龄不断增长，骨密度会逐渐降低，骨强度减弱，骨质疏松症的发病率也会随之升高。因而肾虚精亏，脾胃虚弱，后天失养，或外邪侵袭均可引起骨质疏松症的发病。中医辨证为肾虚精亏、正虚邪侵、先天不足等。

1.临床表现

（1）临床症状：自发性胸背和腰背疼痛，多见胸腰椎、髋部、桡尺骨远端及肱骨近端轻微暴力下的压缩性骨折；出现循环与呼吸障碍、消化系统障碍。

（2）体征：压痛与叩击痛；可由疼痛导致活动受限或由骨折造成功能障碍；出现脊柱变形，常见身长缩短、驼背、膝关节内外翻等畸形。

（3）辅助检查

①X线检查：表现为骨皮质变薄、骨小梁减少或消失、骨小梁的间隙增宽、骨结构模糊、椎体双凹变形或前缘塌陷呈楔形变等。X线为一种较易普及的检查骨质疏松症的方法，但只能定性，不能定量，且不够灵敏，一般在骨量丢失30%以上时才能有阳性所见。

②骨密度测定：常采用双能X线吸收测定法（DXA）。T值≥–1.0为正常，–2.5＜T值＜–1.0为骨量减少，T值≤–2.5为骨质疏松，T值≤–3.5同时合并骨折为严重骨质疏松，T值≤–4.0合并骨折为重度骨质疏松。

2.特色疗法

（1）轻度骨质疏松症

①按揉法：按揉腰背疼痛部位，重点操作腰背部膀胱经，按揉肺俞、心俞、脾俞、胃俞、肝俞、肾俞、大肠俞等穴位。

②中药疗法：肾虚精亏型，用左归丸加减；正虚邪侵型，用鹿角胶丸加减；先天不足型，用龟鹿二仙胶汤加减。

③功法锻炼：重点锻炼八段锦、易筋经、脊柱功等功法，每日10～30分钟。

此外，还可采用针灸治疗。

（2）重度骨质疏松症：可采用补肾壮骨的中药疗法及针灸疗法。

3.注意事项

（1）注意饮食：可以多吃一些含钙高的食物，比如牛奶、豆制品等。同时也要多吃高蛋白质食物，如瘦肉、鱼虾、蛋类、家禽肉等。除此之外，还要注意限制盐的摄入，及时补充锰和镁等，这样才能保存患者体内的钙质。

（2）适当运动和锻炼：既增强骨骼系统的功能，增加骨骼密度；同时也可以提高血液的供应，增加骨骼的承重能力，减少骨骼钙的流失，延缓骨骼衰老。

（3）增加日光照射：每天至少进行15～60分钟的户外活动，日光照射能增强人体的维生素D，可以帮助人体吸收钙，增强骨骼。

（4）保持正确的姿势：生活中要保持正确的姿势，以免增加骨骼负担，甚至引发骨折发生。

（5）禁忌：严重的骨质疏松症不宜进行推拿按摩，特别是慎用旋转复位法；禁用强力过伸法和侧扳法。

第十五章 脊柱相关疾病

脊柱相关疾病是由于椎旁软组织损伤、小关节错位、增生退变及脊柱周围组织的无菌性炎症等，刺激和压迫了脊神经、内脏神经所出现的一系列症状，也称"脊柱源性疾病"。中医学对脊柱相关疾病的认识，是以督脉和足太阳膀胱经背部腧穴为依据，本书重点讨论中医特色疗法能有效治疗的脊柱相关疾病。

第一节 颈性眩晕

颈性眩晕因颈椎及相关软组织（关节囊、韧带、神经、血管、肌肉等）发生器质性或功能性变化，从而刺激或压迫椎动脉，使脑供血不足而出现的眩晕，多特指颈椎病所致的眩晕，常见于交感神经型颈椎病、椎动脉型颈椎病及寰枢关节失稳。本病属于中医"眩晕""项痹病"等范畴。中医认为，禀赋不足或发育不良，筋肌松弛，节窍失固；或颈部扭、闪、挫伤，致使脊窍错移，筋肌失荣，络筋损伤，张弛失衡，气血瘀滞，瘀阻经脉，阻碍清阳上升或风邪夹瘀夹痰，上扰清窍而导致眩晕。或与督脉及膀胱经等阳脉寒凝有关。督脉乃人之阳经之海，且督脉和膀胱经均行于颈背及枕后，寒凝瘀滞阳脉，清阳不展，清窍被蒙，则眩晕自生。中医辨证为肝阳上亢型、痰湿中阻型、气血亏虚型、肾精不足型。

西医学认为，由于颈椎间盘退变，关节间隙变窄，钩椎关节增生，引起椎动脉扭曲、钩椎关节的骨质增生而导致椎动脉受压，或寰枕关节失稳、寰齿间隙不对称，或因椎动脉、交感神经丛受刺激而致基底动脉痉挛等，造成椎动脉供血不足，小脑缺血、缺氧，从而出现眩晕等一系列症状。多以眩晕为主症，可伴有耳鸣、耳聋、恶心呕吐、头痛、颈痛等症状。

1.临床表现

（1）临床症状：主要表现为眩晕，可伴有耳鸣、耳聋、恶心呕吐、头痛、颈痛、视物模糊、听力下降等症状。一般呈发作性，与颈椎位置相关，头部过伸或旋转时，可出现位置性眩晕、恶心、呕吐等急性发作；伴有颈肩臂痛或交感神经刺激症状。

（2）体征：触诊第2颈椎棘突偏歪，棘突旁压痛。第3～6颈椎横突左右不对称，第3～7颈椎棘突偏歪、棘突旁压痛。颈左右转动明显受限、疼痛、斜颈。活动受限多以棘突偏向的一侧为主，或病程长者可仅表现为患侧活动度减少，但不一定有明显疼痛。提肩胛肌（肩胛内上角处）有摩擦音，第1～2颈椎横突后缘有硬结。眩晕发作伴眼震，旋颈试验阳性。

（3）辅助检查

①X线检查：张口位片显示寰椎位于口腔中央，寰齿侧间隙及寰枢关节间隙左右不对称，寰枢椎外侧缘左右不对称。齿状突轴线至枢椎外侧缘之距离不相等，或与寰椎的中轴线不重叠，两轴线互成夹角或分离。钩椎关节骨质增生。侧位片显示寰齿间距≥3mm，寰椎后弓呈仰、倾式或旋转式移位。颈椎生理曲线变直或颈椎后缘连线中断、反张，颈椎前后缘有骨质增生、椎间隙变窄。

②3D-CTA检查：可清晰显示椎动脉走行情况，有无狭窄、受压、畸形等。TCD检查，可显示椎动脉血流改变。

2.特色疗法

（1）眩晕发作期

①一指禅偏峰推法：在双侧风池穴，沿寰枕关节向风府方向推，左手推右侧，右手推左侧。

②点按法：点按上项线、风池穴、风府穴以及乳突下。

③按揉穴位：一指禅推、按揉颈臂穴，按揉印堂、睛明、太阳等穴。

（2）头昏头胀

①扫散法：患者呈仰卧位。医者在患者前额鱼际揉法，扫散头颞部足少阳胆经循行路线。

②中药辨证施治：肝阳上亢型，天麻钩藤饮加减；痰湿中阻型，半夏白术天麻汤加减；气血亏虚型，归脾汤加减；肾精不足型，左归饮加减。

（3）头痛畏寒恶风

①指叩法：医者在患者头痛区域敏感点施以指叩手法。

②擦法：医者在患者枕部及颈部施以擦法，以有温热感为度。

③针刺法：医者取患者局部穴位及手足太阳经穴为主，如颈夹脊穴、天柱、后溪、申脉、悬钟等，采用毫针泻法或平补平泻。

（4）颈椎关节突关节紊乱：可采用三部推拿法、仰卧牵枕微调法。

3.注意事项

（1）平时要以休息为主，避免长时间低头伏案工作，尽量使颈部的肌肉处于放松的状态。

（2）避免受凉、受潮，注意保暖，可进行局部热敷。

（3）避免外伤。

（4）对于症状比较明显的，可以口服一些扩张血管的药物进行治疗。

（5）根据自身情况，采用易筋经中的"韦驮献杵势""横胆降魔杵势"，以及脊柱功中的"颈项相争""引气归元"等功法锻炼。

第二节　颈性高血压

颈性高血压是指因颈椎劳损、退行性变、外伤等原因，使颈椎间组织失稳及错位，产生无菌性炎症，直接或间接刺激颈交感神经或椎动脉而引起血管舒缩功能紊乱，脑内缺血，从而导致的中枢性血压异常升高。中医学认为，高血压病属于"眩晕"范畴。由于气血运行不畅，不能濡养肌骨，故筋肉紧绷；经络不通致脑中气滞血瘀，清气不能上脑，不能濡养脑髓，继而发生头晕目眩，甚则昏仆。中医辨证为肝阳上亢型、痰湿壅盛型、阴虚阳亢型。

西医学认为，颈椎病发生后，压迫或刺激椎-基底动脉或交感神经，提高交感神经兴奋性，造成交感神经功能紊乱和血管受累后引起的神经体液变化，导致椎-基底动脉的血管进一步痉挛、硬化，影响延髓的供血，使大脑兴奋性增强，血压升高。压迫或刺激椎-基底动脉或交感神经导致周围血管收缩的同时，冠状动脉扩张，心率加快，心输出量增加，心肌收缩能力加强，导致血压升高。颈动脉窦位于颈6横突前方，当颈4-6错位时，可因横突前方的肌肉紧张，或横突骨性移位的直接刺激，或钩椎关节错位，引起斜角肌及筋膜紧张、牵扯，刺激颈动脉窦，使血压突然升高，患者多伴有头晕、颈痛、肩部沉重。

1.临床表现

（1）临床症状：血压异常。在安静状态下，3次测量血压经常超过140/90mmHg为高血压。血压异常表现为双上肢血压与卧坐血压差通常大于10mmHg。可伴有颈痛、眩晕、失眠、恶心、耳鸣、视力模糊、眼胀、眼干涩、心跳心慌、排汗异常等自主神经功能紊乱表现。

（2）体征：颈3~6横突不对称，颈2~6棘突偏歪、压痛，颈部活动受限。斜角肌紧张，在锁骨上窝轻轻触摸，会发现斜角肌痉挛形成细索状硬结，沿此索状肌腱向上摸到止点，即是错位的钩椎关节前方。该处压痛明显，横突轻微隆起（前移位），一般多发生在颈4~5之间。

（3）辅助检查：X线检查正位片，见颈3~6棘突偏离中线，钩椎关节左右不对称或增生。侧位片显示颈曲变直、反张，颈椎后缘连线中断。斜位片见椎间孔变形缩小。

2.特色疗法

（1）视物模糊、眼涩、头晕

①一指禅偏峰推法：医者在患者双侧风池穴，沿寰枕关节向风府方向推，左手推右侧，右手推左侧。

②一指禅推桥弓：桥弓穴是颈部翳风穴（耳垂后下缘的凹陷）至缺盆穴（锁骨上窝中央）的连线。因为桥弓穴位于人体颈动脉窦的部位，起着调节人体血压的作用，推拿这个穴位，可以使心率减慢、血管扩张、血压下降。

具体操作：患者取坐位。医者用大拇指的指腹、指尖或拇指外侧，自上而下地推按桥弓穴。先推左侧的桥弓穴，再推右侧的桥弓穴，两侧交替进行，可推按1~2分钟。力度要适中，自上而下推，以患者感到推按处有胀硬感为宜。

（2）面额部胀痛不适

①抹揉法：医者在患者颞、前额、眼眶等部位予以抹揉法治疗。

②针灸疗法：肝阳上亢型，选穴太冲、曲池、合谷、太阳，针用泻法；痰湿壅盛型，选穴足三里、三阴交、丰隆，针用平补平泻；阴虚阳亢型，选穴太溪、三阴交、太冲，针用补法。

（3）头痛、偏头痛、头胀、枕部痛

①按揉法：医者在患者同侧风池穴用按法和揉法，按压方向为头痛部位。

②推抹桥弓：患者颈部侧屈，颈肌暴露。医者用单手小鱼际快抹桥弓部。

③中药疗法：肝阳上亢型，天麻钩藤饮加减；痰湿壅盛型，温胆汤加减；阴虚阳亢型，滋阴降压汤。

④功法锻炼：患者练习八段锦中的"双手攀足固肾腰"，易筋经中的"横胆降魔杵势"。

（4）耳鸣、耳塞

①推、按、揉法：医者在患者同侧风池穴做一指禅推法、按法和揉法，向外上方按压。或按压耳门、听宫、听会穴。

②功法锻炼：患者练习易筋经中的"打躬击鼓势"。

（5）颈椎关节突关节紊乱：采用颈椎斜扳法、仰卧牵枕微调法。

3.注意事项

（1）纠正不良用颈姿势，避免长时间伏案工作或低头玩手机，每工作1小时活动一下颈椎。

（2）选择软硬适中，高度合适的枕头。仰卧时，枕头最高点应在颈后正中间，相当于第4颈椎处，使枕、颈部同时贴枕头，以衬托颈曲，保持枕颈部的生理曲度，稳定颈椎。侧卧时，使枕头的支点位于颈部侧方的中央，头部要略低一点。

（3）加强颈部锻炼，增强颈椎稳定性，延缓颈椎退变，注意颈椎保暖。

第三节　小儿肌性斜颈

小儿肌性斜颈又简称"斜颈"，俗称"歪脖"，是由于一侧胸锁乳突肌病变所引起的以头向患侧歪斜、前倾，面转向健侧为特征的一种疾病。若不治，日久有可能导致颜面部发育畸形、胸椎畸形。中医将本病归属于"筋缩""筋伤"的范畴。筋，肉之力也，《灵枢·经脉》有云"经筋主束骨而利机关也"，《素问·五脏生成》云"诸筋者，皆属于节"。由此可见，"筋"附属于关节，是关节活动的主要功能结构之一。中医学认为，本病病机有虚实之分。虚为先天禀赋不足，筋脉失于濡养，与肝、脾、肾关系密切；实为寒凝、气滞、瘀阻，筋脉不通，气血不畅，归为外邪和产伤。

西医学对小儿肌性斜颈的发病原因尚无定论，认为可能与遗传、宫内发育异常、产伤、局部缺血等因素相关。这些因素可能使肌肉发育不良或机械性损伤，出现局部血肿机化及肌纤维变性、粘连，导致结缔组织形成、肌肉挛缩。临床可分为肿块型和非肿块型。

1.临床表现

（1）临床症状：头部向患侧倾斜，面部向健侧旋转；患侧胸锁乳突肌紧张，或出现挛缩、增粗、变硬等变化；颈椎向患侧旋转及向健侧侧弯受限。患儿的头面部及脊柱可出现适应性结构改变，如出现两侧颜面及眼裂的大小不对称、枕部的健侧半面较患侧半面更为扁平、上胸段脊柱发生代偿性的侧弯、出现高低肩等。

（2）体征：患侧胸锁乳突肌上可触及肿块（卵圆形或条索状），质地或软或硬，常位于胸锁乳突肌中下段。

（3）辅助检查：彩超显像患侧胸锁乳突肌增粗、增厚；或可探及肌性肿块，回声增高或减低；肌纹理增粗紊乱，不清晰。

2.特色疗法

（1）肿块型

临床除采用揉捏牵转法外，还可采用以下治疗方法。

①超微针刀疗法：医者在患侧胸锁乳突肌的起点到止点寻找紧张点，包括肌硬

结、条索等病理阳性反应物或软组织异常改变。在冠状位，将刀口线与胸锁乳突肌纵轴垂直，以结节中央为进针点，朝食指方向快速进针后行贯穿切割2~3刀；之后退针入结节中，旋转针刀90°，以刺入点为中心，上下沿胸锁乳突肌纵轴行钝性分离；再根据结节大小在结节中央穿刺点前、后，选取穿刺点进行松解，一般松解2~3刀。同理进行"矢状位松解"。

②药物外敷：将血竭100g，三七200g，红花100g，地龙100g，制乳香200g，制没药200g，共研细末，用凡士林加热调成膏状。取适量药膏敷于颈部，每日涂擦。也可用鸡血藤10g，伸筋草10g，透骨草10g，当归10g，威灵仙10g，海桐皮10g，赤芍6g，川芎6g浸泡，待饮片泡软后取出，蒸30分钟左右；用纱布包裹，待温度凉至适宜后，外敷于患侧胸锁乳突肌处5分钟，早晚各1次。

（2）非肿块型

临床可采用揉捏牵转法和针灸疗法（主穴取桥弓穴；配穴取完骨、天柱、阳陵泉。快速进针，捻转数下，出针，不留针。每日1次，10次为1个疗程，每个疗程之间休息1天）进行治疗。

3.注意事项

（1）家庭护理：斜颈治疗，强调三分治疗七分护理。临床试验表明，对比单纯手法治疗，配合家庭护理的斜颈患儿治愈率明显提高，对斜颈的继发症状如面部不对称、大运动落后等也有明显改善。

（2）斜颈患儿的家庭护理以引导患儿向患侧后上方视物和鼓励患儿加强患侧运动为核心。涉及家庭调护中的喂养、抱姿、睡姿、抬头及抓握训练、独坐及独走训练，以及咀嚼、遮眼、悬吊训练等。

第四节　类冠心病

由于颈、胸椎病变引起的胸闷、憋气、心前区疼痛、心悸，甚至心律失常等症状，但心电图未有改变的疾病，称为"类冠心病"，也称为"脊源性类冠心病综合征"。中医学认为，类冠心病属于"颈痹"范畴，包括颈部骨痹、筋痹等。颈椎由7块椎骨构成，它们之间关系的稳定和活动的自如是由颈筋来维系、稳固与协调，人们在长期的活动中形成的左右利位及颈部姿势的不当，使左右颈筋不对称和颈筋的劳损、僵化，导致了颈痹的发生，进而影响到由颈脊骨节分出的与心胸相通的细络，出现胸痛、心悸等心胸不适症状。中医辨证为心脉瘀阻型、寒凝心脉型、痰浊闭阻型、气阴不足型、心阳不振型、肝肾阴虚型等。

西医学认为，急慢性损伤或椎间盘变性使颈椎小关节错位或胸椎间关节错位时，可因椎间孔变形缩小而直接压迫或刺激交感神经节前纤维兴奋性增高，从而使血管的舒缩功能发生平衡失调，心脏冠状动脉的管腔由于血管平滑肌收缩、痉挛而狭窄，造成供血不足、缺血、缺氧，引起心前区绞痛，甚至心律紊乱。

1.临床表现

（1）临床症状：心前区突然跳动或心跳似乎暂停的感觉，心前区不适，全身乏力。可伴有失眠、多梦、多汗、心慌、视力模糊、烦躁易怒、气促、胸闷、心动过速、心动过缓等；颈背肩痛，头痛头胀，颈部活动受限。

（2）体征：颈椎横突不对称，颈椎及胸椎棘突偏歪、压痛。背肌紧张，在棘突间有摩擦音或筋络滚动感，为棘上韧带剥离的表现。胸椎旁一侧或双侧压痛，急性期压痛明显，慢性期压痛较轻。心脏听诊有心律失常，但无病理性杂音。

（3）辅助检查

①X线检查：颈、胸棘突偏歪，钩椎关节增生，钩椎关节间隙左右不对称，颈椎椎间孔变形缩小，颈椎后缘连线变直、反张、成角、中断，椎体骨质增生，有双边征或双突征。

②心电图：未发现异常改变。

2.特色疗法

（1）颈段引起临床症状

临床除参照"颈椎小关节紊乱症"治疗外，还可采用颈椎牵引方法（视患者病情而定，采取坐位或卧位，进行颈椎枕颌布托牵引，重量为3～5kg，每次20～30分钟）。

（2）胸段引起临床症状

临床除参照"胸椎小关节紊乱症"治疗外，还可采用以下治疗方法。

①针灸疗法：针刺选取心俞、厥阴俞、内关、足三里、间使等穴，针用平补平泻法，每日1次，每次30分钟。

②中药辨证施治：心脉瘀阻型，血府逐瘀汤加减；寒凝心脉型，桂附蒌薤汤；痰浊闭阻型，瓜蒌薤白半夏汤合温胆汤加减；气阴不足型，生脉散合炙甘草汤加减；心阳不振型，人参汤加味；肝肾阴虚型，杞菊地黄丸加减。

3.注意事项

（1）注意与心血管疾病的鉴别诊断。

（2）注意休息，避免过度劳累。

第五节   梨状肌综合征

梨状肌综合征是由于梨状肌及其周围组织的变异、劳损、外伤等因素致其充血、水肿、肥厚、痉挛、变性，使坐骨神经在通过梨状肌出口时受到刺激和压迫而引起的一系列臀部、腿部放射痛，甚至活动受限的临床综合征，是临床常见的周围神经卡压综合征，也是坐骨神经痛的常见致病原因。中医学将其归属于"痹证""腰腿痛"等范畴。本病以风、寒、湿三邪侵袭臀部经筋导致经筋拘急，经络不通，局部气血阻滞为基本病机。"痛者，寒气多也，有寒故痛也。"寒主收引，故寒邪侵袭肌肉经络，则表现为局部的痉挛疼痛；且寒邪、风邪、湿邪久居经络，则会出现血脉闭塞不通，故后世有云"痹非三气，患在瘀痰"。《黄帝内经》强调"正气存内，邪不可干"。当人体脏腑功能失调，正气亏虚时，邪气就会趁虚而入，侵袭人体。先天禀赋、后天的生活习惯均可诱发本病。

西医学认为，本病的发病多由臀部外伤、劳累、受寒等诱因所引起，下蹲跨越、旋转等动作易导致梨状肌过度牵拉而受损，反复的损伤会引起梨状肌代偿性增生、痉挛、粘连、瘢痕形成等，从而导致坐骨神经和周围血管受到机械性挤压而产生一系列临床症状。

1. 临床表现

（1）临床症状：急性期表现为坐骨神经痛，臀部有"刀割样""撕裂样"疼痛，可向下肢放射，甚至到小腿、足底；慢性期表现为臀部酸痛，行走困难、疼痛性跛行，肌肉力量下降不严重，可伴有小腿皮肤感觉异常。

（2）体征：臀部可触及条索样、块状结节；梨状肌紧张试验为阳性；"4"字试验阳性加重或诱发加重坐骨神经痛；患侧下肢直腿抬高试验小于60°时疼痛明显，超过60°时疼痛反而减轻。

（3）影像学检查：超声影像中，患侧梨状肌纵断面可见梨状肌形态饱满，肌纹理显示模糊，内部结构紊乱，回声分布不均匀，出现局限性或弥漫性增强或降低。核磁共振显示患侧梨状肌较对侧增厚、明显肥大，局部结构紊乱，同周围组织结构分界不明显；T1WI序列图像为等低信号，T2WI序列图像呈高信号，可见部分混杂信号。

2. 特色疗法

（1）急性期

①齐刺法：选择梨状肌投影区，三针齐刺、深刺，直达病所。

②通透法：用点按手法，力量由轻到重，通透梨状肌。

此外，还可采用针刀疗法进行治疗。

（2）缓解期

①弹拨法：患者取俯卧位。医者站于患侧，先用揉法沿梨状肌体表投影反复施术；然后换用大拇指着于梨状肌，朝肌纤维交叉方向弹拨10次，疏理肌筋。

②推法：医者用掌着于患处，以掌根为着力点，做上下或左右节律性推动以舒筋活络。

③擦法：医者在患者梨状肌投影区域，沿着肌纤维方向施以擦法，以透热为度。

3.注意事项

（1）尽量避免久坐、久行，避免感受风寒。

（2）注意劳逸结合，不要进行重体力的劳动，也不要进行过于激烈的体育锻炼。

第六节　臀上皮神经炎

　　臀上皮神经炎，又叫"臀上皮神经损伤"或"臀上皮神经卡压综合征"，是指由于各种原因导致的臀上皮神经水肿、损伤而出现的患侧臀部广泛性疼痛，且疼痛可放射至大腿后部的一种疾病。臀上皮神经炎在中医学中可归属于"筋痹"的范畴。正如《素问·痹论》所言："肾痹者，善胀，尻以代踵。"究其外因，所谓"痹者，闭也"，或由于慢性劳损、急性扭伤引起局部气滞血瘀，导致不通则痛，"积伤入络，气血皆瘀，则流行失司，所谓痛则不通也"；或由于风寒湿邪侵袭机体，导致局部气血不行，经脉闭塞，不通则痛，即《素问·痹论》所言："所谓痹者，各以其时，重感于风寒湿之气也。"由于臀上皮神经炎病性属于虚实夹杂，故治疗上以濡养筋脉，祛邪通络以解除粘连。

　　西医学认为，臀上皮神经由T11～L4神经后支的后外侧构成，该病多发于体力劳动者、肥胖妇女以及长居潮湿环境者。由于不恰当的姿势导致骨纤维结构增生，以及过多的脂肪和软组织炎性增生的压迫，当神经穿出筋膜或通过髂后上棘入臀时，易受到周围病变软组织和骨通道的压迫，从而引起臀部的弥漫性疼痛，伴臀上皮神经支配区的感觉异常，少数伴有大腿后外侧至腘窝的放射痛。

1.临床表现

（1）临床症状：有腰臀部闪挫扭伤史或慢性劳损史。一侧腰臀部刺痛或酸痛，急性扭伤疼痛较剧，可有下肢牵扯样痛，但多不过膝。弯腰明显受限，改变体位时疼痛加剧。

（2）体征：在髂嵴最高点直下 2～3cm 处有敏感压痛点，可触及直径约数毫米、长约数厘米的痛性筋束，有触压痛，伴麻胀，腰部屈曲受限。

2.特色疗法

（1）急性期

临床可采用针刀疗法及温针疗法（患者取俯卧位。医者对其采用围刺法进行针灸治疗，进针部位主要取秩边穴、殷门穴、环跳穴、阿是穴、阳陵泉穴等；选取不锈钢毫针，对穴位进行常规消毒，随后进行捻转泻法；得气后，在针尾挂艾条卷，使其自然燃尽，在燃尽之后拔针）进行治疗。

（2）缓解期

①按揉法：在患处髂嵴周围、腰臀部、大腿后外侧等位置进行按法、揉法。

②点按法：在阿是穴、肾俞、环跳、秩边、委中等穴点按。

③弹拨法：对患者髂嵴处上的条索硬结给予弹拨法，以患者能耐受为宜。

3.注意事项

（1）避免感受风寒，注意保暖。

（2）注意饮食营养，避免久坐。

第七节　产后腰痛

产后腰痛是妇女分娩后哺乳期或者流产后出现的一种常见现象，临床主要表现以患者自觉腰骶酸胀不适，或腰骶部酸痛连及一侧下肢酸痛，转侧不利，日夜缠绵，且多伴有腰椎及腰骶部双侧的肌肉压痛。有些患者还伴有产后乳汁减少、产后尿频等症状，严重影响产后妇女的生活质量。中医学认为，产后腰痛属于"产后风""产后痹"范畴。其发病机制主要与产褥期妇女的生理状况有关，产后脾肾虚弱，冲任失和，气血两虚，络脉空虚；体虚又容易感受风、寒、湿邪，导致经络阻滞气血运行不畅，"不荣则痛"或"不通则痛"，虚实夹杂而为病。《诸病源候论》首论"产后腰痛"时曰："产则劳伤，肾气损动，胞络虚；未平复，面风冷客之，冷气乘腰者，则令腰痛也。"

西医学研究认为，产后腰痛与产妇的内分泌失调及骨盆的生物力学改变有关。从产后下腰痛的特点分析，疼痛多集中在骶髂关节、骶尾骨及臀部，由于妊娠期黄体和胎盘分泌的松弛素存在，使骨盆及周围韧带松弛并持续到产后一段时间，引起这些微动关节功能紊乱；加上产后哺乳时的不良姿势、频繁弯腰动作等，增加了腰背部肌肉及关节的损伤机会，出现下腰痛。

1.临床表现

（1）临床症状：产前无腰痛；产后哺乳期出现急性或慢性腰痛；有长久喂奶或者腰部受寒、闪挫史；一侧或两侧腰骶部酸痛、重着不适，时轻时重，缠绵不愈，劳累后加重，休息后减轻。

（2）体征：一侧或两侧腰骶部压痛，转侧不灵，伴轻度一侧或双侧下肢沉重麻痹感。

（3）影像学检查：X线可观察到腰椎生理曲度改变、小关节错位或者骨盆旋移。

2.特色疗法

（1）产后急性疼痛

临床除采用仰卧牵抖法、腰椎旋转扳法外，还可采用以下治疗方法。

①针刺疗法：宜取局部的阿是穴、足太阳膀胱经和足少阴肾经为主的穴位。

②温灸疗法：主穴为腰眼（双）、肾俞（双）、阿是穴、委中穴（双）。若寒湿明显者，加腰阳关；肾虚者，加命门；兼有血瘀者，加三阴交（双），进行温灸。

（2）产后慢性疼痛

临床除采用腰椎斜扳法、腰椎旋转扳法外，还可以使用以下治疗方法。

①㨰揉法：患者取俯卧位。医者对患部肌肉进行㨰法、揉法等放松类手法，放松全身肌肉。

②中医辨证施治：血虚型，用八珍汤加减；血瘀型，用生化汤加减；寒凝型，用肾着汤加减；肾虚型，用金匮肾气丸等。

③练功疗法：患者练习易筋经中的"摘星换斗式""倒拽九牛尾式""三盘落地式"，以及八段锦中的"摇头摆尾去心火"。

3.注意事项

（1）避免感受风寒，注意保暖。

（2）注意饮食营养，避免久坐。

（3）避免提过重或举过高的物体。

（4）急性期多卧床休息，慢性期加强产后锻炼，如产后体操与拱桥式练习等。

附 篇

一、脊柱病的相关课题研究

1.基于神经反馈控制建立腰椎间盘生物力学模型及杠杆定位手法对腰椎间盘影响的仿真研究，国家自然科学基金面上项目（81273866），项目负责人吕立江。

2.脉冲电场干预下杠杆定位手法对腰椎间盘生物力学特性及神经反馈机制研究，国家自然科学基金面上项目（81774442），项目负责人吕立江。

3.基于多模态 fMRI 与 MRS 技术对杠杆定位手法干预 LDH 镇痛的脑效应机制研究，国家自然科学基金面上项目（82274672），项目负责人吕立江。

4.基于 Markov 决策分析的中风恢复期的比较效益研究，国家自然科学基金面上项目（81574057），项目负责人马睿杰。

5.电针调控脊髓损伤后 OTX2/aggrecan 对 PV+ 中间神经元功能修复的机制研究，国家自然科学基金面上项目（82174487），项目负责人马睿杰。

6.电针结合运动疗法干预脊髓损伤大鼠轴突再生的 Rho/ROCK 信号传导机制研究，国家自然科学基金项目青年基金（81102644），项目负责人马睿杰。

7.六字诀训练适应与腰椎矢状面曲度活动度调节的定量数理关系研究，国家自然科学基金青年基金项目（81303016），项目负责人王晓东。

8.基于 SOCS3–JAK2/STAT3 通路的电针抗慢性脑缺血炎性损伤机制研究，国家自然科学基金青年基金项目（81503645），项目负责人韩德雄。

9.脊柱侧弯的中医智能化矫正设备的研发与应用，浙江省"尖兵""领雁"重大攻关项目（2022C03123），项目负责人吕立江。

10.胸椎错缝（胸椎后关节紊乱症）中医诊疗标准指南制定，国家中医药管理局（SATCM–2015–BZ081），项目负责人吕立江。

11.中国–白俄罗斯中医药中心，国家中医药管理局（GZYYGJ2019010），项目负责人高祥福。

12.杠杆定位手法适宜技术国际推广项目，国家中医药管理局（2018–001），项目负责人吕立江。

13.创编太极导引功研究，国家体育局课题子课题（QG08C006），项目负责人吕立江。

14.基于杠杆定位手法对腰椎间盘生物力学影响的有限元建模与仿真研究，浙江省自然科学基金（Y2111054），项目负责人吕立江。

15.基于经典M–CSF/RANKL双信号通路益骨汤干预破骨细胞分化防治骨质疏松症的机制研究，浙江省自然基金（Y17H270015），项目负责人陈华。

16.夹脊电针干预脊髓损伤大鼠OL分化和髓鞘再生的研究，浙江省自然科学基金（Y2100533），项目负责人马睿杰。

17.基于JAK2/STAT3通路的电针抗局灶性脑缺血再灌注损伤大鼠神经元凋亡的研究，浙江省自然科学基金（LQ12H27001），项目负责人韩德雄。

18.老年人腰椎矢状面曲度、活动度与其呼吸肌功能的相关性研究，浙江省自然科学基金（LQ12H27004），项目负责人王晓东。

19.寰枢关节旋转半脱位MSCT旋转功能位诊断方法的构建研究，浙江省自然科学基金（LY12H22001），项目负责人林敏。

20.基于TLR4/MyD88通路探讨清热祛瘀固肾法防治抗磷脂抗体阳性妊娠丢失的作用机理，浙江省自然科学基金（LY12H27006），项目负责人高祥福。

21.从DNA甲基化调控角度探讨EB病毒感染对SLE易感基因表达影响及青蒿素的干预作用研究，浙江省自然科学基金（LY18H290005），项目负责人高祥福。

22.基于Semaphorin–3A信号的脊髓损伤后PNNS可塑性变化及电针干预机制，浙江省自然科学基金（LY19H270009），项目负责人马睿杰。

23.CCI对大鼠类淋巴系统/AQP4的影响及电针作用机制研究，浙江省自然科学基金（LY20H270011），项目负责人韩德雄。

24.基于小胶质细胞p38 MAPK/TNF–α信号通路的电针干预痛转化研究，浙江省自然科学基金（LQ18H270001），项目负责人周杰。

25.杠杆定位手法治疗腰椎间盘突出症的生物力学指标提取及临床规范化应用研究，浙江省科技厅公益技术项目（Y2111054），项目负责人吕立江。

26.腰椎间盘突出症中医外治法的作用机理与临床方案优化研究，浙江省中医药管理局现代化研究专项（2020ZX010），项目负责人高祥福。

27.卒中后吞咽障碍/认知障碍的中医康复研究，浙江省中医药管理局现代化研究专项（2020ZX011），项目负责人马睿杰。

28.基于多模态fMRI的慢性颈痛针灸干预机制及疗效评价的研究，浙江省中医药管理局现代化研究专项（2021ZX011），项目负责人林敏。

29.治疗腰椎间盘突出症的推拿有效手法及其定量化的生物力学研究，浙江省中医药管理局，项目负责人吕立江。

30.杠杆定向手法治疗腰椎间盘突出症疗效评价的多中心研究，浙江省中医药管理局（2007SA007），项目负责人吕立江。

31.杠杆定向手法治疗移行型腰椎间盘突出症的影像学研究，浙江省中医药管理局（2008CB017），项目负责人吕立江。

32.杠杆定位手法治疗膨出型腰椎间盘突出症疗效评价的多中心研究，浙江省中医药管理局（2010ZS001），项目负责人吕立江。

33."燔针劫刺法"治疗中风后痉挛性瘫痪的临床研究，浙江省中医药管理局（2009YB015），项目负责人马睿杰。

34.VBI的CT联合灌注成像诊断技术及其在推拿治疗中的应用研究，浙江省中医药管理局（2010ZA046），项目负责人马睿杰。

35.靳三针疗法对中风后失语症的临床疗效研究，浙江省中医药管理局（2011ZA044），项目负责人韩德雄。

36.MSCT旋转功能位三维成像在寰枢关节旋转半脱位诊断及推拿整复疗效评价中的应用研究，浙江省中医药管理局（2012ZA064），项目负责人林敏。

37.基于大鼠神经病理痛疗效评价的电针镇痛频率参数优化研究，浙江省中医药管理局（2015ZA116），项目负责人周杰。

38.经皮穴位电刺激治疗围绝经期综合征技术研究，浙江省中医药管理局（2015ZA232），项目负责人马睿杰。

39.基于大鼠炎性痛疗效评价的电针镇痛参数优化研究，浙江省中医药管理局（2016ZA109），项目负责人周杰。

40.电针治疗脊髓损伤的临床疗效观察及脑结构功能改变的多模态磁共振研究，浙江省中医药管理局（2019ZZ013），项目负责人马睿杰。

41.郄穴行龙虎交战手法结合电针对带状疱疹后神经痛的疗效研究，浙江省中医药管理局（2019ZB057），项目负责人韩德雄。

42.ADC值在中药治疗活动性强直性脊柱炎疗效评估中的应用，浙江省中医药管理局（2016ZB063），项目负责人钱琦。

43.脊柱推拿结合施罗特呼吸疗法治疗特发性脊柱侧弯的技术，浙江省中医药管理局（2018ZT003），项目负责人应晓明。

44.浙江省脊柱病中医药防治中心，浙江省中医药管理局（浙中医药2018-9），项目负责人高祥福。

45.鹿瓜多肽对去势模鼠骨矿密度与骨生物力学影响的研究，浙江省中医药管理局（2009CA009），项目负责人陈华。

46.胸椎定点对抗扳法配合药物渗透干预胸椎错峰的生物力学作用–临床效应相关性研究，浙江省中医药管理局（2021ZB159），项目负责人牛红社。

47.慢性非特异性腰痛患者呼吸训练适应过程中核心肌群阵列式表面肌电特征变化规律的研究，浙江省卫生健康委员会（2019329307），项目负责人王晓东。

48.项部腧穴电针对脑缺血大鼠神经干细胞增殖和合化的影响，浙江省教育厅（20071097），项目负责人马睿杰。

49.曲安奈德局部浸润对兔跟腱组织结构影响的实验研究，浙江省教育厅（Y2010 17162），项目负责人陈华。

50.自动功能成像评价高脂血症患者的早期心功能改变，浙江省卫生厅（2013 KYB195），项目负责人蔡劲。

51.基于Semaphorin–3A信号的脊髓损伤后神经元胞外基质网络的可塑性变化，浙江省卫生厅（2018KY563），项目负责人马睿杰。

52.体医融合背景下基于"辨体论治"的老年人腰痛运动干预模式构建的研究，杭州市社科规划领导小组办公室（M21JC071），项目负责人王晓东。

53.电针"骶四穴"治疗良性前列腺增生相关下尿路症状的随机对照研究，浙江省中医药管理局（2022ZA087），项目负责人周杰。

54.多模态超声引导可视化针刀治疗肩关节周围炎价值研究，浙江省中医药管理局（2022ZA092），项目负责人蔡劲。

二、脊柱病的相关论文发表

［1］Hu Hantong，Shen Yejing，Li Xinwei，et al. Efficacy of Electroacupuncture Therapy in Patients With Postherpetic Neuralgia：Study Protocol for a Multicentre，Randomized，Controlled，Assessor–Blinded Trial. Front Med（Lausanne）. 2021 May 21；8：624797.

［2］Zhou Jie，Ma Ruijie，Jin Ying，et al. Molecular mechanisms of opioid tolerance：From opioid receptors to inflammatory mediators（Review）. Exp Ther Med. 2021 Sep；22（3）：1004.

［3］Hu Rong，Xu Haipeng，Jiang Yaheng，et al. EA Improves the Motor Function in Rats with Spinal Cord Injury by Inhibiting Signal Transduction of Semaphorin3A and Upregulating of the Peripheral Nerve Networks. Neural Plast. 2020 Nov 21；2020：8859672.

［4］Wang Xiao–Dong，Ma Li，Wang De–Hong，et al. Relationships among the lumbar lordosis index，sacral horizontal angle，and chronic low back pain in the elderly aged 60-69 years：A cross-sectional study. J Back Musculoskelet Rehabil. 2020；33（1）：29-33.

［5］Hu Rong，Xu Haipeng，Jiang Yaheng，et al. EA Improves the Motor Function in Rats with Spinal Cord Injury by Inhibiting Signal Transduction of Semaphorin3A and Upregulating of the Peripheral Nerve Networks. Neural Plast. 2020 Nov 21；2020：8859672.

［6］Qian Qi，Huang Hai-Tao，Xu Li，et al. Prediction of Infarct Lesion Volumes by Processing Magnetic Resonance Apparent Diffusion Coefficient Maps in Patients with Acute Ischemic Stroke. J Stroke Cerebrovasc Dis. 2016 Dec；25（12）：2821-2827.

［7］Lin Min，Tian Man-Man，Zhang Wei-Ping，et al. Predictive values of diffusion-weighted imaging and perfusion-weighted imaging in evaluating the efficacy of transcatheter arterial chemoembolization for hepatocellular carcinoma. Onco Targets Ther. 2016 Nov 14；9：7029-7037.

［8］MaRuijie，Liu Xin，Clark Justin，et al. The Impact of Acupuncture on Neurological Recovery in Spinal Cord Injury：A Systematic Review and Meta-Analysis. J Neurotrauma. 2015 Dec 15；32（24）：1943-57.

［9］Ying Xiao-Ming，Wang Peng，Yao Ben-Shun，et al. Hematuria after orthopedic tuina：a case report and brief review of literature. Evid Based Complement Alternat Med. 2011；2011：953686.

［10］朱永涛，吕立江，张潮，等.颈椎生理曲度改变与寰枢关节失稳的相关性分析［J］.中国骨伤，2022，35（2）：132-135.（通讯作者吕立江）

［11］刘祯，吕立江，黄华枝，等.手法治疗腰椎间盘突出症的基础研究进展［J］.中医正骨，2022，34（1）：66-68.（通讯作者吕立江）

［12］朱永涛，吕立江，吕智桢，等.静息态功能磁共振成像技术在推拿作用机制研究中的应用进展［J］.中医正骨，2022，34（3）：49-51.（通讯作者吕立江）

［13］张豪怡，毛艺霖，吕立江.基于杠杆定位手法对青少年特发性脊柱侧弯患者的脊柱-骨盆矢状位参数变化的研究［J］.中国现代医生，2022，60（4）：147-150.（通讯作者吕立江）

［14］陈家正，吕立江，韩笑，等.五步复位法治疗气滞血瘀型腰椎间盘突出症的临床疗效［J］.中国现代医生，2021，59（8）：123-126+130.（通讯作者吕立江）

［15］陈家正，吕立江，郑巧平，等.五步复位法治疗腰椎间盘突出症临床观察［J］.浙江中医药大学学报，2021，45（4）：425-429.（通讯作者吕立江）

［16］何芳芳，吕立江，牛红社，等.仰卧旋转扳法联合电针治疗腰椎间盘突出症的临床效果观察［J］.中国现代医生，2020，58（36）：12-15.（通讯作者吕立江）

［17］胡国宝，吴博海，舒文修，等.杠杆定位手法对腰椎间盘突出症患者表面肌电信号及腰椎功能的影响［J］.中华全科医学，2021，19（1）：113-115+145.（通讯作者吕立江）

［18］胡蓉，徐海鹏，何克林，等.神经元胞外基质网络在脊髓损伤修复作用中的研究进展［J］.中国骨伤，2021，34（1）：91-96.（通讯作者马睿杰）

［19］吕立江，李景虎，杨超，等.杠杆定位手法治疗腰椎间盘突出症疗效及对Cobb角影响［J］.中国骨伤，2021，34（1）：86-90.

［20］吕立江，毛凌宇，李景虎，等.杠杆定位手法结合脉冲电场对腰椎间盘突出症患者镇痛效应及IL-1β、TNF-α的影响［J］.中国骨伤，2021，34（8）：780-784.

［21］田俊松，应晓明，叶鑫."分节段式"脊柱推拿手法联合改良Schroth体操治疗青少年特发性脊柱侧凸的临床研究［J］.中医正骨，2021，33（7）：23-27.（通讯作者应晓明）

［22］谢云兴，吕立江，杜红根，等.杠杆定位手法治疗腰椎间盘突出症的临床研究［J］.中医正骨，2021，33（3）：1-5.（通讯作者吕立江）

［23］韩笑，吕立江，应晓明，等.杠杆定位手法结合施罗斯矫形术治疗特发性脊柱侧弯的临床研究［J］.浙江中医药大学学报，2020，44（11）：1047-1053.（通讯作者吕立江）

［24］张潮，吕立江，朱永涛，等.基于君臣佐使理论探讨五步推拿法在腰椎间盘突出症治疗中的应用［J］.中医正骨，2020，32（11）：17-20.（通讯作者吕立江）

［25］金天驰，吕立江.推拿医师主导管理模式的疗效评价［J］.中医药管理杂志，2020，28（4）：141-142.（通讯作者吕立江）

［26］应晓明，石国庆，王晓东，等.治疗特发性脊柱侧凸的分节段脊柱推拿术［J］.中医正骨，2020，32（8）：49-51.

［27］孙海樺，王思思，项璇儿，等.电针对痛觉敏化诱发大鼠脊髓背角p38丝裂原活化蛋白激酶/肿瘤坏死因子-α的影响［J］.浙江中医药大学学报，2019，43（12）：1301-1309.（通讯作者周杰）

［28］周杰，陈贞羽，金莹，等.电针对吗啡耐受大鼠脊髓背角NOD样受体蛋白3炎症小体及其炎症因子表达的影响［J］.浙江中医药大学学报，2020，44（6）：576-580.

［29］金林珍，马睿杰.夹脊电针治疗脊髓损伤后功能障碍的研究进展［J］.中

国中医急症，2020，29（10）：1873-1876.（通讯作者马睿杰）

［30］杨超，吕立江，王玮娃，等.基于"筋骨失衡，以筋为先"理念探讨颈型颈椎病的治疗［J］.中医正骨，2019，31（4）：64-65+69.（通讯作者吕立江）

［31］杨超，吕立江，韩笑，等.吕立江教授运用杠杆整脊法治疗椎间盘源性下腰痛的临证经验［J］.时珍国医国药，2019，30（9）：2246-2247.（通讯作者吕立江）

［32］王玮娃，吕立江，杨超，等.基于筋骨并治原则探讨青少年颈椎曲度异常的治疗［J］.中医正骨，2019，31（1）：26-27+29.（通讯作者吕立江）

［33］王晟，吕立江，杨超，等.仰卧屈膝牵抖法治疗退行性腰椎滑脱症的生物力学作用机制［J］.中医正骨，2019，31（9）：39-40+45.（通讯作者吕立江）

［34］刘鼎，吕立江，王玮娃，等.吕立江运用杠杆定位手法结合脉冲电场治疗青少年特发性脊柱侧弯经验［J］.浙江中医杂志，2019，54（1）：36-37.（通讯作者吕立江）

［35］周杰，陈贞羽，龚杰，等.不同参数组合电针对炎性痛模型大鼠镇痛效应及中枢内啡肽的影响［J］.中华中医药杂志，2019，34（3）：939-943.

［36］钱琦，励杨晟，田曼曼，等.弥散加权成像ADC值和SPARCC评分在强直性脊柱炎活动期评估中的价值探讨［J］.浙江医学，2019，41（6）：529-532.

［37］吕立江，谢云兴，陈涯峰，等.杠杆定位手法治疗腰椎间盘突出症疗效与骨盆参数影响的研究［J］.浙江中医药大学学报，2019，43（7）：640-644.

［38］陈华，陈智能，姚新苗.姚新苗教授防治骨质疏松症的学术思想略谈［J］.浙江中医药大学学报，2019，43（5）：413-417.

［39］李景虎，吕立江，唐成坤，等.非手术疗法治疗青少年腰椎间盘突出症的研究进展［J］.中医正骨，2018，30（7）：27-28+31.（通讯作者吕立江）

［40］李景虎，吕立江，杨超，等.基于筋骨理论探讨"筋出槽，骨错缝"与青少年寰枢关节半脱位的关系［J］.浙江中医杂志，2018，53（7）：529-530.（通讯作者吕立江）

［41］朱凌峰，吕立江，谢云兴，等.吕立江教授改良扩胸对抗扳法治疗胸椎错缝症经验［J］.浙江中医药大学学报，2017，41（5）：418-420.（通讯作者吕立江）

［42］谢云兴，吕立江，陈涯峰，等.吕立江教授治疗青少年特发性脊柱侧弯经验［J］.浙江中医药大学学报，2017，41（3）：243-245.（通讯作者吕立江）

［43］吕立江，朱朝阳，陈羽峰，等.杠杆定位手法对腰椎间盘突出症操作的规范化研究［J］.浙江中医药大学学报，2017，41（1）：11-16+24.

［44］陈涯峰，吕立江，谢云兴，等.吕立江运用仰卧牵枕微调法治疗神经根型

颈椎病经验［J］.浙江中医杂志，2017，52（8）：596-597.（通讯作者吕立江）

［45］刘景昊，吕立江，谢云兴，等.吕立江教授治疗寰枢关节半脱位经验［J］.浙江中医药大学学报，2017，41（11）：901-903.（通讯作者吕立江）

［46］何克林，马睿杰.脊髓损伤后疼痛的动物模型研究进展［J］.中华中医药学刊，2016，34（8）：1874-1876.

［47］应晓明，蒋永亮，徐鹏，等.椎间盘镜与传统开放术治疗腰椎间盘突出症疗效和安全性比较的Meta分析［J］.中国骨伤，2016，29（08）：744-751.

［48］马睿杰，何克林，张柳娟，等.电针干预脊髓损伤大鼠成熟少突胶质细胞增殖分化的影响［J］.中华中医药杂志，2016，31（7）：2771-2774.

［49］韩杰，吕立江，吕智桢，等.吕立江教授创新整脊手法配合中药治疗胸椎错缝症临床经验总结［J］.云南中医学院学报，2016，39（4）：83-85.（通讯作者吕立江）

［50］王晓东，马丽，王德洪，等.60～69岁老年人肺活量与慢性腰痛的相关性研究［J］.中国中医骨伤科杂志，2016，24（1）：18-20.

［51］孙林峰，王晓东，黄常乐.养生功六字诀调治腰痛病原理浅析［J］.贵阳中医学院学报，2015，37（3）：69-71.

［52］陈羽峰，吕立江，左金红，等.仰卧屈膝牵抖法治疗腰椎间盘突出症72例临床观察［J］.云南中医学院学报，2015，38（4）：44-47.（通讯作者吕立江）

［53］左金红，吕立江，陈羽峰，等.吕立江教授治疗腰椎间盘突出症的技术创新与临床经验总结［J］.陕西中医学院学报，2015，38（5）：29-31.（通讯作者吕立江）

［54］袁元辉，胡丰亚，赖庆钟，等.吕立江教授治疗腰椎间盘突出症特色及验案探析［J］.甘肃中医学院学报，2015，32（1）：10-12.（通讯作者吕立江）

［55］吕立江，袁元辉，胡丰亚，等.杠杆定位手法治疗腰椎间盘突出症的疗效评价及表面肌电神经反馈分析［J］.浙江中医杂志，2015，50（11）：794-795.

［56］吕立江，陆森伟，王晓东，等.杠杆定位手法对正常腰椎影响的生物力学实时测试［J］.中华中医药学刊，2015，33（1）：15-17+2-3.

［57］田曼曼，林敏，钱琦，等.多层螺旋CT旋转功能位诊断寰枢关节旋转半脱位的价值探讨［J］.中医正骨，2015，27（2）：20-23.

［58］吕立江，包家立，朱朝阳，等.采用杠杆定位手法结合电磁经络通治疗腰椎间盘突出症的临床疗效分析［J］.高电压技术，2014，40（12）：3755-3761.

［59］赖庆钟，吕立江，袁元辉，等.吕立江教授手法治疗腰椎间盘突出症临床经验［J］.浙江中医药大学学报，2014，38（9）：1103-1105.（通讯作者吕立江）

［60］胡丰亚，吕立江，袁元辉，等.吕立江教授仰卧牵枕法结合中药治疗椎动脉型颈椎病临床经验总结［J］.云南中医学院学报，2014，37（4）：79-80+96.（通讯作者吕立江）

［61］吕立江，冯喆，廖胜辉，等.杠杆定位手法对腰椎间盘影响的有限元分析［J］.中华中医药学刊，2014，32（5）：971-973.

［62］吕立江，冯喆，廖胜辉，等.平面力推拿揉法与腰椎间盘生物力学关系的有限元分析［J］.中华物理医学与康复杂志，2014，36（7）：549-552.

［63］吕立江，包家立，朱朝阳，等.采用杠杆定位手法结合电磁经络通治疗腰椎间盘突出症的临床疗效分析［J］.高电压技术，2014，40（12）：3755-3761.

［64］陈华，肖鲁伟.试从经脉循行探讨足太阳膀胱经与腰腿痛的相关性［J］.中华中医药杂志，2014，29（11）：3537-3539.

［65］方淡思，许丽.揉捏牵转法治疗小儿先天性肌性斜颈的优化应用［J］.中华中医药学刊，2013，31（3）：589-590.

［66］王晓东，马丽，王德洪，等.60～69岁老年人腰椎椎间隙高度与慢性腰痛的相关性研究［J］.中国运动医学杂志，2013，32（6）：540-544.

［67］王晓东，马丽，王德洪，等.60～69岁老年人中医体质与慢性腰痛的相关性研究［J］.北京中医药大学学报，2013，36（10）：717-720.

［68］吕立江，包家立，范炳华，等.杠杆定位手法作用下正常腰椎间盘的应力-应变特性初探［J］.浙江中医药大学学报，2013，37（10）：1156-1159.

［69］陈华，仪晓艳，吴连国，等.鹿瓜多肽对去势模鼠骨生物力学影响的实验研究［J］.浙江中医药大学学报，2013，37（8）：1015-1017+1022.

［70］吕立江，王晓东，陆森伟，等.仰卧旋转法治疗腰椎间盘突出症的病例对照研究［J］.中国骨伤，2012，25（8）：674-677.

［71］林敏，钱琦，樊闯，等.MSCT旋转功能位检查技术在寰枢关节旋转半脱位诊断中的应用价值［J］.中国现代医生，2012，50（34）：84-85+87.

［72］吕立江，应晓明，翁军，等.仰卧旋转法治疗腰椎间盘突出症临床对照研究［J］.长春中医药大学学报，2012，28（4）：751.

［73］应晓明，袁相龙，胡静国.麻醉下正骨推拿术治疗腰椎间盘突出症随机对照研究［J］.中华中医药学刊，2011，29（7）：1588-1590.

［74］许丽，褚海林，余慧华，等.揉捏牵转法治疗小儿肌性斜颈98例临床观察［J］.中国中医药科技，2011，18（2）：156-157.

［75］许丽，魏理珍，陈远青.小儿肌性斜颈的鉴别与中医治疗［J］.中国中西医结合儿科学，2011，3（4）：295-296.

［76］吕立江．五步复位法治疗腰椎间盘突出症［J］．浙江中医药大学学报，2011，35（1）：88-89．

［77］冯喆，吕立江．旋转类手法治疗腰椎间盘突出症的研究进展［J］．中医临床研究，2011，3（19）：120-122．（通讯作者吕立江）

［78］应晓明，卢振中，王鹏．影响麻醉下正骨推拿术后疗效的相关因素分析［J］．实用医学杂志，2010，26（17）：3254-3255．

［79］吕立江，袁相龙，应晓明，等．杠杆定位手法治疗腰椎间盘突出症的疗效观察［J］．中医正骨，2010，22（3）：14-16．

［80］吕立江，柯雪爱，毛旭丹，等．推拿后伸扳法治疗腰椎间盘突出症临床观察［J］．中国骨伤，2010，23（10）：790-791．

［81］陈华，王定，史晓林，等．经皮椎体成形术治疗胸腰椎压缩性骨折59例随访分析［J］．中国中医骨伤科杂志，2010，18（5）：47-48．

［82］吕立江，袁相龙，汪芳俊，等．杠杆定位整复手法治疗腰椎间盘突出症临床对照试验［J］．浙江中医药大学学报，2009，33（4）：567-568．

［83］吕立江，金叶道，郑如云，等．不同作用方向的整复手法治疗腰椎间盘突出症临床疗效观察［J］．中国骨伤，2009，22（4）：255-258．

［84］吕立江，金叶道，郑如云，等．杠杆定位手法治疗腰椎间盘突出症［J］．中国骨伤，2008（8）：638．

［85］吕立江．端提手法结合中药治疗颈性眩晕［J］．浙江中医药大学学报，2007（3）：368．

［86］吕立江．扩胸对抗扳法治疗胸椎小关节紊乱症临床观察［J］．浙江中医学院学报，2004（5）：65-66．

［87］吕立江．五步复合手法治疗腰椎间盘突出症［J］．中国骨伤，1999（3）：62．

三、脊柱病的相关成果获奖

1.杠杆定位手法治疗腰椎间盘突出症的技术创新及临床规范化应用，浙江省科学技术二等奖（2019-J-2-035-R01）；授予部门：浙江省人民政府；获奖者：吕立江、朱朝阳、包家立等。

2.杠杆定位手法治疗腰椎间盘突出症的临床研究，浙江省科学技术奖三等奖（201103220-1）；授予部门：浙江省人民政府；获奖者：吕立江、应晓明、袁相龙等。

3.眩晕病推拿干预机制创新研究与应用，浙江省科学技术奖三等奖（2018-J-3-094-D01）；授予部门：浙江省人民政府；获奖者：范炳华，林敏，许丽等。

4.基于TLR4/MyD88通路探讨清热祛瘀固肾法防治抗磷脂抗体阳性妊娠丢失的作用机理，浙江省中医药科学技术一等奖（20180005）；授予部门：浙江省卫生健康委员会；获奖者：高祥福、孙静、黄继勇等。

5.杠杆定位手法治疗腰椎间盘突出症的生物力学指标提取及临床规范化应用研究，浙江省中医药科学技术二等奖（20170030）；授予部门：浙江省卫生健康委员会，获奖者：吕立江、朱朝阳、王晓东等。

6.夹脊电针干预脊髓损伤大鼠OL分化和髓鞘再生的研究，浙江省中医药科学技术二等奖（20170035）；授予部门：浙江省卫生健康委员会；获奖者：马睿杰、林咸明、曲凡等。

7.VBI的CT联合灌注成像诊断技术及其在推拿治疗中的应用研究，浙江省中医药科学技术二等奖（20130040）；授予部门：浙江省卫生健康委员会；获奖者：林敏、钱琦、王鹏等。

8.杠杆定位手法治疗移行型腰椎间盘突出症的影像学研究，浙江省中医药科学技术三等奖（20110039）；授予部门：浙江省卫生健康委员会；获奖者：吕立江、汪芳俊、应晓明等。

9.杠杆定位手法治疗腰椎间盘突出症疗效评价的多中心研究，浙江省中医药科学技术三等奖（2010013）；授予部门：浙江省卫生健康委员会；获奖者：吕立江、汪芳俊、应晓明等。

10.推拿治疗小儿肌性斜颈的推广应用研究，浙江省中医药科学技术三等奖（20130073）；授予部门：浙江省卫生健康委员会；获奖者：许丽、余慧华、褚海林等。

11.靳三针疗法对中风后失语症的临床疗效研究，浙江省中医药科学技术三等奖（20160072）；授予部门：浙江省卫生健康委员会；获奖者：韩德雄、高宏、张莺等。

12.清固法调控TLR4/MyD88通路防治狼疮合并妊娠丢失的机理，浙江省科学技术三等奖（20180005）；授予部门：浙江省卫生健康委员会；获奖者：高祥福、孙静、黄继勇等。

四、脊柱病的相关发明专利

1.一种杠杆定位手法治疗调节器，发明专利，专利号ZL201310581035.4；发明人：吕立江等。

2.一种胸椎复位法治疗调节装置，发明专利，专利号ZL201410214564.5；发明人：吕立江等。

3.一种疏密波脉冲信号的发生方法，发明专利，专利号ZL201610514008.9；发明人：周杰等。

4.一种杠杆定位手法施力装置，发明专利，专利号 ZL202110147958.3；发明人：吕立江等。

5.一种松筋推拿机械手，发明专利，专利号 ZL202111141745.6；发明人：吕智桢等。

6.一种脊柱侧弯矫正装置，发明专利，专利号 ZL202111142643.6；发明人：吕立江等。

7.一种脊柱侧弯测量仪，发明专利，专利号 ZL201911022677.4；发明人：吕立江等。

8.一种带牵引推拿功能的脊柱侧弯医疗设备，发明专利，专利号 ZL202111142642.1；发明人：吕立江等。

9.一种模拟杠杆定位手法装置，实用新型专利，专利号 ZL201320343547.2；发明人：吕立江等。

10.一种脊柱侧凸矫形训练器，实用新型专利，专利号 ZL201220626049.4；发明人：王晓东等。

11.一种用于治疗神经病理痛的电刺激装置，实用新型专利，专利号 ZL201620321642.6；发明人：周杰等。

12.一种安全便捷的注射器，实用新型专利，专利号 ZL201620155255.X；发明人：陈华等。

13.一种杠杆定位手法的人体数据采集装置，实用新型专利，专利号 ZL20162071907.5；发明人：吕立江等。

14.一种用于治疗炎性疼痛的治疗仪，实用新型专利，专利号 ZL20162032052 0.5；发明人：周杰等。

15.一种脊柱侧凸矫正和腰椎曲度调节同步实施装置，实用新型专利，专利号 ZL201621281441.4；发明人：王晓东等。

16.一种胸廓和腹腔压力检测系统，实用新型专利，专利号 ZL201821675143.2；发明人：王晓东等。

17.一种足底筋膜松解训练装置及系统，实用新型专利，专利号 ZL201821281282.7；发明人：王晓东等。

18.一种一次性使用针刀治疗包，实用新型专利，专利号 ZL201821190815.0；发明人：陈华等。

19.一种模拟指拨/指揉手法按摩装置，实用新型专利，专利号 ZL20192065751 9.5；发明人：王晓东等。

20.一种带有消毒功能的超声诊断仪，实用新型专利，专利号ZL201921443233.3；发明人：蔡劲等。

21.一种脊柱侧弯牵引床，实用新型专利，专利号ZL202022394673.3；发明人：应晓明等。

参考文献

［1］吕立江.推拿功法学［M］.3版.北京：中国中医药出版社，2021.

［2］师宁宁.骶髂关节紊乱的理论与临床实践［M］.兰州：甘肃科学技术出版社，2018.

［3］杜冬萍，许华.超声引导下疼痛注射治疗［M］.上海：上海科学技术出版社.2018.

［4］吕立江.针灸推拿临床诊疗基础［M］.北京：中国中医药出版社，2017.

［5］Jay M. Weiss，Lyn D. Weiss，Julie K. Silver，et al. 轻松学习肌电图［M］.北京：北京大学医学出版社，2017.

［6］范炳华.推拿治疗学［M］.北京：中国中医药出版社，2016.

［7］赵毅，季远.推拿手法学［M］.北京：中国中医药出版社，2016.

［8］Steven D. Waldman.超声引导下疼痛注射技术图解［M］.马辉，许华主译.上海：上海科学技术出版社，2016.

［9］马超，杨海云.超声引导慢性疼痛注射技术［M］.北京：人民卫生出版社，2016.

［10］胡超伟.超微针刀疗法［M］.武汉：湖北科技出版社，2014.

［11］党静霞.肌电图诊断与临床应用［M］.2版.北京：人民卫生出版社，2013.

［12］中华中医药学会整脊分会.中医整脊常见病诊疗指南［M］.北京：中国中医药出版社，2012.

［13］詹红生，马勇.中医筋伤学［M］.上海：上海科技出版社，2012.

［14］郁国民，张智来.伤科推拿学［M］.北京：北京科学技术出版社，2012.

［15］纪树荣.运动疗法技术学［M］.北京：华夏出版社，2011.

［16］郜志广.脊椎矫正技术图解［M］.北京：人民军医出版社，2010.

［17］郭永刚.腰痛的诊断与治疗［M］.赤峰：内蒙古科学技术出版社，2009.

［18］赵毅，王诗忠.推拿手法学［M］.上海：上海科学技术出版社，2009.

［19］吕立江，谷忠悦，金叶道，等.腰椎整脊学［M］.北京：海洋出版社，2009.

［20］董纪翠，刘辉.实用临床脊柱病学［M］.天津：天津科学技术出版社，2008.

［21］龙厚清，刘少喻.脊柱疾病分类诊断学［M］.北京：人民军医出版社，2007.

［22］邹正华.中美整脊手法图解［M］.北京：世界医药出版社，2006.

［23］黄东生.脊柱退行性疾病［M］.广州：暨南大学出版社，2005.

［24］李义凯，叶淦湖.中国脊柱推拿手法全书［M］.北京：军事医学科学出版社，2005.

［25］张红星.实用颈椎病防治指南［M］.武汉：湖北科学技术出版社，2005.

［26］严隽陶.推拿学［M］.北京：中国中医药出版社，2003.

［27］杨桂通，陈维毅，徐晋斌.生物力学［M］.重庆：重庆出版社，2000.

［28］陶祖莱.生物力学导论［M］.天津：天津科技翻译出版公司，2000.

［29］孟和，顾志华.骨伤科生物力学［M］.北京：人民卫生出版社，2000.

［30］邵福元，邵华磊，薛爱荣.颈肩腰腿痛应用解剖学［M］.郑州：河南科学技术出版社，2000.

［31］邓晋丰，许学猛.骨与关节退行性疾病的诊治［M］.北京：中国中医药出版社，1997.

［32］俞大方.推拿学［M］.上海：上海科学技术出版社，1985.

［33］傅名芬.八段锦配合牵引对颈型颈椎病生理曲度影响的临床研究［D］.成都：成都体育学院，2019.

［34］张琛琳.基于"脊柱整体观"自制颈部锻炼操结合推拿手法治疗颈型颈椎病的临床研究［D］.南京：南京中医药大学，2019.

［35］刘瀛.针刀整体松解术治疗肩周炎临床研究［D］.武汉：湖北中医药大学，2012.

［36］梁忠培.捏脊疗法文献及临床适宜证、操作技术规范研究［D］.贵阳：贵阳中医学院，2010.

［37］戴文良.推拿治疗神经根型颈椎病的文献研究［D］.北京：北京中医药大学，2007.

［38］江永桂.理筋手法联合下颈段抗阻运动训练治疗颈型颈椎病临床观察［J］.河北中医，2019，41（10）：1555-1558.

［39］郭现辉，李伟彪，潘富伟.推拿治疗颈源性头痛的研究进展［J］.中医研

究，2019，32（1）：67-70.

［40］Ezzat Rowshanzamir，沈熠，于天源，等.捏积疗法的形成与发展［J］.中华中医药杂志，2019，34（6）：2784-2786.

［41］寇赵浙，赵明宇，张向东，等.手法治疗寰枢关节半脱位的研究进展［J］.中医药学报，2019，47（3）：114-117.

［42］吕立江，谢云兴，陈涯峰，等.杠杆定位手法治疗腰椎间盘突出症疗效与骨盆参数影响的研究［J］.浙江中医药大学学报，2019，43（7）：640-644.

［43］刘鼎，吕立江，王玮娃，等.吕立江运用杠杆定位手法结合脉冲电场治疗青少年特发性脊柱侧弯经验［J］.浙江中医杂志，2019，54（1）：36-37.

［44］王晟，吕立江，杨超，等.仰卧屈膝牵抖法治疗退行性腰椎滑脱症的生物力学作用机制［J］.中医正骨2019，9（31）：39-40.

［45］杨超，吕立江，韩笑，等.吕立江教授运用杠杆整脊法治疗椎间盘源性下腰痛的临证经验［J］.时珍国医国药，2019，30（9）：2246-2247.

［46］王振亚，郭艳幸.手法治疗颈型颈椎病的临床研究进展［J］.临床医药文献电子杂志，2019，6（19）：194-195.

［47］周思涵，张喜林，杨晓伟，等.脊柱微调手法临床研究进展［J］.按摩与康复医学，2018，9（9）：91-92+94.

［48］王振亚，郭艳幸.手法治疗颈型颈椎病的临床研究进展［J］.临床医药文献电子杂志，2019，6（19）：194-195.

［49］黄伟琪，薛明新.基于"颈胸同治"理论推拿治疗颈型颈椎病的疗效观察［J］.天津中医药大学学报，2018，37（4）：292-294.

［50］周思涵，张喜林，杨晓伟，等.脊柱微调手法临床研究进展［J］.按摩与康复医学，2018，9（9）：91-92+94.

［51］朱凌峰，吕立江，谢云兴，等.吕立江教授改良扩胸对抗扳法治疗胸椎错缝症经验［J］.浙江中医药大学学报，2017，41（5）：418-420.

［52］吕立江，朱朝阳，陈羽峰，等.杠杆定位手法对腰椎间盘突出症操作的规范化研究［J］.浙江中医药大学学报，2017，41（1）：11-16+24.

［53］陈涯峰，吕立江，谢云兴，等.吕立江运用仰卧牵枕微调法治疗神经根型颈椎病经验［J］.浙江中医杂志，2017，52（8）：596-597.

［54］宁元率，顾非，杨春雷，等.推拿治疗颈源性头痛研究现状［J］.河北中医，2017，39（8）：1273-1276.

［55］李学超，刘昱材，李梦莹，等.捏脊疗法对胃运动过缓家兔胃饥饿素及血管活性肠肽含量的影响［J］.中华中医药杂志，2016，31（2）：637-639.

［56］司井夫.经筋手法结合颈椎微调治疗颈源性头痛疗效观察［J］.中国民间疗法，2016，24（9）：17-19.

［57］吕立江，袁元辉，胡丰亚，等.杠杆定位手法治疗腰椎间盘突出症的疗效评价及表面肌电神经反馈分析［J］.浙江中医杂志，2015，50（11）：794-795.

［58］陆森伟，吕立江，王晓东.模拟杠杆定位手法对腰椎后关节稳定性影响的生物力学研究［J］.浙江中医杂志，2015，50（4）：245-246.

［59］吕立江，陆森伟，王晓东，等.杠杆定位手法对正常腰椎影响的生物力学实时测试［J］.中华中医药学刊，2015，33（1）：15-17+2-3.

［60］董兴琦，张勤安.腰椎小关节紊乱的影像表现特点与手法康复治疗的研究［J］.世界最新医学信息文摘，2015，15（15）：171.

［61］陈羽峰，吕立江，左金红，等.仰卧屈膝牵抖法治疗腰椎间盘突出症72例临床观察［J］.云南中医学院学报，2015，38（4）：44-47.

［62］吉登军，刘鲲鹏，顾非，等.腰椎扳法的研究进展［J］.中国医药导报，2015，12（13）：32-35.

［63］张阳春，李秀彬，陈筱.脊柱微调手法治疗神经根型颈椎病30例疗效观察［J］.浙江中医杂志，2015，50（8）：586.

［64］胡丰亚，吕立江，袁元辉，等.吕立江教授仰卧牵枕法结合中药治疗椎动脉型颈椎病临床经验总结［J］.云南中医学院学报，2014，37（4）：79-80+96.

［65］吕立江，包家立，朱朝阳，等.采用杠杆定位手法结合电磁经络通治疗腰椎间盘突出症的临床疗效分析［J］.高电压技术，2014，40（12）：3755-3761.

［66］赖庆钟，吕立江，袁元辉，等.吕立江教授手法治疗腰椎间盘突出症临床经验［J］.浙江中医药大学学报，2014，38（9）：1103-1105.

［67］吕立江，冯喆，廖胜辉，等.杠杆定位手法对腰椎间盘影响的有限元分析［J］.中华中医药学刊，2014，32（5）：971-973.

［68］吕立江，包家立，范炳华，等.杠杆定位手法作用下正常腰椎间盘的应力-应变特性初探［J］.浙江中医药大学学报，2013，37（10）：1156-1159.

［69］冯喆，初真秋.吕立江五步复位法治疗腰椎间盘突出症经验［J］.浙江中医杂志，2013，48（3）：218.

［70］张宏.电针加斜扳法治疗第三腰椎横突综合征的疗效观察［J］.山西大同大学学报（自然科学版），2013，29（6）：40-41+45.

［71］杜学忠，王平.推拿手法为主治疗颈性眩晕103例临床分析［J］.内蒙古中医药，2013，32（36）：72.

［72］吕智桢，王晓东.仰卧微调手法对椎动脉型颈椎病脑血流的影响［J］.浙

江中医杂志，2013，48（3）：212-213.

［73］白杨，郭义，王红.捏脊治疗小儿腹泻的文献研究［J］.河南中医，2012，32（10）：1402-1404.

［74］徐曼琪，吴自强，朱如意，等.仰卧旋转扳法治疗腰椎间盘突出症疗效的临床观察［J］.中医临床研究，2012，4（20）：2.

［75］宋郁如，吕智桢，吕立江，等.仰卧牵枕法治疗神经根型颈椎病的临床观察［J］.中医临床研究，2011，3（23）：26-27.

［76］陆思瑜，叶露雯，何婷，等.杠杆定位手法对腰源性腰椎侧弯影响的影像学观察［J］.中医临床研究，2011，3（18）：78-79.

［77］吕立江.五步复位法治疗腰椎间盘突出症［J］.浙江中医药大学学报，2011，35（1）：88-89.

［78］冯燕华，姜晓兰，罗兴文.捏脊疗法治疗小儿疾病的现状分析［J］.云南中医中药杂志，2010，31（5）：71-72.

［79］叶露雯，夏臻，陈百颖，等.杠杆定位手法治疗腰椎间盘突出症前后CT观察［J］.浙江中医药大学学报，2010，34（5）：752-753.

［80］吕立江，袁相龙，应晓明，等.杠杆定位手法治疗腰椎间盘突出症的疗效观察［J］.中医正骨，2010，22（3）：14-16.

［81］王晓东，吕强，刘玉超，等.探索建立脊柱退行性病变代偿稳定期的诊断标准［J］.中国中医骨伤科杂志，2010，18（12）：64-65.

［82］吕立江，袁相龙，汪芳俊，等.杠杆定位整复手法治疗腰椎间盘突出症临床对照试验［J］.浙江中医药大学学报，2009，33（4）：567-568.

［83］吕立江，金叶道，郑如云，等.杠杆定位手法治疗腰椎间盘突出症［J］.中国骨伤，2008（8）：638.

［84］王新军，艾则孜·木沙江，木合塔尔·阿尤甫.从颈椎生物力学角度探讨颈椎旋转扳法对椎间盘的影响［J］.光明中医，2008（9）：1269.

［85］刘智斌，牛文民，王渊，等.旋转牵引对椎动脉型颈椎病家兔模型眼震频率的影响［J］.陕西中医，2008（9）：1240-1241.

［86］刘智斌，牛文民，王渊，等.旋转牵引对椎动脉型颈椎病家兔模型椎基底动脉血流速度的影响［J］.陕西中医，2008（10）：1414-1415.

［87］李如茂，敖萍，甄旭东.骨盆旋移综合征［J］.内蒙古中医药，2008（1）：66-67.

［88］邓玉萍，齐铮，万琦.中药配合捏脊治疗小儿反复呼吸道感染临床研究［J］.辽宁中医杂志，2007（1）：56-57.

［89］谢幸财. 腰椎小关节紊乱症的发病机理及手法治疗探讨［J］. 中国中医骨伤科杂志，2006（S2）：17-20.

［90］袁杰灵. 反复呼吸道感染患儿免疫功能状况研究［J］. 右江民族医学院学报，2005（4）：526-527.

［91］吕立江. 扩胸对抗扳法治疗胸椎小关节紊乱症临床观察［J］. 浙江中医学院学报，2004（5）：65-66.

［92］王晓燕. 推拿配合点穴治疗小儿厌食症70例疗效观察［J］. 新中医，2004（6）：42-43.

［93］钟延炎. 仰卧自主抖晃疗法的临床应用［J］. 按摩与导引，1998（3）：29.

［94］Louis R. Spinal stability as defined by the three-column spine concept［J］. Anat Clin，1985，7（1）：33-42.

［95］Denis F. The three column spine and its significance in the classification of acute thoracolumbar spinal injuries［J］. Spine（Phila Pa 1976），1983 Nov-Dec，8（8）：817-31.

［96］Kirkaldy-Willis WH，Farfan HF. Instability of the lumbar spine［J］. Clin Orthop Relat Res，1982（165）：110-23.

［97］Trout JJ，Buckwalter JA，Moore KC. Ultrastructure of the human intervertebral disc：Ⅱ［J］. Cells of the nucleus pulposus. Anat Rec，1982，204（4）：307-14.

［98］Holdsworth FW. Fractures，dislocations and fracture-dislocation of the spine［J］. J Bone Joint Surg Am，1970（58）：1534-1551.